別巻

ヘルスプロモーション

メヂカルフレンド社

まえがき

　1986年，WHO（世界保健機関）により，21世紀の健康戦略のなかで「ヘルスプロモーション」がオタワ憲章として提唱されて32年がたちます。筆者が30年前に「ヘルスプロモーション」に出会った頃に比べると，近年は様々なところでこの言葉が使われるようになってきました。しかし，その背景や概念の認識，実践への取り組みはどうでしょうか。ヘルスプロモーションは「人々が自らの健康をコントロールし，改善することができるようにするプロセス」と定義づけられ，健康づくり戦略の目標は，「すべての人々があらゆる生活－労働・学習・余暇そして愛の場で健康を享受することのできる公正な社会の創造」としています。2005年にはヘルスプロモーション活動を成功させるためのプロセスとして，バンコク憲章が提唱され，「ヘルスプロモーションとは，人々が自らの健康とその決定要因をコントロールし，改善することができるようにするプロセスである」と，定義に決定要因が追加されました。また，ヘルスプロモーションの活動はあらゆる世代（life long for health），あらゆる場（settings for health）においてなされ，健康づくりのアプローチは個人のみならず，環境への働きかけが重要であると説いています。

　一方看護学は，子どもから高齢者まで全ライフサイクルにおいて，そして，病院のみならず家庭や学校，職場などの生活するあらゆる場の人々を対象としています。そして，目指すところは，日々の具体的な生活に主軸を置き，状況を見極め，健康へのケアを構築し，人々の価値観や健康に関する思いに沿った支援を提供することです。このような看護学の目指すべき方向に，ヘルスプロモーションの考え方は有用であると考えます。

　人々の健康に向けた支援をする私たち保健医療従事者は，「ヘルスプロモーション」をどのように認識しているのでしょうか。本書はこのような思いに役立つことを意図として作成しました。第1章は，ヘルスプロモーションの考え方について，歴史や背景，概念などを解説しました。第2章はヘルスプロモーションの理論とその活用について，健康教育や健康行動，ヘルスリテラシー，ヘルスコミュニケーションなどについて解説しています。第3章は栄養・運動などの生活習慣におけるヘルスプロモーション活動について解説しています。第4章は小児，成人，高齢者の各ライフステージにおけるヘルスプロモーション活動を解説しています。第5章は看護の領域別に女性・精神・地域におけるヘルスプロモーション活動を解説しています。全5章から構成された本書は，第1章がヘルスプロモーションの概論，第2章から5章までを各論と位置づけました。また，専門用語については，脚注やコラムによって理解を深めることができるようになっており，各論ではテーマに応じて事

例をとおして考えることができる構成となっています。

　筆者は,「ヘルスプロモーション」の考え方を看護学生に唱道（advocate）するために,看護学基礎教育のカリキュラムに「健康論」や「ヘルスプロモーションと看護」といった科目を立てて,学士教育を行っています。本書はその集大成であり,項目を担当する執筆者たちも授業を担当してきている教員が中心となっています。

　看護職の方々のみならずこれから看護を学ぶ初学者が,「ヘルスプロモーション」を学ぶことにより,「健康とは？」と自己の健康観を自覚することから始まるヘルスプロモーションの考え方に基づいた活動をまずは自分自身でできることを期待し,皆様の学習の一助となれば幸いに思っています

　最後に,執筆を快くお受けいただきました執筆者の皆様,いつも的確な助言をいただき温かくお導きくださいましたメヂカルフレンド社編集部の皆様に心より感謝申し上げます。

2018年11月

著者を代表して　市村久美子

執筆者一覧

編集

市村久美子	茨城県立医療大学保健医療学部看護学科教授
島内　憲夫	順天堂大学国際教養学部特任教授

執筆（執筆順）

島内　憲夫	順天堂大学国際教養学部特任教授
春山　康夫	獨協医科大学医学部公衆衛生学講座准教授
鈴木美奈子	順天堂大学スポーツ健康科学部健康学科助教
鶴見三代子	茨城県立医療大学保健医療学部看護学科講師
松永　　恵	茨城キリスト教大学看護学部看護学科教授
瀧本　みお	日立製作所日立健康管理センター保健師長
吉良　淳子	茨城県立医療大学保健医療学部看護学科教授
山口　　忍	茨城県立医療大学保健医療学部看護学科教授
綾部　明江	茨城県立医療大学保健医療学部看護学科准教授
市村久美子	茨城県立医療大学保健医療学部看護学科教授
大久保菜穂子	順天堂大学スポーツ健康科学部健康学科准教授
大江　佳織	茨城県立医療大学保健医療学部看護学科助教
中村　博文	茨城県立医療大学保健医療学部看護学科教授
大野　直子	順天堂大学国際教養学部講師
沼口知恵子	常磐大学看護学部看護学科准教授
安川　揚子	前佐久大学看護学部看護学科准教授
本村　美和	茨城県立医療大学保健医療学部看護学科准教授
中根　綾子	東京医科歯科大学大学院医歯学総合研究科高齢者歯科学分野助教
戸原　　玄	東京医科歯科大学大学院医歯学総合研究科高齢者歯科学分野准教授
黒田　暢子	常磐大学看護学部看護学科准教授
中村　摩紀	茨城県立医療大学保健医療学部看護学科准教授
長澤ゆかり	茨城県立医療大学保健医療学部看護学科助教
田中　和子	わそら街なかナースステーション老人看護専門看護師
加納　尚美	茨城県立医療大学保健医療学部看護学科教授
山波　真理	茨城県立医療大学保健医療学部看護学科助教
金澤　悠喜	慶應義塾大学看護医療学部専任講師
松田　英子	茨城県立医療大学保健医療学部看護学科助手
家吉　望み	東京有明医療大学看護学部看護学科講師
渡辺　尚子	東邦大学健康科学部看護学科教授
糸嶺　一郎	茨城県立医療大学保健医療学部看護学科准教授

目次

第1章 ヘルスプロモーションの考え方 001

I ヘルスプロモーションの基本命題　島内憲夫 002

- A ヘルスプロモーション：健康のルネサンス 002
- B 健康と病気のとらえ方 003
  1. 健康と病気の間 003
  2. 生と死の間 003
  3. ケイパビリティの理解 004
  4. 健康の概念 004
  5. スピリチュアルヘルス 006
- C 幸福の概念 007
  1. 幸福の在処 007
  2. 7つの幸福要因 008
  3. 三大幸福論 008
- D 健康と幸福の鍵「愛」 009
- E 今後のヘルスプロモーション戦略の課題：健康の社会的決定要因(SDH)の解明 009
- F 持続可能な開発目標(SDGs) 010

II ヘルスプロモーションの国際的動向　島内憲夫 012

- A WHOのヘルスプロモーションの発達史 012
- B WHOのヘルスプロモーション・ムーブメント 013
- C WHOのヘルスプロモーションの最近の動向 013

III ヘルスプロモーションと健康政策　春山康夫 014

- A WHO 014
  1. WHOとは 014
  2. WHOの活動方針 015
  3. 日本とWHOのかかわり 015
- B ヘルスプロモーションと健康政策 016
  1. WHOのヘルスプロモーションと健康政策 016
  2. たばこの規制に関する世界保健機関枠組条約(WHO FCTC) 017
  3. 日本のヘルスプロモーションと健康政策 018
- C 在留外国人 023
- D 保健医療の人材育成 023

IV ヘルスプロモーションの概念と戦略　鈴木美奈子 024

- A ヘルスプロモーションの定義 024
  1. WHOの健康戦略としてのヘルスプロモーション 024
  2. オタワ憲章による定義 025
  3. ヘルスプロモーションの概念 026
  4. バンコク憲章による定義 028
- B ヘルスプロモーションのプロセス戦略 029
  1. オタワ憲章の3つのプロセス戦略 029
  2. バンコク憲章の5つのプロセス戦略 029
- C ヘルスプロモーションの活動の方法 031

V 生活の場におけるヘルスプロモーション 033

- A ヘルスプロモーションの対象　鶴見三代子 033
  1. 個人 034
  2. 家族 035
  3. 集団 035
- B ヘルスプロモーションの場 036
  1. 学校　松永 恵 036
  2. 職場　瀧本みお 043
  3. 病院(施設)　吉良淳子 049
  4. 家庭　鶴見三代子 053
  5. 地域　山口 忍・綾部明江 059

VI ヘルスプロモーションと看護　市村久美子 066

- A 看護における「ヘルスプロモーション」の位置づけ 066
- B 看護の歴史からみた健康のとらえ方 066
- C ヘルスプロモーションにおける看護の対象と活動の場 067
- D ヘルスプロモーションにおける看護の機能と役割 068
  1. 保健師助産師看護師法による看護の機能と役割 068
  2. 看護活動 070

国家試験問題 071

第2章 ヘルスプロモーションの理論とその活用　075

I 健康教育に必要な考え方,理論　076
A 健康学習の特徴　市村久美子　076
B 健康教育(学習)に関する理論　077
　1 ペダゴジー,アンドラゴジー,ジェロゴジー　077
　2 プリシード・プロシードモデル　山口 忍　078

II ヘルスプロモーションのための健康教育　大久保菜穂子　080
A 健康教育とヘルスプロモーション　080
　1 健康教育の歴史的変遷　080
　2 健康教育の発展とヘルスプロモーション　080
　3 健康教育とは　080
　4 健康教育の視点から考えるヘルスプロモーション　081
　5 健康を獲得するということ　081
B 健康教育のアプローチと方法　082
　1 個人と集団に対するアプローチ:健康増進法に基づく事業としての健康教育　082
　2 ポピュレーションアプローチとハイリスクアプローチ　085
C 教育技術　086
　1 ニーズアセスメント　087
　2 目的・目標　087
　3 内容　087
　4 方法　087
　5 評価　088
D 健康教育のツール　088
E ITの活用と健康教育　089

III ライフサイクルにおける健康教育　大久保菜穂子　090
A ライフサイクル上の発達課題と健康問題　090
　1 ライフサイクルとは　090
　2 ライフサイクルにおける発達課題と健康問題　090
B エイジズムと健康　094

IV 健康行動に必要な理論　095
A 健康行動とは　市村久美子　095
B 健康行動理論　大江佳織　095
　1 健康信念モデル(ヘルスビリーフモデル)　095
　2 変化のステージモデル　097
　3 計画的行動理論　099
　4 自己効力感　100
C ナッジの考え方　市村久美子　102
D 危機理論　中村博文　103
　1 危機の段階　103
　2 危機の種類　103
　3 危機モデル　104
　4 危機の予防と危機介入　106
E ストレスと対処　107
　1 ストレス　107
　2 ストレス対処方法(コーピング)　107
F 生きる力と強さに着目したヘルスプロモーション　108
　1 レジリエンス　108
　2 リカバリー　109
　3 ストレングス(強み)　109
　4 エンパワメント　110
G ソーシャルネットワーク　綾部明江　110
H ソーシャルサポート　111
　1 ソーシャルサポートの提供者　111
　2 ソーシャルサポートによる支援の内容　111
　3 ソーシャルサポートと健康　112
　4 ソーシャルサポートの変化　112
　5 ソーシャルサポートを看護に生かす　113

V ヘルスリテラシー　春山康夫　113
A ヘルスリテラシーとは　113
B ヘルスリテラシースキルの構成　114
　1 機能的ヘルスリテラシー　114
　2 相互作用的ヘルスリテラシー　114
　3 批判的ヘルスリテラシー　114
C ヘルスリテラシースキルの測定　115
　1 FCCHL尺度　115
　2 CCHL尺度　115
D 健康情報に基づいた意思決定とヘルスリテラシー　115

VI ヘルスコミュニケーション　大野直子　117
A ヘルスコミュニケーションとは　117

- 1 ヘルスコミュニケーションの定義　117
- 2 ヘルスコミュニケーションの歴史的変遷　117
- 3 ヘルスコミュニケーションの種類　118
- 4 ヘルスコミュニケーションの要素　118
- 5 ヘルスコミュニケーションの効果　119

B 健康に関する意思決定に影響するコミュニケーション　119
- 1 生物医学的モデル　119
- 2 生物心理社会的モデル　120
- 3 社会文化的モデル　120

C 意思決定に役立つ健康情報の伝達方法　121
- 1 コーチング　121
- 2 ヘルスキャンペーン　122

D ヘルスコミュニケーションを行動変容に結びつけるには　123
- 1 健康行動理論，ソーシャルサポートの活用　123
- 2 説得のためのコミュニケーションに必要な5つの要素　124

E ヘルスコミュニケーションのこれから　124
- 1 ヘルスコミュニケーションの今後の課題　124
- 2 チーム医療の重要性　125

国家試験問題　126

第3章 生活習慣におけるヘルスプロモーション　129

I 栄養・食生活　綾部明江　130

A わが国の現状と課題　130
- 1 食生活の意義　130
- 2 日本人の食事摂取量　130
- 3 年代による栄養摂取の特徴　130
- 4 食習慣　130
- 5 日本人の栄養摂取における課題　131
- 6 食に関する情報管理　132
- 7 食品衛生・食中毒　132

B ヘルスプロモーションの取り組み　133
- 1 食育基本法　133
- 2 食事バランスガイド　133
- 3 嗜好品としてのたばこ・アルコール　134

II 運動　大江佳織　134

A わが国の現状と課題　134
- 1 運動と身体活動量　134
- 2 身体活動・運動の現状と課題　136

B ヘルスプロモーションの取り組み　137

III 活動・休息　沼口知恵子　138

A わが国の現状と課題　138
- 1 子どもの睡眠　140
- 2 遅寝の影響　140
- 3 成人期の睡眠　141
- 4 老年期の睡眠　141

B ヘルスプロモーションの取り組み　142
- 1 睡眠習慣の重要性　142
- 2 睡眠障害の予防　142

IV 排泄　安川揚子　143

A わが国の現状と課題　143
- 1 排泄の意義　143
- 2 排泄に関連する課題　144

B ヘルスプロモーションの取り組み　145
- 1 排泄環境の重要性　145
- 2 排泄障害の予防　146
- 3 排泄障害が生活に及ぼす影響　147

V 清潔　本村美和　148

A わが国の現状と課題　148
- 1 清潔の意義　148
- 2 清潔な生活習慣（入浴）　149

B ヘルスプロモーションの取り組み　150
- 1 清潔行動とヘルスプロモーション　150
- 2 清潔行動と感染予防　150

VI 歯・口腔　中根綾子・戸原 玄　151

A わが国の現状と課題　151
- 1 わが国の歯科口腔保健の現状　151
- 2 オーラルフレイルへの対策　152

B ヘルスプロモーションの取り組み　153
- 1 歯科口腔保健法　153
- 2 口腔と全身の健康との関連性　155
- 3 口腔機能向上プログラム　155

国家試験問題　　　157

第4章 各ライフステージにおけるヘルスプロモーション　161

I 小児のヘルスプロモーション
　　　　　　　　　　　　　沼口知恵子　162

A 小児の健康　162
1. 身体的・心理社会的発達の特徴　162
2. 成長・発達における環境の重要性　166
3. 子どものセルフケア　166
4. 家族機能　167

B 健康生活におけるヘルスプロモーション活動　167
1. 栄養と食生活　167
2. 運動,活動と休息　169
3. 排泄　170
4. 歯・口腔の健康　171
5. 事故予防　172
6. 予防接種　172

C 健康課題(問題)とヘルスプロモーション　174
1. 子どもの生活習慣と肥満　174
2. アレルギー性疾患　176

D 看護の役割とその実際　177
1. 事例1:基本的生活習慣が身についていない子どもと家族への支援　177
2. 事例2:慢性疾患をもちながら生活する子どもと家族への支援　178

II 成人のヘルスプロモーション　179

A 成人の健康　黒田暢子　179
1. 成人前期(青年後期,成人初期):17歳頃〜40歳頃　180
2. 成人中期(壮年期,中年期):40歳頃〜60歳頃　180
3. 向老期(老年への過渡期):60歳頃〜65歳頃　181

B 健康生活におけるヘルスプロモーション活動　181
1. 栄養と食生活　大江佳織　181
2. 活動と休養,睡眠　183
3. 歯・口腔の健康　188
4. 嗜好品　189
5. 学校,仕事(ストレス,長時間労働)　黒田暢子　192

6. ストレスマネジメント　194
7. 人間関係づくり　195
8. 趣味,生きがい(含むペット)　196

C 健康課題(問題)とヘルスプロモーション　197
1. 生活習慣病　大江佳織　197
2. 悪性新生物(がん)　200
3. 職業に関連する健康問題:職業性疾病,過労死など　黒田暢子　203
4. ストレスに関連する健康問題　205

D 看護の役割とその実際　208
1. 事例1:心筋梗塞で入院した患者の退院に向けた支援　208
2. 事例2:がん患者の就労を含めた支援　大江佳織　209

III 高齢者のヘルスプロモーション　210

A 高齢者の健康　安川揚子　210
1. 高齢者の特徴　210
2. 高齢者の健康とヘルスプロモーション　211

B 健康生活におけるヘルスプロモーション活動　長澤ゆかり　213
1. 高齢者の健康づくりに関する制度・法律　213
2. 介護予防　216

C 健康課題(問題)とヘルスプロモーション　中村摩紀　218
1. 加齢に伴い顕在化する生活習慣病　218
2. 高齢者の自立した生活を阻む要因　219
3. 複数の疾患を併せもつ高齢者の服薬管理　221
4. 介護者支援(老老介護,認認介護)　長澤ゆかり　221
5. 高齢者のエンド・オブ・ライフケア　221

D 看護の役割とその実際　222
1. 事例1:認知症の独居高齢者の在宅生活継続支援　田中和子　222
2. 事例2:茨城県シルバーリハビリ体操の取り組み(社会参加支援,孤立予防)　鶴見三代子　224

　　　国家試験問題　　　228

第5章 看護の領域別におけるヘルスプロモーション　231

I 女性のヘルスプロモーション　232

- **A 女性の健康** 加納尚美 232
  - 1 女性の人権と健康 232
  - 2 リプロダクティブ・ヘルス／ライツ（性と生殖に関する健康／権利） 232
  - 3 セクシュアルヘルス（性の健康） 233
  - 4 エンパワメント 234
  - 5 性差医療 234
  - 6 健康教育 234
- **B 健康生活におけるヘルスプロモーション活動** 235
  - 1 思春期 山波真理 235
  - 2 性成熟期 金澤悠喜 238
  - 3 更年期 松田英子 241
- **C 健康課題（問題）とヘルスプロモーション** 244
  - 1 性感染症 山波真理 244
  - 2 周産期における健康課題（問題） 金澤悠喜・山波真理 249
  - 3 女性に対する暴力 家吉望み 251
- **D 看護の役割とその実際** 255
  - 1 事例1：妊娠糖尿病妊婦への支援 山波真理 255
  - 2 事例2：性暴力被害者への支援 家吉望み 256

II 精神のヘルスプロモーション 258

- **A 精神の健康** 中村博文 258
  - 1 精神の健康（メンタルヘルス）とは 258
  - 2 心の機能と発達 259
- **B 健康生活におけるヘルスプロモーション活動** 渡辺尚子 260
  - 1 家庭における精神保健活動 260
  - 2 学校における精神保健活動 262
  - 3 職場における精神保健活動 264
  - 4 地域における精神保健活動 266
  - 5 保健医療従事者における精神保健活動 糸嶺一郎 266
- **C 健康課題（問題）とヘルスプロモーション** 269
  - 1 抑うつ障害群（うつ病） 中村博文 269
  - 2 物質関連障害および嗜癖性障害群（アルコール依存症, 薬物依存, ニコチン依存, ギャンブル依存） 274
  - 3 心的外傷およびストレス因関連障害群（PTSD, ASD, 適応障害） 渡辺尚子 276
  - 4 食行動障害および摂食障害群 278
  - 5 睡眠-覚醒障害群（不眠, 過眠） 糸嶺一郎 280
- **D 看護の役割とその実際** 282
  - 1 事例1：うつ病で入院した患者の退院に向けた支援 中村博文 282
  - 2 事例2：ひきこもりの成人に向けた支援（就労支援） 渡辺尚子 285

III 地域のヘルスプロモーション 287

- **A 地域づくりと健康** 山口忍 287
  - 1 地域の力と健康 287
  - 2 人の絆と健康 288
- **B ヘルスプロモーションの支援者** 288
  - 1 保健師 288
  - 2 主要な機関 綾部明江 289
  - 3 関連機関 291
- **C 地域の健康とヘルスプロモーション活動** 292
  - 1 地域診断 292
  - 2 地区活動 山口忍 294
  - 3 健康施策と事業 295
- **D 看護の役割とその実際** 297
  - 1 母子保健活動 297
  - 2 災害時の復興支援 綾部明江 300

国家試験問題 303
国家試験問題 解答・解説 306
索引 311

第1章 ヘルスプロモーションの考え方

この章では

- ヘルスプロモーションの基本命題について理解する。
- ヘルスプロモーションの起源と発達について理解する。
- WHOおよび日本の健康政策を理解する。
- ヘルスプロモーションの概念について理解する。
- ヘルスプロモーションのプロセス戦略と活動方法について理解する。
- ヘルスプロモーションの対象と場について理解する。
- 学校における教育活動がヘルスプロモーションにつながっていることを理解する。
- 働く場の環境変化と国の施策について理解する。
- 病院や療養施設における療養環境のあり方を理解する。
- 家庭におけるヘルスプロモーションの意味や目的を理解する。
- 人々の健康が住んでいる地域の条件や過ごし方と関連していることを理解する。
- 看護におけるヘルスプロモーションの位置づけを理解する。
- 看護の歴史からみた健康のとらえ方を理解する。
- ヘルスプロモーションにおける看護の対象や活動の場、役割と機能を理解する。

I ヘルスプロモーションの基本命題

A ヘルスプロモーション：健康のルネサンス

　ヘルスプロモーション（health promotion）の基本命題は、「ヘルスプロモーションの最大の敵は貧困であり、究極の目標は平和である」、そして「健康はつくることができる」ということである。1980年代、ヘルスプロモーションは、ヨーロッパ地域で「健康のルネサンス」*といわれていた。1986年に**ヘルスプロモーションに関するオタワ憲章**（以下、**オタワ憲章**）がカナダのオタワで提唱され、それが現在、大きな世界的ムーブメントとなっている。また、WHO（World Health Organization，世界保健機関）設立時に立ち返り、1946年にニューヨークに世界中の保健医療の専門家が集まり作成された「健康とは、身体的・精神的および社会的に完全に良好な状態であって、単に病気や虚弱でないだけではない（WHO憲章）」[1]という健康の定義を、もう一度考え直そうというのがヘルスプロモーション・ムーブメントの始まりである。

　ヘルスプロモーションは、1986年のオタワ憲章と、2005年の**ヘルスプロモーションに関するバンコク憲章**（以下、**バンコク憲章**）で大変シンプルに定義された。オタワ憲章では「ヘルスプロモーションとは、人びとが自らの健康をコントロールし、改善することができるようにするプロセスである」[2]と定義している。この定義を考えたのが、経済学と社会学など社会科学の専門家であるドイツのキックブッシュ（Kickbusch, I.）である。従来、健康に関する問題は、医学的なアプローチによって展開されてきたが、キックブッシュらが立ち上がって、社会科学的なアプローチによる健康支援方法があるということを1980年代に登場させたのである。

　2005年のバンコク憲章では「ヘルスプロモーションとは、人々が自らの健康とその決定要因をコントロールし、改善することができるようにするプロセスである」[3]と定義された。現在、WHOは、健康の社会的決定要因（social determinants of health；SDH）について考えることの必要性を世界に提案している[4]。このSDHを発案したのは、元シドニー大学のナットビーム（Nutbeam, D.）である。キックブッシュとナットビームは、現在でもヘルスプロモーションの世界を牽引しているリーダーである（Column，p.11参照）。

　筆者と鈴木が作成した「ヘルスプロモーションの概念図」（図1-8，p.27参照）では、当初から図中に「**幸福**」を入れているが、日本も含め世界では、ヘルスプロモーションの目標は**QOL**（quality of life：生活の質）の達成であって、「幸福」ではなかった。しかしながら、ギリシャ時代から、幸福の問題は人間にとって究極のテーマであり、健康を追求した結

＊**ルネサンス**：ギリシャ・ローマの古典文化を復興する、再生することを意味するフランス語。

果，その最終的な目標は「真の自由と幸福」ではないかと考え，人が押し上げている健康という球の進む先に位置づけている。

B 健康と病気のとらえ方[5]

1. 健康と病気の間

健康と幸福について考えるとき，人が生まれてから死ぬまでの間で，幸福に対する不幸，健康に対する**病気**（**不健康**）という問題が生じているという現実を，まず受け止めることが大切である。健康のありがたさは，病気をして初めてわかるものである。筆者も，昔から「死なない程度に苦しむ，復活できる病気が開発されたならば，人間はすごく良い生き方ができるのではないか」と考えている。このように，健康を考えるには，まずは病気をしっかりと受け入れていくことが重要である。

ヒルティ（Hilty, C.）は，「幸福こそは，人間の生活目標なのだ。人はどんなことをしてもぜひ幸福になりたいと思う」[6]と述べているが，幸福について考える場合も同様に，必ず生と死という問題が私たちの前に立ち現れてくる。人間は"a mortal being（死を免れない存在）"であり，私たちは自分の意志でなく生まれて，自分の意志に反して死ななければならないという事実を受容して生きている。病気や事故に遭う，犯罪や災害に巻き込まれるなど，思いがけないときに人は死に直面するのである。

人間は生まれた瞬間から死へ向かう旅人となる。矛盾するようだが，人間は生を受けることによって死も受け取っている。愛する者が自分よりも先に，あるいは自分が愛する者を残して死ぬかもしれない。こうした現実も私たちは受け止めていかなくてはいけない。愛し合う者は必ず死によって引き裂かれ，別れのときは必ず訪れる。それをいかに克服するか，その力があるかどうか，だれもが覚悟しておく必要がある。

2. 生と死の間

人は**死**を免れない存在であり，死があるからこそ人は限られた時間のなかで幸福に生きようとする。また，人は愛する人に囲まれた幸福な死を求めるが，そのためには死の瞬間まで生きるという強い意志"strong will"をもち続けることが重要なポイントである。それでは，生き続けるということをどのように考えていけばよいのだろうか。永田は「死を意識した後，何らかの『生きていてよかった』と心の底から叫べる心地よい体験『至高体験』を経て，『素直でしたたかな人生観』へと転換する。がんや障害があっても『生きていける，生きていってもよい』という知恵が湧いてくる。その究極は，『生きる意味』への気付きにある」[7]と述べている。

健康と幸福はともに，人生や生活を支える概念として，しっかりと受け止める必要がある。すなわち，だれのための健康なのか，幸福なのかが大事な視点となる。健康と幸福の

見方やとらえ方は極めて個人的，主観的なものであり，一人ひとりの人生と生活のなかで培われてきたものである。その経験に耳を傾け，深く考察すれば，その本質に迫ることができ，一人ひとりに寄り添ってそれぞれの健康と幸福を支えることが可能になる。そういう意味で，健康と幸福は奇跡を起こす概念といえるのではないだろうか。

3. ケイパビリティの理解

ノーベル経済学賞受賞者であるインドの経済学者セン（Sen, A.）は，「幸福であるか否かは，**ケイパビリティ**のなかから，『自分のなりたいもの』や『したいこと』に沿って，自分が望ましいと思う状況や行動を実現できる程度に依存する」[8]と述べている。ケイパビリティ（capability；能力，才能）のなかから，実際に何を望み，何を選択するかは本人の問題であるが，センは，ある個人が存在する機能を選択できない状況にあるときには，社会がそれを補う必要があるとしている。つまり，本人が自らの力で健康と幸福を獲得できない状況にあるときは，社会がいかに健康と幸せを支援するかという問題が重要なポイントではないかということである。

健康と幸福は，個人的なもの（私利）と社会的なもの（公利）に大きく分けられる（表1-1）。個人的なものは，自分の望みや必要に応じて，私的努力によって獲得することができるものであり，日本では，私的努力で望みを達成できない人に対して，公的努力によって望みを獲得させるというシステム（国民皆保険制度）がある。一方で，個人主義が発達しているアメリカでは，健康と幸福は個人の問題で，社会が支援するのはおかしいという考えが主流で，アメリカ前大統領のオバマ（Obama, B. H.）が4000万人の健康保険に入っていない人に対して支援体制を考えていたが，富裕層はそれを拒否していた。日本の国民皆保険制度は世界的にみたら優れた制度であるが，北欧三国と比べたら，恵まれない人に対しての法的制度が不十分である。

このように，「健康と幸福」は個人的なものという側面だけでなく，社会的なものとしてもとらえていかなくてはいけない。

4. 健康の概念

健康の概念について，前出のオタワ憲章の定義のなかにある「自らの健康」について考えていきたい。

表1-2は筆者が調べた日本人の健康に対する考え方であるが，大人では「心身ともに健やかなこと」が一番多い。最近は，「前向きに生きられること」「心も身体も人間関係もう

表1-1 健康と幸福における私利と公利

私利（個人的なもの）	自分の望みや必要に応じて，私的努力によって獲得するもの（私的・個人的な基準・水準ではかられる）
公利（社会的なもの）	私的努力で望みを達成できない人に対して，公的努力によって獲得させるもの（公的・社会的な基準・水準ではかられる）

表1-2 主観的健康観（定義,考え方）

主観的健康観第1位 (%)	小学生	中学生	大人（18歳〜）
1. 幸せなこと	11 (3.9)	10 (5.6)	27 (5.1)
2. 心身ともに健やかなこと	23 (8.1)	23 (12.9)	201 (38.2)
3. 仕事（勉強）ができること	1 (0.4)	0 (0)	23 (4.4)
4. 生きがいの条件	7 (2.5)	1 (0.6)	5 (1)
5. 健康を意識しないこと	0 (0)	1 (0.6)	18 (3.4)
6. 病気がないこと	48 (16.9)	24 (13.5)	29 (5.5)
7. 快食・快便・快眠	46 (16.2)	21 (11.8)	17 (3.2)
8. 身体が丈夫で元気がよく調子がよいこと	99 (34.9)	66 (37.1)	42 (8)
9. 心も身体も人間関係もうまく行っていること	2 (0.7)	4 (2.2)	70 (13.3)
10. 家庭円満であること	2 (0.7)	0 (0)	31 (5.9)
11. 規則正しい生活ができること	9 (3.2)	5 (2.8)	9 (1.7)
12. 長生きできること	6 (2.1)	4 (2.2)	4 (0.7)
13. 人を愛することができること	1 (0.4)	1 (0.6)	16 (3.1)
14. 前向きに生きられること	8 (2.8)	6 (3.4)	34 (6.5)
15. その他	20 (7.2)	12 (6.7)	0 (0)
合計	284 (100)	178 (100)	526 (100)

出典／千葉県酒々井町：酒々井町健康ビジョン：アンケート調査結果報告書，酒々井町, 2001, p.11-16.

まく行っていること」も上位になってきている。医療者は「病気がないこと」をあげる傾向にあるが，それは医師にとって1つの目標となるので，当然ともいえる[9]。鈴木の調査でも同様の傾向がみられている[10]（表1-3）。このように，健康を身体面だけでなく，精神的，社会的広がりでとらえているということは，健康と幸福の関係について心の問題や人間関

表1-3 主観的健康観

主観的健康観第1位	実数 (%)
1. 幸せなこと	16 (6.4)
2. 心身ともに健やかなこと	89 (35.5)
3. 仕事（勉強）ができること	7 (2.8)
4. 生きがいの条件	3 (1.1)
5. 健康を意識しないこと	6 (2.4)
6. 病気がないこと	10 (4.0)
7. 快食・快便・快眠	18 (7.2)
8. 身体が丈夫で元気がよく調子がよいこと	25 (10.0)
9. 心も身体も人間関係もうまく行っていること	31 (12.4)
10. 家庭円満であること	17 (6.8)
11. 規則正しい生活ができること	8 (3.2)
12. 長生きできること	4 (1.5)
13. 人を愛することができること	2 (0.7)
14. 前向きに生きられること	15 (6.0)
合計	251 (100)

出典／鈴木美奈子, 他：主観的健康観が健康行動と健康状態に及ぼす影響；特定健康受診者を対象として，ヘルスプロモーション・リサーチ, 5 (1)：12-23, 2012.

係まで踏み込んで考察する必要があるということである。

5. スピリチュアルヘルス

　筆者は，健康とは，生命を維持し存続させるとともに，幸福な生活や豊かな人生をつくっていくという自己実現を達成するための主体的な能力・状態であり，健康な人は「生きている，幸せだ」と感じる「心の実感力」のある状態であると考える。WHO では，**スピリチュアルヘルス**（spiritual health，霊的健康）を健康の定義に入れるかどうかについて，かれこれ十年議論しているが，筆者は入れるべきであると考えている。病気や障害がないこと，異常がないということが健康という考え方から，そろそろ脱却する必要があるのではないか。筆者は，健康と幸福は人々を支える概念と考えているが，一人ひとりの健康についての考えをサポートする，健康な社会システムの必要性を痛感するからである。人が健康を求めるのは，病気やけがで苦痛を味わいたくないと願うからであり，さらに病気やけがの先に予想される死を避けたいと願うからである。スピリチュアルヘルスの問題は，こうした状況から登場したといえる。

　WHO は 1999 年の総会で，健康の定義を「健康とは身体的・精神的・霊的・社会的に完全な良好な動的状態であって，単に病気や虚弱でないことではない」と提案した。新たに提案された「霊的」という言葉については，ヘルスプロモーション派のキックブッシュ，ナットビーム（後述），そして筆者らは以前から入れるべきと提案しているが，審議には至っていない。

　人は病気や死に直面するとふだん考えなかったこと，「自分は何のために生きているのか，死後はどうなるのか，残された家族はどうなるのか」について考え始める。このように，スピリチュアルヘルスは，生きることに関連した経験的な一側面であり，身体感覚を超越して得た体験を表す言葉といえる。スピリチュアルヘルスは，人生に対する信頼や威信，喜び，本来の自己との関連を考察する，生きる力を生み出す健康の概念であり，人生における目的や意味，自己に対する気づきである。現在，健康に対する多様な考え方があるなかで，スピリチュアルヘルスを含めることによって，さらに支援の可能性が出てくるのではないだろうか。

　そうした最中，健康社会学者のアメリカのアントノフスキー（Antonovsky, A.）が，健康生成論として「健康とは『相対的健康』であり，たとえ病気や障害を有していても人間としての全体的な秩序が整っていれば健康であるとする。すなわち，病気や障害があっても人間としての尊厳を保ち，自己実現に向かってポジティブに生き，社会性を維持できてさえいれば，それを相対的健康状態にあると考える」[11]と述べている。医学的な考え方を否定するわけではないが，医学的な健康論で解決できないことに対して，社会科学が提案しているというわけである。筆者も，たとえ病気や障害があったとしても，いきいきと生きる，生きようとしている姿のなかに「健康」が存在していると考えている。

　医学は今後も科学的根拠に基づいて（evidence-based medicine；EBM）健康と幸福を追求

していくが，社会科学では，物語に基づいたその人の人生と生活を前提として（narrative-based medicine：NBM），健康と幸福を支えることに主眼を置くであろう。

C 幸福の概念[5]

1. 幸福の在処

　幸福は，一人ひとり自分自身のなかにあり，また大切なだれかのなかにある。目を閉じて大切だと思う人がいるからこそ，幸福を実感できるのである。さらにいえば，幸福は，自分自身の心のなかに存在するが，関係する他者との間に生まれる愛（慈しみ）によって，泉のように湧き出てくるものである。「泣くのは一人でできるけれど，笑うことは一人ではできない」と言う人もいる。幸せは，だれかに認めてもらうことや「良かったね」と言ってもらうことのなかにある。

　ダライ・ラマは「消えることのない幸せと喜びは，すべて思いやりから生まれる。（中略）他のすべての人に優しさや愛情，誠実さを示すことで，わたしたちは確実に自分の幸せを築いていける」[12]と述べている。アリストテレスは「真理を追究する観想的生活が幸福にとってすごく重要なレベルの高いものだ」[13]としている。人は，お腹が空いたからご飯を食べる，遊びたいから遊ぶ，好きだから一緒にいたい，結婚したいなどの欲求が，行動の動機になっている。新宮[14]は，人間の本能的な「快」が幸せの根底にあることを「幸福の4階建ての家」で表現している（表1-4）。幸福の4階建ての家では，上の階に上がるほど高尚な感情があるようにみえるが，新宮はどのステージの幸福が一番優れていて望ましいということをいっているわけではない。たとえば，難病などの克服できない病気を経験したとき，死の瞬間において，助ける者と死にゆく者の間に幸福感が生じるということは，医療者であれば日常的に経験することである。アリストテレスは真理を追究することが幸福にとっての最高レベルであるとしているが，新宮がいう本当の幸せは，苦しみを経験した人にしかわからないものなのかもしれない。「人間の幸福は快楽や満足感だけでなく，苦しみや悲しみのなかにもある」[14]，そういう見方に筆者は賛同する。

　人間だけに特に発達した「考える」という機能のおかげで，われわれは単なる「快」を

表1-4　幸福の4階建ての家

4階：克服できない苦難や悲しみの中に，幸福がある
3階：苦難や悲しみを経験し，それを克服する
2階：獲得した「快」を永続させる
1階：人間の本能的な「快」（恋，富，名誉など）を得て，増やす
幸福感がだんだん複雑になっていくほど「高級」感のようなものがありそうだ。…どのステージの幸福がいちばん優れたものだとか，望ましいものだとか言うつもりはない。人間の幸福は，全く個人の自由で，どのステージであろうと幸福を味わおうとするのが人間の目的だと思うからである。

出典／新宮秀夫：幸福ということ：エネルギー社会工学の視点から，NHK出版，1998，p.123-137を参考に作成．

超えたデリケートな幸福感をもって生きている。人間を含めてすべての事象は後戻りせず変化していく。その変化の過程のほんのわずかな時間であっても，自然の条件の許すかぎり，われわれは感動を大切にして，そのなかに幸福を見いだして生きている。

2. 7つの幸福要因

レイヤード（Layard, R.）は，幸福（happiness）のなかには，7つの幸福要因（家族，お金，仕事，コミュニティと友人，健康，自由，価値）があるとしている[5]。実際に自分の幸せと健康について振り返ったときに，レイヤードの7つ幸福要因の要素が入っていることに気づかされる。レイヤードは，「お金ではない幸福を獲得するための社会づくりが重要」[5]と述べているが，換言すればソーシャルキャピタル（social capital）の量と質を上げていくことが幸福獲得に不可欠であるということである。

人は，大切な人に心を預けて安寧を求めるものである。筆者と鈴木は，「幸福とは，自分自身の存在や，"生きている"実感力をもたらせてくれる感情である。それは，素敵な・大切な人の存在（心の居場所），物事の価値への気づき（心の豊かさ），自分のやりたいことや望むことができる場（心の行場所）がある状態から生まれてくる」[15]と考えている。ヘルスプロモーションの概念図（図1-8，p.27参照）では，人が球を押しながら登る坂道の延長線上に「真の自由と幸福」があるが，自分のやりたいことができているという自由の感覚が，幸福と直結しているのである。

3. 三大幸福論

三大幸福論の大家として，フランスの哲学者アラン（Alain），イギリスの哲学者ラッセル（Russell, B.），スイスの哲学者ヒルティ（Hilty, C.）があげられる[16]。幸せになることについて，アランは「ポジティブになる」，ラッセルは「没頭する」，ヒルティは「信じる」と述べている（表1-5）。筆者の幸福になる3つの方法は，①前向きに考えること，②笑うこと，③強い意志をもつことである。このなかで先ほどの3人の哲学者たちがあげなかったのは，「笑うこと」であるが，これは日常生活のなかでは特に重要と思われる。そして，笑うためには，大切な人の存在が不可欠である。大切な人がいなければ笑うことはできないし，幸福を手にすることはできないと考える。

表1-5 三大幸福論

❶アラン（フランス）：ポジティブになる
　常に希望をもつ，強い意志をもつ，好奇心をもつ，愛する，幸せな人と付き合う
❷ラッセル（イギリス）：没頭する
　没頭する，熱くなる，工夫する，遊ぶ，努力とあきらめ
❸ヒルティ（スイス）：信じる
　信じる，純粋な心になる，勇気と謙遜，働く，不幸を受け入れる

D 健康と幸福の鍵「愛」[5]

　健康と幸福について，原点に立ち返って考えると，その根底には**愛**がある。また，愛の最大の教師は，死ではないだろうか。死は，愛の意味を理解する重要な鍵であり，死の意味を知ろうとするとき，愛が重要な鍵となる。キリスト教には，友情としての愛（フィリア），性的合一への欲求としての愛（エロス），万民への愛（アガペー）の3つがある。

　健康と幸福を獲得する鍵は愛であるが，人は愛を知り強くなれる。かけがえのない愛する人に絶対的な価値を置くことが，一度しかない自らの人生を手ごたえのあるものにし，自らの命に輝きをもたせる。人は人を愛し始めたときからお互いを自らの鏡とし，「育てる-育てられる」関係になるのである。

　アガペーは，日本語では仏教の「慈愛」に該当するが，慈愛は究極の人間愛である。渡辺は「愛というものは，相手と一つの世界を共有したいと願いながら，なおかつ，相手が一人格であって，自分とは異なる存在であることを認め，したがってその独自の世界を尊重するものでなくてはならないと気付くことである」[17]と述べている。

　アメリカでは社会学者が愛について研究するのはタブーであったが，ソローキン（Sorokin, P. A.）は独自に愛についての研究を始めた。人が愛の力を必要とするのは，人にとって「他の人から愛されたり，他の人々を愛することは，他の何者にも劣らないほど，生命力の一要素である」[18]からである。

　健康と幸福という問題についても，根底には他者への愛が存在している。筆者は，「愛するとは，愛する人と共に今を生きていることの喜びを共感し，未来を生きる力を生み出す主体的な行為であり，愛は，人に共にいる（ある）ことの価値とマナーを自覚させてくれる」と考えている。健康と幸福は，自分自身の心のなかに存在するが，関係する他者との間に生まれる愛（慈しみ）によって，泉のように湧き出るものとなる。健康と幸福のルネサンスの結論は，そのスタートは心の中にあるが，スタートで湧き出たものを引き出すためには，他者を必要としているということである。

E 今後のヘルスプロモーション戦略の課題：健康の社会的決定要因（SDH）の解明

　今後のヘルスプロモーション戦略の課題は，**健康の社会的決定要因（SDH）**の解明にある。キックブッシュは，「健康の決定要因は，経済的・社会的要因であるし，健康は社会的・経済的・政治的開発を決定する」[19]と述べて，オタワ憲章やバンコク憲章が提唱される前からその重要性を指摘している。要するに，健康格差の主要因は，社会経済的格差であるということである。

　WHOは，2005年に健康の社会的決定要因に関する委員会（Commission on Social Determinants of Health；CSDH）を立ち上げた[20), 21)]。そして，SDHへのグローバルな戦略を展開するために健康インパクト評価（health impact assessment）を実施した。それは「健康に影響しうる幅広い政策・施策・事業による人々の健康への潜在的な影響と人々との間の分布を評価するための手続き，方法，ツールを組み合わせて評価する」[20), 21)]ものである。

　2009年の世界保健総会において「健康の社会的決定要因に取り組む活動を通じた健康の不公平性の低減」に関する決議が採択され，その後の進捗状況や課題については，2011年のリオデジャネイロで開かれたSDHの世界会議で確認されている。その特徴は，特定の疾病などの健康問題や関連する保健医療システム内の問題だけを取り上げるのではなく，それらの多くに共通してみられる根本的要因としてのSDHに注目したことである[22)]。

F 持続可能な開発目標（SDGs）

　WHOは，2015年，ニューヨークの国連本部において「国連持続可能な開発サミット」を開催し，193の加盟国によって「我々の世界を変革する─持続可能な開発のための2030アジェンダ（以下，2030アジェンダ）」が全会一致で採択された[23)]。2030アジェンダでは，「だれ一人取り残さない（no one will be left behind）」を理念として，国際社会が2030年までに貧困を撲滅し，持続可能な社会を実現するための指針として，17の目標（ゴール）が**持続可能な開発目標**（Sustainable Development Goals：**SDGs**）として設定された（**図1-1**）。

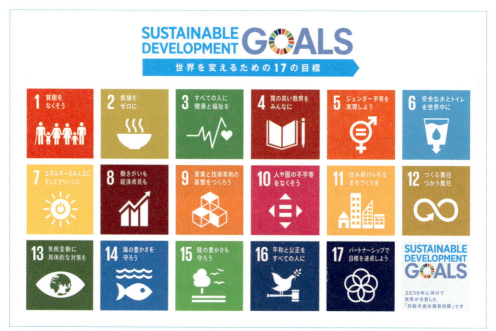

図1-1　持続可能な開発目標（SDGs）のロゴ

SDGs 達成のためには，一人ひとりに焦点を当てることが必要である。これを，全世界で取り組むためには，民間企業や市民社会の役割がますます高まり，あらゆるステークホルダーが連携すること（グローバルパートナーシップ）が求められる。

Column ヘルスプロモーションの今日的課題

　ヘルスプロモーション推進の立役者であるキックブッシュとナットビームからの，ヘルスプロモーションの今日的課題についてのメッセージを紹介する。

1）キックブッシュからのメッセージ

　2017年，ウィーンで第25回HPH（Health Promoting Hospitals & Health Services）国際会議が開催された。最終日のセッションで，キックブッシュは「オタワ憲章は，ヘルスサービスの方向づけを行ったが，そのオタワ憲章は，時代遅れではない」と話し[1]，「ヘルスプロモーションの最大の敵は貧困，究極の目標は平和である。人々は人々なりの健康の定義をもっている（主観的健康観）。オタワ憲章での健康は，医師や薬によってつくられているのではなく，人々が生活する場（学び，働き，遊び，愛する場）でつくられている。ヘルスプロモーションは生活戦略であり，政治戦略である」と力強く訴えた[2]。

2）ナットビームからのメッセージ

　ナットビームは，ヘルスリテラシーの大切さを訴え続けているが，それをヘルスプロモーションのアウトカムと位置づけ，個人や社会を変化させるための「資源」ととらえることの大切さを述べている。

　バンコク憲章で加筆されたヘルスプロモーションの定義のなかの健康の決定要因は，ナットビームが，オタワ憲章が提唱される以前からその重要性を"Health promotion：Concept and Principal in Action"[3]で論じているので紹介する。

　「ヘルスプロモーションとは，人びとが自らの健康をコントロールし，改善することができるようにするプロセスである」。これが前提となり，バンコク憲章で「ヘルスプロモーションとは，人々が自らの健康とその決定要因をコントロールし，改善することができるようにするプロセスである」となったのである[4]。

　キックブッシュとナットビームの指摘は，健康もヘルスリテラシーもともに生活や社会の資源ととらえている点で共通している。

出典／1）鈴木美奈子，島内憲夫：日本におけるHealth promoting Hospital の課題と可能性；HPH国際カンファレンスからの検討，第26回日本健康教育学会学術大会講演集，2017.
　　　2）島内憲夫，鈴木美奈子：ヘルスプロモーション；WHO バンコク憲章〈21世紀の健康戦略シリーズ〉，垣内出版，2012，p.44-45.
　　　3）Nutbeam, D.：Health promotion：Concept and Principal in Action, Policy Frame Work, WHO Regional Office for Europe, 1986.
　　　4）前掲書2），p.25.

Ⅰ　ヘルスプロモーションの基本命題

II ヘルスプロモーションの国際的動向

A WHOのヘルスプロモーションの発達史[24]（表1-6）

　1986年に作成されたオタワ憲章は，まさに「健康のルネサンス」とよぶのにふさわしい内容を備えていた。振り返ってみれば，1946年にニューヨークで開催された国際会議が**世界保健機関憲章（WHO憲章）**を採択し，その前文において，「健康の定義」をうたったのが世界の人々のヘルスプロモーション・ムーブメントの端緒であった。「健康とは，身体的・精神的および社会的に完全に良好な状態であって，単に病気や虚弱でないだけではない」というWHOの健康の定義を精神的支柱として，今日まで人々の健康を守り高めようと努力を重ねてきた。

　ところで，1946年に提唱されたWHO憲章をスタートして，1986年のオタワ憲章そして2005年のバンコク憲章までの間に起こった出来事のなかで忘れてはならない出来事がある。それは，1978年にWHOが**アルマ・アタ宣言**において，すべての人の健康を保護し促進するために，全世界にプライマリヘルスケア（primary health care：PHC）を推進するよう要請したことである。アルマ・アタ宣言によって提唱されたPHCとは，地域に住む個人や家族があまねく受けられる基本的保健および医療的ケアのことであり，それは，住民の積極的な参加とその国でまかなえる費用で運営されるものである。PHCは，それが核となって構成されている国の保健システムおよび地域全般の社会・経済開発の1つの必須部分を構成するものである。この定義にみられるように，PHCとは，その国とコミュニティで供給できる費用によって動かすことのできる実践的かつ確実性のある社会的に受容される方法を備えた必須のヘルスケアである。コミュニティのすべての人がPHCに積極的に参加すべきであり，すべての人がそのなかに含まれるべきである。

　PHCは，当初，開発途上国の人の健康の確立を目指して創造されたものであるが，先進国へのインパクトも大きなものがあった。日本でも，これを契機として国や地方自治体，民間団体，医師会などにおいてPHCへの関心が高まり，開業医を中心に日本プライマリ・ケア連合学会が設立されたことは記憶に新しい。

表1-6　WHOヘルスプロモーションの起源と発達

1946年	世界保健機関憲章（WHO憲章）
1977年	"Health for all（すべての人に健康を）" をスローガンに地球規模の戦略を採択
1978年	プライマリヘルスケアに関するアルマ・アタ宣言
1986年	ヘルスプロモーションに関するオタワ憲章
2005年	ヘルスプロモーションに関するバンコク憲章

表 1-7　ヘルスプロモーションに関する国際会議（Global Conference on Health Promotion）

1986 年	第 1 回オタワ（オタワ憲章）	：ヘルスプロモーション
1988 年	第 2 回アデレード（勧告）	：健康的な公共政策づくり
1991 年	第 3 回サンドバール（宣言）	：健康を支援する環境づくり
1997 年	第 4 回ジャカルタ（宣言）	：新しい時代をつくる人々
2000 年	第 5 回メキシコ（宣言）	：健康格差の是正
2005 年	第 6 回バンコク（バンコク憲章）	：グローバル化した世界の健康の決定要因への戦略
2009 年	第 7 回ナイロビ（行動要請）	：ヘルスプロモーションの実践行動のギャップを縮めるための対策
2013 年	第 8 回ヘルシンキ（宣言）	：Health in All Policies
2016 年	第 9 回上海（宣言）	：ヘルシー・シティーズとヘルスリテラシー

B　WHOのヘルスプロモーション・ムーブメント[25]（表 1-7）

　WHO は国際会議を開催し，オタワ憲章とバンコク憲章において，ヘルスプロモーションの概念や原理，活動領域を位置づけた。1988 年のアデレードでは健康的な公共政策づくり，1991 年のスウェーデン・サンドバールでは健康を支援する環境づくり，2000 年のメキシコでは健康格差の是正，2009 年のナイロビでは健康開発における証拠と具体的な実施とのギャップについての再認識の必要性の呼びかけがなされた。2013 年のヘルシンキでは "Health in All Policies" の取り組みがレビューされ，すべての加盟国においてすべてのレベルでの開発の必要性が確立された。2016 年の上海では，オタワ憲章から 30 年を記念してヘルスプロモーションの重要性，健康の改善と健康の公正が再確認され，持続可能な開発目標（SDGs）に着手する最初の年であることが確認された。

C　WHOのヘルスプロモーションの最近の動向

　2013 年，第 8 回ヘルスプロモーションに関する国際会議（Global Conference on Health Promotion）がヘルシンキで開催され，そのテーマは "Health in All Policies" であった。このテーマが設定されたのは，オタワ憲章の原理のなかに当初から内包されていた 3 つのプロセスのなかに mediate（調停）が位置づけられ，「健康のための前提条件と展望は保健部門だけで確保されるものではない。より重要なことは，ヘルスプロモーションでは，すべての関係部門，すなわち政府，保健および社会的・経済的部門，行政以外の組織やボランティア組織，地方自治体，産業，そしてメディア活動を調整することが要求される」[26]と述べられているからである。また，5 つのヘルスプロモーション活動の方法のなかの「健康的な公共政策づくり」の説明文の最初に，「ヘルスプロモーションは，ヘルス・ケアの範囲をこえている」[26]と述べられていることもその理由である。

　2013 年，第 21 回 International Union for Health Promotion and Education（IUHPE）の世界会議がパタヤで開催された。会議のテーマは "Best Investments for Health（健康への最良

の投資)"であった。この「投資」とは，2005年のバンコク憲章で新たに追加されたプロセス戦略である。このテーマについては，融資，システム，人間資源形成効力，介入などについて議論を深める必要がある[27]。

2017年，第25回HPH (Health Promoting Hospitals & Health Services) 国際会議がウィーンで開催された。この会議では，ヘルスプロモーション活動はエビデンスに基づいたPDCA (plan, do, check, act) サイクルでの展開が期待されていること，組織的なヘルスプロモーション活動のマネジメントシステムとなる自己評価マニュアルの作成とともに，自らの活動の評価（プロセス評価）が課題であるとされた。さらに，持続可能な開発目標 (SDGs) や健康の社会的決定要因 (SDH) とヘルスプロモーションとの関連や位置づけが，ヘルスプロモーション活動の重要な成功の鍵となるであろうとされている[28), 29)]。

III ヘルスプロモーションと健康政策

WHO

1. WHOとは

WHO（World Health Organization：世界保健機関）は，国際連合（United Nations；UN）（以下，国連）の専門機関の一つで，1946年にニューヨークで開かれた国際保健会議で採択された世界保健機関憲章（WHO憲章）によって1948年4月7日に設立された[30), 31)]。WHO設立を記念するため，4月7日は世界保健デーとなっている。世界保健デーのテーマは毎年異なるが，2017年はうつ病で，2018年はユニバーサル・ヘルス・カバレッジ（Universal Health Coverage；UHC）＊であった。

WHOの本部はスイス・ジュネーブに設置されている。2018年4月現在，194の国と地域がWHOに加盟している。加盟国はアフリカ，アメリカ，ヨーロッパ，東地中海，南東アジア，西太平洋の6つの地域事務局に所属する。WHOの最高意思決定機関は毎年1回5月にジュネーブ本部で開催される全加盟国代表で構成される世界保健総会である。総会は，事業計画の決定，予算の決定，執行理事国の選出，事務局長の任命などを行う。現在，約7000人の職員が世界150か国以上の拠点においてWHOの事業や活動に従事している。

＊ **ユニバーサル・ヘルス・カバレッジ (UHC)**：すべての人が適切な予防，治療，リハビリテーションなどの保健医療サービスを，支払い可能な費用で受けられる状態を指している。UHCの達成は持続可能な開発目標 (SDGs)（第1章-I-F, p.10参照）のターゲットの一つとして位置づけられ，世界各国における開発目標となっている。

2. WHOの活動方針

国連体制下で世界各国の健康に指導的かつ調整的な権限をもつ国際機関としての活動内容の幅は広く，これらの活動はヘルスプロモーショや健康対策と密接な関連がある。WHOの主な活動方針は，以下のとおりである[30]。

①健康に重大な問題に対してリーダーシップを提供し，共同行動が必要なパートナーシップに携わる。
②健康に関する研究アジェンダを構築し，価値のある知識の生成，翻訳，普及を促進する。
③健康に関する規範や基準を制定し，その実施を促進し，モニタリングする。
④健康に関する倫理的調停とエビデンスに基づく政策を提供する。
⑤健康に関する技術サポートを提供し，革新を促し，持続可能な制度のキャパシティを構築する。
⑥健康状態をモニタリングし，健康の動向をアセスメントする。

3. 日本とWHOのかかわり

日本は1951年にWHOに加盟し，西太平洋地域事務局（フィリピン・マニラ）に所属している[32]。日本はWHOの活動に対し，人材面・財政面・技術面から積極的な協力を行っている[33]。

WHOの第4代事務局長は中嶋宏博士（1988～1998年），西太平洋地域事務局長は尾身茂博士（1999～2009年）が務めた。また，厚生労働省では，WHOの各種技術セミナーなどへの講師・専門家の派遣やWHOが派遣するフェローの受け入れなどで協力している。各国から構成された7000人以上のWHO職員のうち日本人職員は約40人で，今後さらに増えることが期待される。

WHOの財政面において日本の貢献は大きい。現在，毎年約50億円（2016年の分担率10.8%）の分担金を拠出し，全加盟国中第2位である。

技術面では，日本はWHO健康開発総合研究センター（以下，WHO神戸センター）およびWHO協力センターをとおしてWHOとの協調・連携を図っている。

1 WHO健康開発総合研究センター（WHO神戸センター）

WHO神戸センターは，1995年，WHO執行理事会の決定により神戸に設立された。WHOジュネーブ本部直轄のグローバル・リサーチ・センターとして，社会，経済，環境の変化が健康に及ぼす影響や保健施策に関して総合的研究を行っている。また，都市部の健康状況を把握し，評価のための手法と基準を開発している[34]。

2 WHO協力センター

WHO協力センターは，WHOの各種事業を専門的・技術的に支援するために，加盟国

の研究所や，大学などの学術機関のなかに各地域事務局長から指定されたセンターである。現在，感染症，慢性疾患，精神衛生，労働衛生，栄養，看護，健康技術などの分野で 800 以上の WHO 協力センターが約 80 か国に設置されている。そのうち，日本は 35 か所（2018 年 1 月現在）の協力センターが WHO の指定を受けて研究および協力活動を行っている[30), 33)]。

3 日本WHO協会

日本 WHO 協会は，1965 年に設立された公益社団法人である。本部は大阪市にあり，主務官庁は内閣府である。日本 WHO 協会は，WHO 憲章の精神を普及し，その事業の目的達成に協力し，わが国および海外諸国の国民の健康増進に寄与することや WHO に関する情報発信，研究助成，連携事業，人材育成，資金調達などを行っている[31)]。

B ヘルスプロモーションと健康政策

1. WHOのヘルスプロモーションと健康政策

WHO は，加盟国の健康問題に大きな影響力をもっている。各国の健康行政機関，ヘルスプロモーションと健康政策に携わる団体や関係者にとって，WHO は世界の「最高行政機関」である。WHO は世界に関する新しい健康情報とその動向を絶えず発信し続けている。健康にかかわる政府機関，民間団体，研究者，実践者は，常に WHO が発信した情報を把握していなければならない。

ヘルスプロモーションに関する WHO のグローバルな健康政策は，以下の 5 つ（医療保険制度の普及，非感染性疾患対策，ライフコースに沿った健康の向上，感染症対策，健康の緊急事態の準備，サーベイランスと対応）である[30)]。

1 医療保険制度の普及

世界中のより多くの人々に**医療保険制度**の普及（ユニバーサル・ヘルス・カバレッジ）を目指すことは，WHO の優先事項である。WHO は関係国の政策立案者，グローバルな保険パートナー，市民社会，アカデミック，民間セクターとともに，健全な医療保険制度の策定・実施・監督を支援する。さらに，WHO は普遍主義的制度として，市民の全員に医療サービスを手頃な価格で提供するために各国を支援し，安全かつ効果的な医療技術へのアクセスを促進している。これには健康情報システムとエビデンスに基づいた政策立案を強化することが含まれる。

2 非感染性疾患（NCDs）対策

WHO は，不健康な食事や運動不足，喫煙，過度の飲酒などの原因が共通してあり，生

活習慣の改善により予防可能な疾患をまとめて非感染性疾患（non-communicable diseases；NCDs）と位置づけている。がん，糖尿病，循環器疾患，慢性呼吸器疾患，精神障害を含み，そして暴力と外傷を合わせて世界の全死亡者の70％以上を占めている。そのうちの8割が中低所得国で発生している。NCDsが招いた健康への影響はすでに医療保険制度を超えており，その解決策には予防と医療システム以上のものが必要とされている。

3 ライフコースに沿った健康の向上

ライフコース（life course）は，ライフステージ（life stage）または**ライフサイクル（life cycle）** ともよばれ，妊娠・出産から，幼児，児童，青年，壮年，老年を経て死に向かう人間の一生におけるそれぞれの区切りである。WHOは，ライフコースに沿って切れ目のない良好な健康を促進するためには，環境リスクと健康の社会的決定要因（SDH），性別，格差および人権に対処することが必要としている。2017〜2018年の重要課題は，ミレニアム開発目標（Millennium Development Goals；MDGs）＊によって定められた課題を完成させ，各国間の健康格差を縮小することである[35]。

4 感染症対策

WHOは，エイズ，結核，マラリアなど熱帯病の予防・治療・ケアへのアクセスを増やし，ワクチン予防可能な疾病を減らすために各国と協力している。MDGsの第6番目の目標（HIV/エイズ，マラリア，その他の疾病の蔓延の防止）の対策が進んでいるが，いまだ多くの課題が残っている。

5 健康の緊急事態の準備，サーベイランスと対応

人々の健康に関して緊急事態が発生した場合，WHOは関係国への指導と調整などを含む対応を支援する。支援内容には，リスクアセスメントの実施，優先順位の特定，戦略の設定，重要な技術の指導・供給，資金の提供，健康状況のサーベイランスが含まれる。こうした支援だけでなく，健康の安全保障に脅威を与える危険性がある緊急事態への予防対策も行っている。また，回復するために，各国が緊急事態へのリスク管理に備え国家の中心的な役割を強化することを支援する。

2. たばこの規制に関する世界保健機関枠組条約（WHO FCTC）

たばこの規制に関する世界保健機関枠組条約（WHO Framework Convention on Tobacco Control；WHO FCTC）は，2003年に世界保健総会で採択され2005年に発効した[33], [36]。締

＊ **ミレニアム開発目標（MDGs）**：2000年にニューヨークで開催された国連ミレニアムサミットで採択された国連ミレニアム宣言をもとにまとめられた開発分野における国際社会共通の目標である。以下の8つの目標がある。目標1：極度の貧困と飢餓の撲滅，目標2：初等教育の完全普及の達成，目標3：ジェンダー平等推進と女性の地位向上，目標4：乳幼児死亡率の削減，目標5：妊産婦の健康の改善，目標6：HIV/エイズ，マラリア，その他の疾病の蔓延の防止，目標7：環境の持続可能性確保，目標8：開発のためのグローバルなパートナーシップの推進。

約の関係国は，たばこ消費の削減に向けて，広告・販売への規制，密輸対策が求められる。わが国も2004年に署名し2005年に発効した。2017年までで，世界人口の90％以上をカバーする181の締約国がある。WHO FCTCは，WHOの主導で各国が交渉し締結された最初の国際条約である。

3. 日本のヘルスプロモーションと健康政策

1 健康日本21

21世紀における国民健康づくり運動（以下，**健康日本21**）は，健康寿命の延伸などを実現するため，2000年から開始された。2000〜2012年は健康日本21（第1次）が，2013年からは健康日本21（第2次）が実施されている。わが国のヘルスプロモーションの代表的な健康政策である。

❶背景

1950年代以降，主に結核による日本人の死亡の割合は医療と予防の進歩によって徐々に低下していた。一方，生活習慣が主要な原因となる悪性新生物，心疾患，脳血管疾患による死亡の割合は右肩上がりである。年次推移をみると，1980年代から1990年代にかけて，三大生活習慣病（悪性新生物，心疾患，脳血管疾患）による死亡率が全死亡率の60％を占めていた（図1-2）。一方，超高齢社会の進行によって，近年は肺炎による死亡者の割合が増加し，脳血管疾患による死亡者の割合を超え，第3位となっている。

社会保障と医療経済の視点からみると，わが国の医療費は年々増大し（図1-3），循環器疾患，新生物の医科診療医療費は3割以上を占めている（図1-4）。生活習慣病に関する疾病構造の変化と国民医療費の上昇に対応するため，国は一刻も早く生活習慣病対策を推進

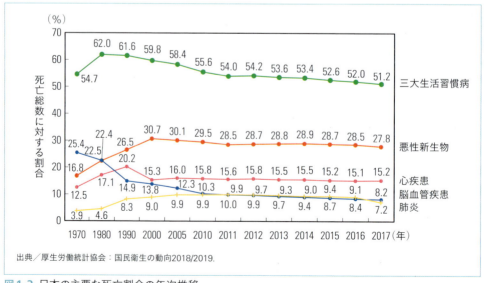

出典／厚生労働統計協会：国民衛生の動向2018/2019.

図1-2 日本の主要な死亡割合の年次推移

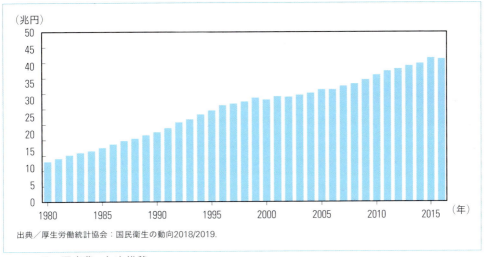

図1-3 国民医療費の年次推移

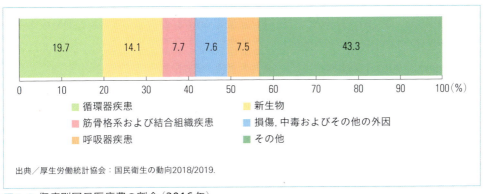

図1-4 傷病別国民医療費の割合（2016年）

する必要があった。2000年に厚生労働省が健康日本21の推進を正式に発表した。健康日本21の内容は，2002年に制定された健康増進法を基本方針として開始された。これ以降，わが国のヘルスプロモーションに関する健康政策は1次予防を重視し，大きな転換期を迎えたといえる。

(1) 生活習慣病

生活習慣病は，1996年に公衆衛生審議会が提案した疾患概念で，それ以前は肥満症，脂質異常症，高血圧症，糖尿病，心疾患，脳血管障害，一部の悪性腫瘍などは40歳から急に発症することが多いため，成人病とよばれていた。これらの疾患が，喫煙，飲酒，食生活，運動などの生活習慣により発症・増悪することが解明され，生活習慣の改善による予防が急務となっていた。生活習慣病を予防するには，生活習慣改善の重要性を国民に訴え，行動変容につながることが重要である。なお，生活習慣病は，前述した非感染性疾患（NCDs）と近い概念といえる。

(2) 健康増進法

健康増進法は，1952年に施行された栄養改善法に代わる法律として，2002年に制定された法律である。国民の健康増進を図るために，国民，国および地方公共団体，健康増進事業実施者（保険者，事業者，市町村，学校など）のそれぞれの責務が定められている。

基本条項は，健康日本21の法制化，国民健康・栄養調査の実施，健康診査など指針の策定（実施，結果通知，健康手帳の交付），都道府県および市町村による保健指導の実施，公共の場における受動喫煙の防止，特定給食施設における栄養管理の推進および食事摂取基準，特別用途表示および栄養表示基準に関する規定を含んでいる。健康増進法はわが国のヘルスプロモーションの法的根拠となっており，健康政策の画期的な法律といえる。

❷ 健康日本21（第1次）

健康日本21（第1次）は，わが国の第3次国民健康づくり対策として生活習慣病およびその原因となる生活習慣などの課題について，9分野（栄養・食生活，身体活動・運動，休養・こころの健康づくり，たばこ，アルコール，歯の健康，糖尿病，循環器病，がん）に関する59項目の目標を設定した。

健康日本21（第1次）の特徴は，国，都道府県，市町村の3つのレベルにおいて1次予防を重視する基本計画を立て，住民参加など多様な実施主体の連携により実施することである。2000～2012年の実施結果は，59の目標値のうち，10項目（16.9％）を達成し，25項目（42.4％）が改善したと厚生労働省が発表した[37]。

❸ 健康日本21（第2次）

2012年に健康増進法の改正に基づき，厚生労働大臣が「国民の健康の増進の総合的な推進を図るための基本的な方針」のなかに21世紀における第2次国民健康づくり運動（以下，健康日本21〈第2次〉）(2013～2022年)が盛り込まれ，告示された[38]。

健康日本21（第2次）の基本的な方向は，①健康寿命の延伸と健康格差の縮小，②生活習慣病の発症予防と重症化予防の徹底（NCDsの予防），③社会生活を営むために必要な機能の維持および向上，④健康を支え，守るための社会環境の整備，⑤栄養・食生活，身体活動・運動，休養，飲酒，喫煙および歯・口腔の健康に関する生活習慣および社会環境の改善である。健康日本21（第2次）における主な目標値を表1-8に示す。

2　特定健康診査・特定保健指導

特定健康診査および**特定保健指導**は，2008年に開始された生活習慣病を予防する健康政策である[39]。根拠法令は，高齢者の医療の確保に関する法律と国民健康保険法で，実施主体は医療保険者に義務とされる。

その仕組みは，40～74歳までの公的医療保険加入者全員を対象として，**メタボリックシンドローム**に着目した特定健康診査の結果から生活習慣病の発症リスクが高い者に対して保健師や管理栄養士などの専門スタッフにより特定保健指導を実施する2点セットで行うことである。

表1-8 健康日本21（第2次）の主な目標項目

項目	目標
栄養・食生活	● 適正体重を維持している者の増加 　20〜60歳代男性の肥満者の割合：28% 　40〜60歳代女性の肥満者の割合：19% 　20歳代女性のやせの者の割合：20% ● 食塩摂取量の減少：1日8g ● 野菜と果物の摂取量の増加：1日350g
身体活動・運動	● 日常生活における歩数の増加 　20〜64歳（男性：9000歩，女性：8500歩） 　65歳以上（男性：7000歩，女性：6000歩） ● 運動習慣者の割合の増加 　20〜64歳（男性：36%，女性：33%） 　65歳以上（男性：58%，女性：48%）
休養	● 睡眠による休養を十分とれていない者の割合の減少：15% ● 週労働時間60時間以上の雇用者の割合の減少：5%
飲酒	● 生活習慣病のリスクを高める量を飲酒している者の割合の減少 　男性：13%，女性：6.4% ● 未成年者，妊娠中の飲酒をなくす：0%
喫煙	● 成人の喫煙率の減少：12% ● 未成年者，妊娠中の喫煙をなくす：0% ● 受動喫煙の機会を有する者の割合の減少 　行政機関・医療機関：0% 　職場：受動喫煙のない職場の実現 　家庭：3% 　飲食店：15%
歯・口腔の健康	● 口腔機能の維持・向上：80% ● 歯の喪失防止 　80歳で20歯以上の自分の歯を有する者の割合の増加：50% ● 歯周病を有する者の割合の減少 　20歳代における歯肉に炎症所見を有する者の割合の減少：25%
がん	● 75歳未満のがんの年齢調整死亡率の減少（10万人当たり）：73.9 ● がん検診の受診率の向上：50%（胃がん，肺がん，大腸がんは当面40%）
循環器疾患	● 高血圧の改善（収縮期血圧の平均値の低下） 　男性：134mmHg，女性：129mmHg ● 脂質異常症の減少 　総コレステロール240mg/dL以上の者の割合（男性：10%，女性：17%） 　LDLコレステロール160mg/dL以上の者の割合（男性：6.2%，女性：8.8%） ● 脳血管疾患・虚血性心疾患の年齢調整死亡率の減少（10万人当たり） 　脳血管疾患（男性：41.6，女性：24.7） 　虚血性心疾患（男性：31.8，女性：13.7） ● メタボリックシンドロームの該当者および予備群の減少：平成20年度と比べて25%減少
糖尿病	● 合併症の減少：1.5万人 ● 治療継続者の割合の増加：75% ● 血糖コントロール指標におけるコントロール不良者の割合の減少：1.0%
COPD	● COPDの認知度の向上：80%

出典／厚生労働省ホームページ：健康日本21（第二次）目標項目一覧，https://www.mhlw.go.jp/file/05-Shingikai-10601000-Daijinkanboukouseikagakuka-Kouseikagakuka/0000166300.pdf（最終アクセス日：2018/7/30）を参考に作成．

特定健康診査・特定保健指導は，非感染性疾患（NCDs）を予防することに特化したヘルスプロモーションといえる。特定健康診査・特定保健指導の実施率の向上およびメタボリックシンドロームの該当者の減少は，健康日本21（第2次）の目標項目にもなっている。

3 受動喫煙対策

近年，わが国の喫煙率が徐々に低下し，2016年全体の喫煙率は18.3%である（図1-5）[40]。低下した原因としては，国民の健康意識の向上，WHO FCTCの加入および健康増進法の施行による喫煙の規制強化，そして健康日本21，特定保健指導などの国民健康づくり活

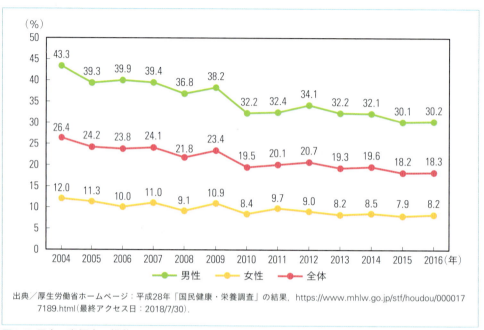

図1-5 日本の喫煙率の推移

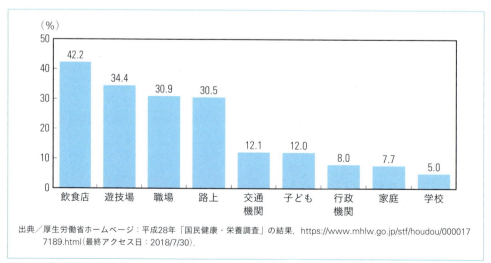

図1-6 受動喫煙の機会を有する者の割合

動の推進などがあげられる。

　一方，男性の喫煙率は3割で，欧米諸国に比べて依然高い状態である。また，2016年国民健康・栄養調査によると，受動喫煙の機会を有する割合で最も高いのは，飲食店（42.2%），次に遊技場，職場，路上であり，いずれも3割を超えている（図1-6）[40]。

　国は，国民，学術団体の要望および2020年オリンピック開催にあわせ，健康増進法の一部を改正する法律（平成30年法律第78号）を公布し，2018年から一部施行，2020年に全面施行する[41]。主な改正内容は，多数の人が利用する施設などにおける喫煙の禁止と，都道府県知事は施設などに対して勧告，命令などを行うことができる点である。わが国の**禁煙対策**はさらに一歩前進することとなった。

C 在留外国人

　法務省の統計[42]によると，**在留外国人**は年々増加傾向にある。2017年末の調査では256万1848人が登録されている。国別人数の上位5位までは，中国73万人，韓国45万人，ベトナム26万2000人，フィリピン26万人，ブラジル19万1000人である。

　在留資格では，日本の会社などで働く外国人は必ず職域の健康保険に加入することとなっている。これまでは，仕事をしていないが在留期間が1年を超える場合は国民健康保険に加入することができたが，2012（平成24）年から住民基本台帳法の改正に伴い3か月以上の在留資格が認められていて同じ条件に当てはまれば，国民健康保険に加入することになる。公的健康保険に加入すれば，日本人と同じく健康診断，保険医療サービスなどを受けることできる。しかし，医療保険の手続きや診療などを行っている健康と医療の現場では，日本語ができない人への通訳者が必要になる。また，宗教や文化，生活習慣への理解が求められる[43]。現在，医療保険の手続きの窓口に通訳者の配置や外国語のパンフレットを備える市町村，医療通訳を配置する医療機関，医療通訳を派遣する団体が増えている。また，厚生労働省が医療通訳育成事業を始めている。

　近年，短期滞在（観光）者が増え続け，2016年に来日した観光者は2404万人である[44]。わが国は観光立国推進基本法の規定に基づき，観光立国の実現に関する総合的計画の推進を図るため，2017（平成29）年度から観光立国推進基本計画が閣議決定された。この計画では，2020年までに訪日外国人旅行者数を4000万人にするなどの目標を掲げている。今後，短期滞在者はさらに増加することが予想される。短期滞在者は公的医療保険に加入することができないため，言葉の壁のほかに医療費未払い問題が医療機関にとっては大きな問題となる。国や社会全体として講ずべき施策が急務となっている。

D 保健医療の人材育成

　わが国の健康・医療・福祉の現場では，ヘルスプロモーション・健康教育に携わる保健

医療福祉分野の従事者は，医師，歯科医師，薬剤師，助産師，看護師，保健師，管理栄養士，診療検査技師，臨床検査技師，理学療法士，作業療法士，視能訓練士，言語聴覚士，臨床工学士，義肢装具士，救急救命士，保育士，介護福祉士，社会福祉士，精神保健福祉士など国家資格の専門人材と国家資格でない介護支援専門員，訪問介護員，臨床心理士，医療ソーシャルワーカーなどがいる。教育現場では幼・小・中・高・大学の教員または養護教諭もヘルスプロモーション・健康教育と密接な関連がある。また，資格の有無と関係なく，国から市町村までの関係部門の行政関係者は，ヘルスプロモーションに関する政策や事業の政策決定者あるいは担当執行者である。**保健医療の人材育成**の視点から，それぞれの専門領域の知識を修得するほかに，ヘルスプロモーションに関する知識を学習し，関連コンピテンシーの育成が求められる。

ヘルスプロモーションでは，単純な「政策決定者→実践者」モデルより「実践者（研究者）→政策決定者→実践者」のモデルのほうが効果的に進められる。たとえば，非感染性疾患（NCDs）を予防するには，健康の社会的決定要因（SDH）を重視し，ヘルスリテラシーなどのアプローチ，関係各部門の協力，制度や政策へのアドボカシー（advocacy：政策提言，権利擁護）を進めるという考えである[45]。現場で働く実践者と研究者にとっては，アドボカシー能力の育成は最も重要である[46]。

IV ヘルスプロモーションの概念と戦略

A ヘルスプロモーションの定義

1. WHOの健康戦略としてのヘルスプロモーション

WHOは，1977年の世界保健総会において「**ヘルス・フォー・オール**（Health for All by the year 2000：2000年までにすべての人々に健康を）」を基本目標においた。図1-7は38項目の到達目標を図式化したものである。この目標を達成していくための大きな2つの柱となる具体的な健康戦略が掲げられた。

1つ目が，1978年の**アルマ・アタ宣言**である。当初，開発途上国向けの健康戦略として提唱された**プライマリヘルスケア**は，健康は基本的な人権であるとして，すべての人々に基本的ヘルスケアを届けることをねらいとした。限られた資源を有効に活用しながら住民の主体的な参加によって人々の健康を獲得していこうとする画期的なものであった（第1章-II，p.12参照）。

その後，1986年に先進国向けの健康戦略として，「健康的なライフスタイルづくり」と「健康的な環境づくり」に視点を置いたオタワ憲章が提唱されたのである。現在では，プ

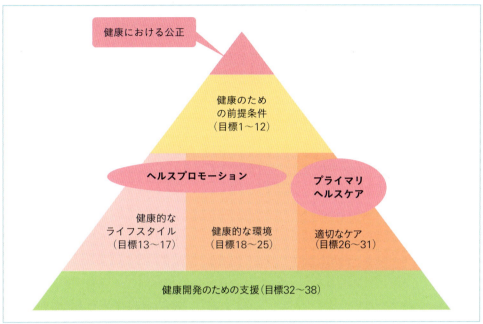

図 1-7 WHOのヘルス・フォー・オールの38の到達目標（1992年）

ライマリヘルスケアとヘルスプロモーションは，開発途上国と先進国の両国にとって必要な健康戦略として理解されている。

また，もう一点注目すべき点は，第一の目標となっている「健康における公正」である。単に平等な政策や支援を提供していくことをねらいとするのではなく，格差が大きな地域にはそれなりの活動や支援が必要となってくる。そのため，近年注目されている**健康格差**対策にも通じる課題といえるだろう。「公正」は健康のための前提条件として掲げられているが，プライマリヘルスケア，ヘルスプロモーションどちらにとっても重要な視点であることを忘れてはならない。

2. オタワ憲章による定義

WHOは，1986年にカナダの首都オタワにおいて開催された第1回ヘルスプロモーションに関する国際会議において，オタワ憲章を採択した。

「ヘルスプロモーションとは，人びとが自らの健康をコントロールし，改善することができるようにするプロセスである。身体的，精神的，社会的に完全に良好な状態に到達するためには，個人や集団が望みを確認・実現し，ニーズを満たし，環境を改善し，環境に対処することができなければならない。それゆえ健康は，生きる目的ではなく，毎日の生活の資源である」[47]と強調されている。ヘルスプロモーションのねらいは，「すべての人びとがあらゆる生活舞台―学習・労働・余暇そして愛の場―で健康を享受することのできる公正な社会の創造にある」[48]。これを達成するためには，以下の5つの原理[49]の認識と，それに基づく実践が必要であるとしている。

①ヘルスプロモーションは，特定の病気をもつ人々に焦点を当てるのではなく，日常生活を営んでいるすべての人々に目を向けなければならない。
②ヘルスプロモーションは，健康を規定している条件や要因に向けて行われるべきである。
③ヘルスプロモーションは，相互に補完的な多種類のアプローチあるいは方法を必要としている。
④ヘルスプロモーションは，個人あるいはグループによる効果的な，また具体的な住民参加を求めている。
⑤ヘルスプロモーションの発展は，プライマリヘルスケアの分野における保健医療の専門家の役割発揮に大きく依存している。

　換言すれば，ヘルスプロモーションが目指す公正な社会の創造のためには「病気を治す」という考え方だけでなく「健康をつくる」という考え方，そして「病院中心」とした活動だけでなく「家族・地域社会中心」とした活動への価値への気づきとパラダイムシフトが鍵となるということである。ヘルスプロモーション活動の中心に保健医療従事者の存在があるということはいうまでもない。しかしながら，特定の疾病をもつ人に焦点を当てるだけでなく，日常生活を営んでいるすべての人に目を向けるという認識の芽生えが，ヘルスサービスそのものを変革し，さらなる発展への原動力となるのである。

3. ヘルスプロモーションの概念

　ヘルスプロモーションを，概念図を使って解説する（図1-8）。

1 健康的なライフスタイルづくり

　これは，1人の人間が坂道で健康という球を押し上げている図である。人間が健康という球を押し上げていくためには，まずその人間（個人）に力がなくてはならない。これが，健康的なライフスタイルづくりであり，具体的には健康に関する知識や技術を身につけて実践することである。

　この方法は，アメリカの医学者，とりわけ疫学者が病気になるリスクファクター（危険因子）を明らかにする過程のなかで開発したものである。それゆえ，基本的には個人の責任において病気の原因となるものをコントロールし，一生涯にわたって健康をつくっていこうとする方法である。換言すれば，個人の健康生活習慣づくりである。

2 健康的な環境づくり

　個人がもつ力は，すべての人が同じ力というわけではない。それゆえ，坂道を緩やかにすることによって，力のない人でも坂道を健康という球を押し上げられるようにする必要がある。これが健康的な環境づくりである。

　具体的にはきれいな空気や水の確保，バリアフリーの観点でつくられた道路，たばこの自動販売機の撤去，ストレスのない学校・職場・家庭・地域づくり，そして障害児・者や

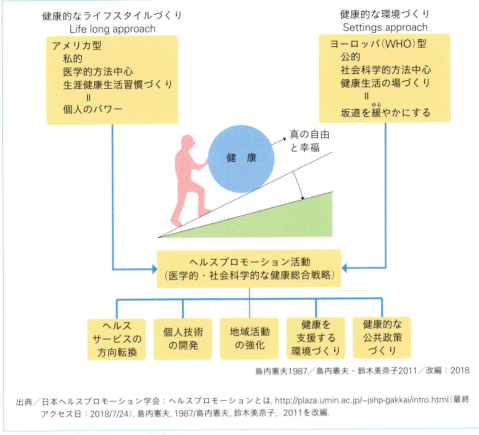

図 1-8 ヘルスプロモーションの概念図

高齢者，エイズ患者や LGBT*（性的マイノリティ）などに対する偏見をなくすといった，自然・物理的・人的な環境を整えていくことである。

　この方法は，ヨーロッパの社会科学者，とりわけ社会学者や政治学者，経営学者，教育学者などが注目した発想から生まれた。集団的・社会的な要因，特にソーシャルネットワークや**ソーシャルキャピタル**に焦点を当てて，いわばハピネスファクター（幸福要因）を明らかにする過程のなかで開発されたものであるといえよう。それゆえ，基本的には社会の公的な責任において社会のあらゆる場（settings）で健康をつくっていくものである。換言すれば，社会的な健康生活の場づくりである。

3　真の自由と幸福の追求

　健康的なライフスタイルづくりと健康的な環境づくり，この 2 つはどちらも欠くことができない重要な方法であり，さらには統合した形での「健康的な公共施策を確立する」こ

---

* **LGBT（lesbian, gay, bisexual, and transgender）**：女性同性愛のレズビアン，男性同性愛のゲイ，両性愛のバイセクシュアル，性同一性障害を含む肉体と精神の性別が一致しないトランスジェンダーの人々の総称。1990年代半ば頃からアメリカやヨーロッパで，人権にかかわる場面で用いられるようになった呼称である。

とでヘルスプロモーション活動が確立されていくことを示している。

また，矢印の先にあるものが「健康」ではなく「真の自由と幸福」であることにも注目したい。オタワ憲章の定義でも述べられているように，あくまでも「健康は生きる目的ではなく資源」である。わかりやすく QOL と表記された図も多く目にするが QOL の向上をねらいとする背景には，偏見や差別などからの解放という自由や，一人ひとりの幸福な生活と人生を豊かにするというねらいが存在することを忘れてはならない。真の自由と幸福を享受することができる公正な社会を創造していくことこそが，ヘルスプロモーションの究極の目的なのである。

4. バンコク憲章による定義

2005 年にバンコクにおいて第 6 回ヘルスプロモーションに関する国際会議が開催され，バンコク憲章が提唱された。バンコク憲章は，1986 年のオタワ憲章で確立された価値や原理，活動戦略，そしてオタワ会議に続くヘルスプロモーションに関する国際会議での勧告を補い，組み立てたものであり，WHO の加盟国によって承認された。

バンコク憲章では，グローバル化する世界におけるヘルスプロモーション戦略として，強力な政治的な活動，幅広い参加，持続的唱道が必要であるとした。そのためにも，ヘルスプロモーションは十分活用されるべきであり，証明された効果的な戦略の宝庫であると述べられている。

また，ヘルスプロモーションに取り組む際の 4 つのコミットメント（義務）を掲げている。
①ヘルスプロモーションをグローバルな開発協議事項の中心に置こう。
②ヘルスプロモーションをすべての政府の中心的な責任にしよう。
③ヘルスプロモーションをコミュニティと市民社会の主要な焦点にしよう。
④ヘルスプロモーションを適切な企業経営の必須条件にしよう。

そして最後に，「成功させるための国際的な誓約」について，以下のように述べている。「これらの公約を果たすために，新しい導入口と斬新な反響を使用するのと同様に，現存の証明された戦略をよりよく適用することを要請する。パートナーシップ，同盟，ネットワーク，協力は，共通の目標を持っている人々を結びつけ，人々の健康を改善するための共同活動において，価値ある方法を提供する。各々の部門―政府機関，市民社会，民間部門―は，特別な役割と責任を有している。たくさんのケースに存在する基本的な健康の決定要因に取り組む進歩は，共に活動することによってのみ生じるのである。そうすることによって，最終的な結果を達成するために資源を効果的に能率的に使うことができるのである」[50]。

B ヘルスプロモーションのプロセス戦略

1. オタワ憲章の3つのプロセス戦略

ヘルスプロモーションには3つのプロセス戦略（唱道，能力の付与，調停）が重要である。

1 唱道（advocate）

唱道には，保健医療従事者はもとより，すべての人が健康に価値があることをあらゆる場で唱えていくこと，さらには，想いや悩みを伝えられない人のために代弁することの2つの意味が含まれている。健康は疾病の有無だけでなく，人がより豊かに生きていくための資源であるという価値への気づきが，様々な活動を生み出す原動力になるのである。

2 能力の付与（enable）

唱道だけでなく，人が自ら健康を獲得する能力をもつことが重要である。それゆえ，健康教育（健康学習）の方法を駆使し，人々に伝えていく必要がある。

3 調停（mediate）

健康問題は医療者からの支援や保健医療的な方法だけでは解決することができない。なぜなら，健康問題は極めて個人的かつ生活的な問題だからである。ヘルスプロモーションでは，すべての関係部門，すなわち政府，保健および社会的・経済的部門，行政以外の組織やボランティア組織，地方自治体，産業，そしてメディア活動を調整することが要求される。生活には身体的・精神的・社会的な問題が影響を及ぼすため，様々な領域の人が手を組み分野間協力のもと活動を展開していくことを意識しなければならない。

2. バンコク憲章の5つのプロセス戦略

バンコク憲章では，健康な世界への発展に向けて，強力な政治活動，幅広い分野と人々の参加とともに，持続的な活動が必要であると示された。それを受けて，オタワ憲章の3つのプロセスに2つのプロセスを加えて，**5つのプロセス戦略**（唱道，投資，能力形成，法的規制と法制定，パートナーと同盟）を提案している。

1 唱道（advocate）

国連は，健康は人種差別のないことと同様に，あらゆる人間にとっての基本的な権利の一つであることを認めている。これは，日本国憲法第25条において，国民の権利および義務として健康が取り上げられているように，わが国においても同様である。唱道にとって大切なのは人々の権利としての「健康の価値」の認識であるともいえる。それを軸とし

て派生していく政策や提言により，組織の連帯意識に基づいた展開が可能となっていく。

2 投資（invest）

　健康的な社会の実現に向けたヘルスプロモーションの取り組みのためには，個人だけでなく，人を取り巻く環境づくりなど社会的基盤を整える政策や活動も重要である。それらを持続的に展開していくには経費が不可欠である。医療費だけでなく，人々の健康の決定要因を幅広い視点から考慮し，それをコントロールしたり支えたりする活動や事業に予算をつける必要がある。

　一方で，このような持続可能な活動には，それを実際に動かす「人」が重要であることを忘れてはならない。組織を継続させるには事業展開のための知識と技術，そして思いを共有し，引き継ぎ，継承していくという人づくりもまた投資であるといえるだろう。

3 能力形成（build capacity）

　ヘルスプロモーションを展開していくには，その活動にかかわる人の知識とスキルを高めていくことが重要である。また，そこにかかわる人は，ヘルスプロモーションの概念やねらいを理解するとともに，あらゆる領域の人を束ねていくリーダーシップを発揮していくことが不可欠である。

　このような能力をはぐくむ活動は，結果的に政策開発や様々な事業で応用することができる。さらに，個人のヘルスリテラシーを高めるための支援や活動は，本人の生涯にわたる健康をはぐくむことにつながり，集団や組織においては結果的にリスクマネジメントとなり，健康的な環境づくりの底上げとなっていくのである。

4 法的規制と法制定（regulate and legislate）

　すべての人の健康と **well-being**（幸福，福利，安寧）を達成するためには，健康に対する知識や技術，そして関心がない人への支援も重要である。わが国の健康のための法律の代表的なものとして，2002年に制定された**健康増進法**があげられる。このなかでも有名なのが受動喫煙の防止を定めた条項である。この条項により，公的な場での喫煙が禁止され，飲食店の分煙が一般的になってきたといえる。有害なものからの高水準の保護と，平等な機会を保証するための規制と法律を制定することは，あらゆる人に支援を届ける鍵となる。

5 パートナーと同盟（partner and build alliance）

　ヘルスプロモーション活動を，持続的なものに創造していくためには，保健医療従事者だけでなく，様々な領域の人を巻き込んでいかなければならない。市民（生活者）の顔が見える活動こそがヘルスプロモーションの醍醐味ともいえる。

　オタワ憲章以降，地域-学校連携，地域-職域連携というように，生活の場（settings）同士の連携もみられるようになってきたが，ヘルスプロモーションをねらいとした活動に焦

点を絞ると，その事例はいまだ少ないのが現状である。組織内部においても，部門間，職種間のような横のつながりをもって活動を展開していくことがパートナーシップには重要な課題となる。近年では，行政や民間組織との連携だけでなく，NGO（非政府組織）との連携や，NPO（民間非営利組織），ボランティアのような多様な組織との連携も注目されている。

C ヘルスプロモーションの活動の方法

オタワ憲章で提案された**5つの活動の方法**（健康的な公共政策づくり，健康を支援する環境づくり，地域活動の強化，個人技術の開発，ヘルスサービスの方向転換）については，バンコク憲章においてもその重要性が確認され，継承された（図1-9）。

1 健康的な公共政策づくり

ヘルスプロモーションは，ヘルスケアの範囲を超えたものである。より安全で健康的な商品とサービスの提供，より健康的な公的サービスの提供，より清潔で快適な環境の確保などの公正な社会を実現するために，政策づくりは必須である。

すべての部門，すべてのレベルの政策決定者に「健康」という視点を追加することによって，責任者自身の決定が人々の健康に影響を与えることに気づき，また健康に対して責任感をもつことが事業や政策を方向づけていくのである。

2 健康を支援する環境づくり

われわれのコミュニティと自然環境は相互に影響し合う存在であり，人と環境の複雑な関係は，健康への社会生態学的アプローチの基盤をなしている。自然環境および自然資源の保全は，いかなるヘルスプロモーション戦略においても地域規模の責任となることを強調しておきたい。

また，生活・労働・余暇のパターンの変化は，健康に重大な影響を与える。労働と余暇は健康の1つの資源となるものであり，社会は，労働を組織化することによって，健康な社会の創造を促進していかなければならない。

3 地域活動の強化

ヘルスプロモーションでは，優先順位を決め，意思決定をし，戦略を計画し実行するという具体的で効果的なコミュニティ活動によって，人々により良い健康行動を習得させることができる。そのためには，コミュニティ活動を展開する人が主体的に活動することが重要である。

また，コミュニティを発展させるには，自助および社会的支援を強化し，健康問題への市民の参加とその指導を強化する柔軟なシステムを開発しなければならないため，コミュ

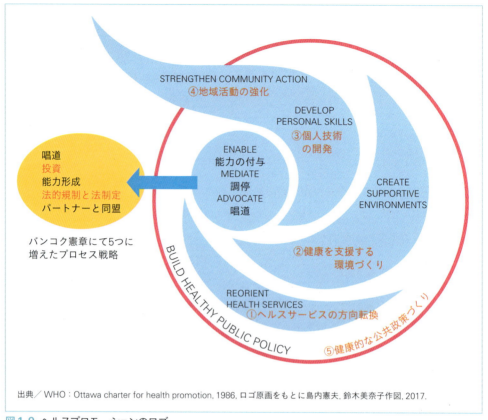

図1-9 ヘルスプロモーションのロゴ

ニティの人的・物的資源が鍵となる。また，健康に関する情報や学習の機会，資金的援助が，十分かつ持続的に得られることも必要である。

4 個人技術の開発

ヘルスプロモーションは，健康のための情報や教育を提供し，生活技術を高めることを通じて，個人ならびに社会の発展を支援する。それによって，人々が自分の健康や環境をよりよくコントロールし，健康になるための選択をする機会を増やすことができるのである。

個人が生活を通じて学び，ライフサイクルのすべてのステージにおいて自ら備え，慢性疾患や傷病に対処していけるようになることが重要である。こうした個人技術の開発を，学校，職場，コミュニティの場で促進することが必要である。

5 ヘルスサービスの方向転換

個人，コミュニティグループ，保健医療従事者，政府が，ヘルスサービスのなかで責任を分かち合っている。保健医療従事者の役割は，臨床的・治療的サービスを提供するという責任を超えて，「健康を創造する」といったヘルスプロモーションの方向へ移行しなけ

ればならない。

　包括的なヘルスサービスとは，健康な生活のために個人やコミュニティのニーズを支援し，保健医療従事者と他の社会的・政治的・経済的・物理的環境を構成する様々な部門との間の通信路（channel）を開いていくことを支援することである。

　ヘルスサービスの方向転換には，専門教育や訓練と同様に，研究に対する強い関心も必要である。これによって，ヘルスサービスへの態度が，全人格的存在としてとらえた個人のトータルニーズに焦点を置き直したものへと変革されていくのである。

V　生活の場におけるヘルスプロモーション

A　ヘルスプロモーションの対象

　ヘルスプロモーションでは，個人の健康状態を最高の状態にすることだけではなく，それぞれのもつ健康状態をいかに向上させるかに着目している。そのため，病気や障害の有

オタワ憲章のシンボルマークが示すもの

　皆さんはオタワ憲章で掲げられたシンボルマークをご存じだろうか（前出**図1-9**，p.32参照）。ここに示されているのは，ヘルスプロモーションの5つのプロセス戦略と活動の方法である。WHOのホームページでは，外円の中にある中核となる内円と，そこから羽ばたく3つの翼として紹介されているが，生みの親であるキックブッシュ（Kickbusch, I.）は「煙突と炎」にたとえて説明している。

　キックブッシュによると，これは，煙突を上から見たものである。内円は「炎の核」として表現されており，プロセス戦略を示している。この核が大きな原動力を生み，メラメラと渦巻くように派生した「炎」が活動の方法となっている。

　活動の方法として，まず「**①ヘルスサービスの方向転換**」を目にする。従来の病気の予防や治療を超えてヘルスプロモーション活動へとパラダイムシフトしていくことが大切であることがわかる。次に「**②健康を支援する環境づくり**」「**③個人技術の開発**」と続き，「**④地域活動の強化**」となるが，この部分のみ，煙突の淵から突出していることに注目したい。これは，個人の能力付与を超えて，地域活動が強化されていくことによって，活動のさらなる発展や，新たなネットワークの拡大を示すということを表現しているのである。注目すべき最後の1つは到達目標でもある「**⑤健康的な公共政策づくり**」である。これは，枠組みとなる「煙突」として外円で表現されている。この枠がしっかりと確立されることで，炎の核のエネルギーが効率的に高まり，炎も勢いよく燃え盛る。

　このような一連のプロセスを意識して，多くの人にヘルスプロモーションを推進してほしいと願っている。

無にかかわらず，いかなる健康状態の個人もヘルスプロモーションの対象となる。個人の健康状態は，遺伝や生活習慣など家族の影響を受け，また学校や職場，その他の個人が属する集団からも様々な影響を受けている。つまり，個人が属する家族やその他の集団の健康状態を向上させることが，個人の健康増進につながることになる。したがって，個人だけでなく，家族やその他の集団もヘルスプロモーションの対象ととらえる必要がある。

われわれは，家族や友人，学校や職場，趣味活動の仲間と交流し，また近隣住民や地域住民など地域社会における何らかの集団に属し，環境の影響を受けながら日々生活している。そのなかで営まれる生活は，個人の健康状態にも大なり小なり影響を及ぼしている。たとえば，子育て中の母親が子どもの成長を考えて栄養バランスの整った食事を提供することで，子どもだけでなく，同じ食事を食べる父親や祖父母など他の家族も栄養バランスの整った食事を摂ることになる。あるいは，個人が非喫煙者であっても職場の同僚が休憩のたびに喫煙したことによる受動喫煙が原因で肺がんを発症した場合，職場という集団のなかで健康への悪影響が生じたことになる。このように，個人が属するそれぞれの集団から受ける影響は見逃すことができない。

同じように，個人が家族やその他の集団に影響を及ぼすこともある。子育て世代の夫が脳梗塞を発症し，妻がその介護を余儀なくされた場合，妻には新たに介護者という役割が加わり，それまで担ってきた家事や育児がこれまでどおりに継続できなくなったり，また夫の休職による収入減によって経済的破綻をきたすなど，家族が身体的，精神的もしくは社会的不健康に陥る可能性がある。

したがって，ヘルスプロモーションは当事者である個人だけでなく，個人が属する家族や，学校，職場，地域社会などの集団にも目を向け，それぞれの特徴や特性，相互作用を十分に理解し，それぞれのもつ強みを生かした支援や健康増進に向けた働きかけを考えていかなければならない。

1. 個人

ヘルスプロモーションの対象である個人とは，必ずしも身体や心が完全に健康な状態である人だけを対象とするのではない。

▶ **身体的側面**　たとえば，治癒の見込みの低い慢性疾患や何らかの障害がある個人であっても，「その人なりの健康」がある。糖尿病で食事療法や運動療法，薬物療法が必要であっても，友人と旅行したり，好きな仕事に就く，あるいはやりがいをもって働くことは可能である。また，事故による後遺症で車椅子生活を余儀なくされても，結婚し，子どもを授かることができる。したがって，どのような健康状態であっても，その人のもつ健康状態もしくは今後なり得る状態よりも，より良好な健康状態にすること，もしくは維持することは可能であり，その意識や行動につながる様々な働きかけがヘルスプロモーションになる。

▶ **精神的側面，社会的側面**　ヘルスプロモーションでは，身体的な健康だけでなく，精神

的な健康にも目を向けている。精神疾患の有無に限らず，悩み事や不安，心配事があって，精神的に不健康な状態になる場合もある。さらに，低学歴や低所得などの社会的・経済的な不健康状態や，地域社会と希薄な状態にあるなど，社会的に不健康な場合もある。

▶ **年齢，発達段階**　ヘルスプロモーションは，赤ちゃんから高齢者まですべての年代の人を対象としている。小学校低学年ぐらいまでの小児や認知症高齢者など，自分自身で健康行動をとることが難しい場合，家族や学校関係者，医療・介護サービス提供者などの支援や他の社会資源などを受けながら健康行動をとることも有効なヘルスプロモーションである。

このように，個人の健康状態を把握するには，身体的な情報だけでなく，精神的側面，社会的側面，年齢や発達段階，これまでの人生経験や宗教上の影響など，その個人がもつあらゆる情報に目を向けていく必要がある。「その人なりの健康」な状態へのアプローチの仕方や支援の量や手段などは様々であり，ヘルスプロモーションの目指すゴールも人それぞれであることを理解する。

2. 家族

家族は，夫婦や兄弟姉妹など血縁によって結ばれた親族関係をもとに成立し，社会を構成する基礎単位となっている。家族そのもののあり方や形態，役割などは時代とともに変化し，特に，近年の家族は核家族化，少子化などの特徴をもち，それぞれの家族の関係性や抱える課題は異なっている。一方，家族という集団は，たとえば食習慣や生活習慣などをつくる場であり，家族の絆という精神的な面に何らかの影響を及ぼすなど，個人の生活の基盤となり得るものと考えられる。

健康日本21（第2次）のなかで，子どもの頃から健康な生活習慣に取り組むことの必要性を明示されている。子どもの成長・発達過程において，家庭および家族の役割や影響は大きく，そこへの働きかけが重要であることがわかる。たとえば，子どもの肥満対策や乳児期からのう歯の予防など生活習慣病の予防対策を行うことは，様々な病気の発症を抑え，もしくはその遅延につながる。反対に，不規則な生活習慣や栄養バランスが悪い食事を摂り続けると，子どもでも生活習慣病を発症したり，精神的に不安定な状態に陥ったりする可能性がある。

家族という小集団の健康状態が家族員である個人の健康状態に影響を及ぼすことや，反対に個人が家族の健康に影響を及ぼすことがある。これらは同居の有無や家族の人数によっても左右される。家族員がどのような特徴をもち，それぞれどのような関係性であるかについて，個人が属する家族という集団そのものを十分にアセスメントする。

3. 集団

個人がかかわりをもつ集団は，発達段階や生活環境などによって一人ひとり異なり，結

び付きの程度も様々である。地域で組織される「ママ友グループ」や健康づくりの自主グループなどは，共通の悩みや課題をもつ者同士で形成され，情報共有や悩み事の相談や励まし，あるいは運動や遊びを通じて共通の体験をすることで仲間意識を高めてより良い健康行動の継続につなげられる。一方で，グループの雰囲気に馴染めず，社会的な孤立から精神的な不健康状態になることもある。また，学校や職場など集団で生活することにより，感染症の集団発生なども生じる。

集団は，個人というそれぞれ別の者同士が複数人集まってできているが，共通した課題を抱えている場合もあり，集団に働きかけることでそれぞれが刺激し合い，集団全体の健康状態を高める働きにつながることがある。したがって，どのような共通点をもつ集団であるのか，集団に属する個人の特徴や活動目的，活動方法などを十分に把握し，集団の強みを十分に生かした健康づくりを行う。

B ヘルスプロモーションの場

1. 学校

1 「教育の場」としての学校

教育基本法第1条では，教育の目的を「人格の完成を目指し」と定めている。人間は成長する存在である。しかし，何歳で完成するということはない。そのため，人間は何歳になっても今より成長したい，もっと良くなりたいと完成を目指そうとする。教育は，人間がもつ「成長したい，もっと良くなりたい」という願いを支える活動である。

❶様々な体験をとおした教育

学校は最も代表的な教育の場である。学校では，勉強や運動だけでなく，給食，掃除，クラブ活動，部活動，運動会，遠足，身体計測，視力検査，友達との交流など様々な活動や体験をする。教育基本法第2条を読むと，教育の場では，知識を身につけるだけでなく，心は豊かに，身体は健やかになること，相手の価値を尊重すること，自主自律の精神や勤勉を重んじること，正義，責任，男女の平等，協力する態度が育つことなどを目指していることがわかる。

子どもは様々な活動や体験をとおして，「できた！」と喜び，ライバルに負けて悔しがる，悔しさをばねに努力して達成感を得る，友達と楽しんだりけんかをして孤独を感じるなど，様々な快・不快の体験を積み，健康に成長していく。こうした様々な経験のなかで生じる悩みについて，教師や仲間がすべて解決してあげることはできない。子どもはそれまで得てきた知識に，他者と触れ合うなかで思ったり考えたりしたことを加え，生きるための知恵を生み出していく。教育の場において，教師など子どもにかかわる大人たちは，必要に応じて見守ったり，助言したり，伴走したりする。

❷義務教育

日本では，小・中学校を義務教育とし，無償で受けられると定めている。また親に対しては，自分の子どもに教育を受けさせる義務があるとしている（日本国憲法第26条）。小・中学校の教科書は無料であり，ほとんどの学校で1回数百円の給食が実施されている。これらの代金は税金で補われている。

義務教育制度により，子どもは親の経済状況に関係なく，だれもが同じ教科書を使って勉強をすることができる。そして，等しく達成感や自信をつける機会を得ている。教科の勉強に限らず，人と話すときに適切な言葉を使うことや，店でほしいものを買うときに適切にお金を払うことができるなど社会的な面でも成長する。昼には給食で同じ食事を摂り，食事のマナーや友達と一緒に食べる楽しさを知る。こうして子どもは身体的にバランスよく成長し，家庭で食べられなかった行事食を食べられるようになったり，友達や職場の同僚との食事会を楽しんだりするように成長する。

国が等しく教育を受ける場を設定することにより，子どもは等しく心身ともに健康に成長する機会を得ることができる。

❸様々な人による教育

学校という場には，子どもと教師のみならず様々な人がかかわっている。子どもを取り巻くすべての人が理解し合い協力することで，子どもの健康を高めることができる。

（1）子ども（児童，生徒）

小学生（6〜11歳）は学童期，中学生（12〜14歳）以降は思春期にあたり，心身ともに成長著しい時期である。身体的には歯が生え変わり，身長が急に伸び，からだつきが大人に近づく。体重の増加を気にする子どもや，近視になり眼鏡をかけるかどうかで悩む子どももいる。精神的発達としては，勉強や運動に一生懸命励み，達成感を味わうことで自信をつける時期でもある。自己中心性が抑えられ，他者を思いやる心が育つ。一方で，劣等感に悩み，意欲を失うこともある。

生活習慣は徐々に自立してくるが，食事や清潔など，まだ保護者に依存せざるを得ないこともある。そのため，家庭の経済的状況，保護者の忙しさや養育能力などにより，子どもの心身の状態が左右される。

（2）教師

学級担任，教科担任，部活動の顧問，校長，教頭，教務主任，生徒指導主事，保健主事，養護教諭，栄養教諭など，様々な職種がある。子どもにとって最も身近なのは学級担任である。学級担任は，教科の教育はもとより，子どもの生活全般にかかわる教育を担っている。毎日，学級で子ども同士のかかわりあいに目を配り，子どもがそれぞれの良さを発揮できるように心を砕いている。放課後にはプリントの採点や授業の準備をする一方，ほかの教師や職員が接した子どもについての情報も得るなど，いつも一人ひとりの子どものことを考え，かかわっている。

(3) 職員

　スクールカウンセラー，スクールソーシャルワーカー，事務員，調理員，用務員など多くの専門職が，それぞれの立場から子どもの教育活動を支えている。

(4) 保護者（親，祖父母など）

　子どもの心身を整える保護者の役割と影響は大きい。保護者と過ごす家庭生活（睡眠，食事，会話など）は，子どもの元気を生み出す源である。子どもが元気であると，学校における教育活動の効果が高まる。

　また，保護者による学校での委員会活動やボランティア活動も，子どもの教育を支える一翼を担っている。一方で，保護者も子育てを学ぶ途中にあり，子育てに自信がもてず，自責の念を抱いていることがある。保護者も，子どもや教師，ほかの保護者とかかわりながら成長する。

(5) 学校医，学校歯科医，学校薬剤師

　地域の医師，歯科医，薬剤師から選ばれる。健康診断や環境衛生検査を行うほか，子どもや保護者，教師の相談を受け助言などする。

(6) 地域の専門職者

　図書館（司書），医療機関（医師や歯科医師，看護師，薬剤師），保健センター（保健師，栄養士），各種相談センターや児童相談所（相談員），警察（警察官）など，子どもを取り巻く地域の専門職には様々な機関があり，様々な専門職者がいる。健康面だけでなく，経済面や法律面など，専門的な見方から学校に助言をする。学校は地域の様々な機関の協力を得て，子どもの健康を守り，成長を促す教育活動を行っている。

(7) 地域住民

　直接的な指導や援助ではないが，子どもを慈しみ見守ってくれる地域住民の存在も忘れてはならない。たとえば，自分の子どもが通学していなくても，児童の登下校時に，自発的に横断歩道に立って子どもが安全に渡れるよう気を配ったり，また庭の手入れをしながら登下校の様子を見守る住民がいる。道で転んだ子どもに手当てをして家庭に連絡したり，仲間はずれにされている場面を見て学校に連絡したりと，間接的にではあるが子どもの安全・安心を支えている。

2　学校教育とヘルスプロモーションの関連性

　学校における教育活動とヘルスプロモーションの関係を，義務教育の目的からとらえてみたい。義務教育の目的は，学校教育法21条に10項目定められている。健康にかかわる目的は第8番目にあり「健康，安全で幸福な生活のために必要な習慣を養うとともに，運動を通じて体力を養い，心身の調和的発達を図ること」と定められている。食事，運動，睡眠などの基本的な生活習慣を形成し，体力を高め，心身のバランスのとれた発達を図るよう教育することは，ヘルスプロモーションの目的と同様である。

　その他9つある目的には，国語，社会などの教科や学級活動，クラブ活動，行事などの

特別活動の目的が記されている。国語を学ぶと，自分の気持ちを伝える力や，他者からのメッセージを受け取る力が成長する。社会を学ぶと，日本や外国の現状や歴史，文化を知り，世界中の自然や人間を愛し，平和な世界をつくる心が成長する。家庭科を学ぶと，衣，食，住，情報，産業などを知り健康な家庭を営む力が成長する。芸術を知ると，心が豊かに成長する。学級活動や遠足などの特別活動では，自主的に集団活動に参加し，互いの良さや可能性を発揮しながら高め合う力が成長する。このように，学校におけるすべての活動は，将来に向けて，社会を知り，他者とかかわり，楽しみながら生活するよう教育することであり，ヘルスプロモーションに直結している。

3 学校保健の目的

学校保健の目的は，学校教育が円滑に進み，子どもが成長することである。表1-9に**学校保健安全法**第1条を示す。学校保健活動は，単に子どもや教職員の健康の保持・増進を図るために行われているのではない。学校保健活動により，教育活動がスムーズかつ効果的に行われ，その結果，子どもがよく学び，よく楽しみ，満足することが期待されている。子どもは，健康であれば学校で積極的に学び，友達と楽しく過ごすことができるが，体調不良がある場合や不安や心配事を抱えている場合は，学校に行く気力が保てなかったりする。健康の保持・増進を図る学校保健は，すべての教育活動の土台になっている。

4 学校保健の意義と役割

学校保健には「皆で健康になる」という意義と役割がある。学校保健がない国では，学校で子どもの具合が悪くなればすぐに帰宅させ，治るまで家庭で過ごすことになる。学校保健活動は，子どもや保護者，教師の健康管理能力を向上させ，皆で健康になろうという意識を高め，ひいては地域全体の健康度が上がっていく。子どもの世話を十分できない家庭があっても，子どもが学校で健康管理を学ぶことができれば，等しく自分の健康を守る力を育てることができる。

5 具体的な活動方法

学校保健活動は，①保健管理，②保健教育，③組織活動に大別される。

❶保健管理

健康診断，**応急処置**，**健康相談**，疾病管理，**感染症予防**（感染症対策），**環境衛生活動**（学

表1-9 学校保健の目的（学校保健安全法第1条）

この法律は，学校における児童生徒等及び職員の健康の保持増進を図るため，学校における保健管理に関し必要な事項を定めるとともに，学校における教育活動が安全な環境において実施され，児童生徒等の安全の確保が図られるよう，学校における安全管理に関し必要な事項を定め，もって学校教育の円滑な実施とその成果の確保に資することを目的とする。

校環境衛生）などがある。

（1）健康診断

学校では成長著しい学童期や思春期の子どもを対象とするため，単に病気を早期発見するために行うだけでなく，成長を共に喜び，自分の身体を愛する気持ちを育てる機会としても重要である。

（2）応急処置

けがや体調不良は，子どもが自分の体調の悪さを体験し，回復していく過程を学ぶ大切な機会である。処置するのはもちろんのこと，どうして体調が悪くなったのかを振り返らせ，どうしたらよいのかという今後の予防策について考えさせ，予防する力を高める機会にする。

（3）健康相談

子どもは言葉で表現する力が未熟なため，自分の健康問題を相談できず，単に身体症状として訴えることがある。「気持ち悪いです」という一言から子どもの背景を察し，処置をした後で十分話を聞き，自分が置かれている状況を話せるよう支援する。「傾聴→対話→行動」のエンパワメント教育であるともいえる。

（4）疾病管理

慢性疾患を抱えている子どもの場合は，本人および保護者と話し合い，安全かつ最小限の生活制限になるよう配慮し，できるだけ皆と共に学べるよう環境を整えていく。

（5）感染症予防

感染症対策としては，感染症が発症する前に，子どもや保護者，教師が感染症に興味が

日本初の学校看護婦　廣瀬ます

日本で義務教育が始まったのは明治時代であった。学校に子どもがたくさん集まるようになり，互いに触れ合う機会が増えた結果，眼の感染症が流行した。初めは医師が学校に出向いて子どもを治療したが，罹患する子どもは増える一方で手がまわらなくなり，看護婦（現在の看護師）を雇った。最初の学校看護婦（養護教諭の前身）といわれる廣瀬は，医師の指示を受け，毎日子どもたちの眼を洗った。手当てをしながら，「感染症をなくすには家庭でも予防的な手当てをするのがよい」と考え，家庭にも手当ての方法を知らせた。反発はあったものの，感染症は激減した。廣瀬は，時には退勤後に手当てした子どもの家を訪問して子どもの様子を観察し，保護者に手当てや予防方法を教えた。

こうした活動の結果，初めは反発していたほかの保護者や教師からも理解が得られるようになった。その後は，廣瀬が呼びかけるだけで学校も家庭も予防に取り組み，その結果，地域全体が健康になっていった。廣瀬の活動は，ヘルスプロモーション活動の先駆けといえるだろう。

出典／廣瀬ます：学校看護婦として過去二十余年間の私の追懐〈瀧澤利行，七木田文彦編：雑誌養護，第2巻第2号，復刻版，大空社，2014, p.18-23.〉．

もてるようなポスターやチラシを用いて，集会などで情報を提供し，自主的に予防や早期発見，発症後の対策がとれるよう働きかける。流行期には，兄弟姉妹間の感染が起こり得ることを家族に知らせ，また近隣の学校間で情報を交換するなど，地域全体で早期発見し，集団感染を予防する。

(6) 環境衛生活動

教室の空気，明るさ，静かさなどが学習環境として適切か確認する。また，飲料水やプールの水の消毒を点検し，清潔な環境を保つ。

❷ 保健教育

保健教育には，教科教育（保健学習／教科保健）と保健指導がある。

(1) 教科教育（保健学習／教科保健）

代表的な教科は小学校の体育，中学校の保健体育，高等学校の保健などである。教える内容は学習指導要領で定められており，国内ならどこに転校しても同じ内容を学ぶことができる。

子どもの印象に残る内容としては，思春期の身体の変化を取り扱う「育ちゆく体とわたし」がある。そのほかにも環境の大切さ，けがの予防，病気の予防など，小学校，中学校，高等学校と繰り返し学習しながらだんだん難しい内容が学べるよう構成されている。

(2) 保健指導

学級や保健室で随時行われる。個人，学級，学年，地域の必要に応じた内容や方法を指導する。健康診断の受け方，結果の見方，歯磨き，夜更かしをしない生活など，子どもに考えさせ，自主的に実践できる自己管理（セルフケア）能力を高める。

❸ 組織活動

学校保健は，学校に集う人全員で担っている。それぞれが子どものためを思って活動するが，重複・対立することがある。それぞれがよりよく活動できるよう，校長が組織をつくり，リーダーシップをとる。代表的な組織として，学校保健委員会，児童保健委員会，教師保健部を紹介する。

(1) 学校保健委員会

教師だけでなく，学校職員，保護者，学校医などが集まり，学校保健活動の内容（健康診断の結果，食生活，性教育，アレルギーなど）について協議し，健康づくりを推進する組織である。この活動により，学校で行われている保健活動や学校保健に関する新しい情報が多くの人に伝わるため，学校と家庭，地域社会を結ぶ組織として機能している。また，様々な立場の人が，自分ができることを考え表明する場でもあるため，新しいアイデアが生まれることもある。

(2) 児童保健委員会

各学級で委員に選ばれた子どもたちが集まり，自分たちの力でもっと健康になれるよう話し合う組織である。巡回活動や集会活動，広報活動などを通じ，全校の子どもの健康に影響を与えている。また，委員となった子どもは，仲間と話し合い，皆のためになる活動

を計画し，達成感を得るなど，成長する機会になる。

(3) 教師保健部

学年の教師の代表が集まり，子どもの健康状態について情報交換し，より良い学校保健活動について話し合い，実践している。保健行事の際には協力して実施する。

6 学校保健を担う人材

学校保健を担うのは養護教諭だけではない。そのほかに，学校保健を担うキーパーソンとなる校長，教頭，学級担任についても説明する。

(1) 校長，教頭

学校保健活動だけでなく，すべての教育活動においてリーダーシップをとり，学校の教育目標や子どもが目指す姿（「賢い子」「豊かな心」「みんな仲良く」など）を示す。また，教師が分担して活動できるよう組織をつくり，担当を割り振り，それぞれに活動目標や活動内容を示す役割ももっている。

これらの活動を監督し，問題があれば助言するが，学校で解決できない問題の場合は，学校外の専門職者に相談し，教師を指導する。

(2) 学級担任

学級の子どもたちが集団生活しながら成長するために，子どもたちと話し合いながら学級目標を立て，係を決め，環境（座席の配置，掲示物など）を整える役割を担っている。子どもたちの学習活動を支援するなかで，学習や生活での達成感を積み重ねさせる。教科学習や保健指導を担当し，子どもたちの知識を高めるだけでなく，日々の生活を自己管理できるよう指導する。

(3) 養護教諭

成長著しい子どもたち全員の健康状態や生活環境を把握し，教職員や保護者，学校医，学校歯科医，学校薬剤師，地域の専門職者，住民と協議しながら，子どもを取り巻く環境を改善するよう働きかける役割がある。

保健室に来た子どもには，会話しながら処置し，子どもの話からその背景を察し保健指導をする。保健室で観察した子どもの様子を教師に伝え，役割分担しながら子どもを見守る。授業が始まり，保健室に子どもがいなくなる時間帯は校内を巡視し，安全で気持ち良い環境であるか点検する。

持病のある子どもの場合，心身の状態や病状を把握し，学級集団のなかで無理せず過ごしているか観察する。保健管理や保健教育について教職員の相談を受けることや，緊急時の対応について他の教職員に教示する役割もある。

2. 職場

1 日本における労働衛生管理

日本における労働衛生に関する取り組みの実際は，1911（明治44）年に公布された工場法に始まるが，1947（昭和22）年に労働基準法が，1972（昭和47）年には労働安全衛生法が制定され，労働衛生の課題の推移とともに随時改正が行われている。

労働衛生管理の基本は，統括管理といわれる労働衛生管理体制の構築と事業主との良好なコミュニケーションによる円滑な推進，労働衛生教育，労働衛生の3管理（作業環境管理，作業管理，健康管理）の5つで構成される（図1-10）。また，実践にあたっては，個人（セルフケア）だけでなく，産業医や保健師などの産業保健スタッフなどによるケアや職場上司のラインによるケアをとおして健康問題を早期に発見する体制が整えられている。

2 職場の環境変化とワーク・ライフ・バランス

わが国の生産年齢人口（15〜64歳）は1990年頃をピークに徐々に減少しており（図1-11），**少子高齢化**が社会問題となっている。少子高齢化は，若い世代の労働力の不足と労働人口全体の不足を意味している。共働き世帯が主流となりつつある現在（図1-12），

			管理目的	管理内容	評価すべき項目	評価指標	判断基準
労働衛生管理	労働衛生の3管理	作業環境管理　体外	発生の抑制	代替 使用形態，条件 生産工程の変更 設備，装置の負荷	有害物質使用量 ↓ 発生量	環境気中濃度	管理濃度
			隔離	遠隔操作，自動化，密閉			
			除去	局所排気 全体換気 建物の構造改善			
		作業管理　体表	侵入の抑制	作業場所 作業方法 作業姿勢 曝露時間 呼吸保護具 教育	体内侵入量	曝露濃度 生物学的指標	曝露限界
		健康管理　体内	傷害の予防	生活指導 休養 治療 適正配置	急性反応の程度 ↓ 健康影響	健康診断結果	生物学的曝露指標（BEI）
	健康教育（労働衛生教育）			労働衛生教育（法定の教育・研修・訓練を含む），一般健康教育，健康保持増進教育			
	労働衛生管理体制（統括管理）			事業主・事業場・安全衛生管理体制の把握，コミュニケーションなど			

出典／厚生労働統計協会編：図説国民衛生の動向2017/2018，p.112を参考に作成．

図1-10 日本の労働衛生管理

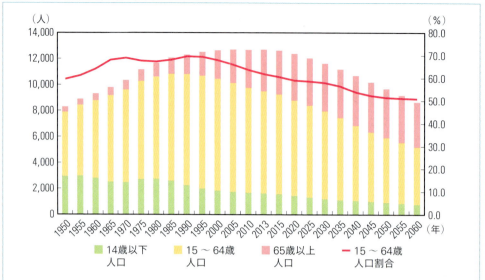

図 1-11 わが国の生産年齢人口推移と将来推計

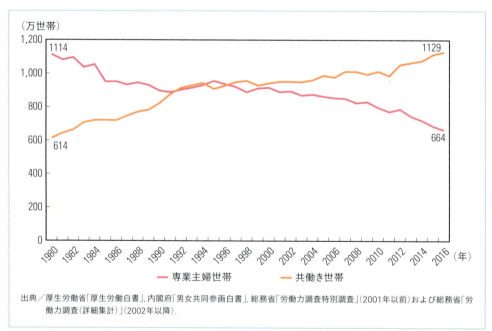

図 1-12 共働き世帯の推移

働きながら家庭や地域の役割を担っていかなければならない．特に高齢化に伴い，家族の介護をしながら働く人が増加し，従来の9時から17時までの勤務時間では働きたくても働けない現状がある．女性や高齢者を含めた多種多様な働き方を取り入れることで労働力を確保することができる．同時に，各人のライフスタイルに合わせた働き方，仕事と生活

表1-10 働き方改革実現会議の検討テーマ

1. 非正規雇用の処遇改善
2. 賃金引上げと労働生産性向上
3. 長時間労働の是正
4. 柔軟な働き方がしやすい環境整備
5. 病気の治療，子育て・介護等と仕事の両立，障害者就労の推進
6. 外国人材の受入れ
7. 女性・若者が活躍しやすい環境整備
8. 雇用吸収力の高い産業への転職・再就職支援，人材育成，格差を固定化させない教育の充実
9. 高齢者の就業促進

出典／働き方改革実行計画（概要），働き方改革実現会議決定，2017, https://www.kantei.go.jp/jp/headline/pdf/20170328/05.pdf（最終アクセス日：2018/7/24）．

の調和（**ワーク・ライフ・バランス**）＊を考えることが必要になってきている。

　一般的な勤務形態では，その**労働環境**で1日約8時間を過ごす。人の一生において約40～50年間，1日の1/3以上を職場で過ごすことになる。当然ながら職場環境が健康に及ぼす影響は大きく，**労働時間**，職場の人間関係も含めた環境調整や改善が健康の保持・増進のために重要となってくる。なかでも注目されているのは労働時間の改善である。人は労働時間が長くなると，睡眠時間，趣味の時間（余暇），家事の時間，家族との時間などを削っていく。特に睡眠時間の短縮は，脳梗塞などの脳血管疾患や心筋梗塞などの虚血性心疾患のリスクを高めるという研究報告などがあり，2001年に残業時間が脳・心疾患の労働災害の認定基準として加えられた。

　残業時間と健康面との関係は，精神疾患においても基準がより具体的になり，短期間でも労働災害と認められるように改定された。長時間労働者の健康管理についても「過重労働による健康障害防止のための総合対策」が進められ，事業者の講ずべき措置が定められている。

　さらに，政府は2017年に「働き方改革実行計画」を公表し，9項目の検討テーマ（表1-10）をあげ，対応策を示した。健康面だけでなく，ワーク・ライフ・バランスを意識し，QOLを高めることを目指しているといえる。計画は長時間労働の是正や同一労働同一賃金の導入を柱として，法制化や法改正に向けて審議が行われている。長時間労働を是正すれば，ワーク・ライフ・バランスが改善し，女性や高齢者も仕事に就きやすくなり，労働参加率の向上につながると期待されている。

3 健康診断の義務と権利

　労働者の**健康診断**は，労働者個人の健康状況を把握するための基本となるものである。

＊**仕事と生活の調和（ワーク・ライフ・バランス）**：2007年12月関係閣僚，経済界・労働界・地方公共団体の代表などからなる官民トップ会議において，仕事と生活の調和（ワーク・ライフ・バランス）憲章および仕事と生活の調和推進のための行動指針が策定された。憲章では，「国民一人ひとりがやりがいや充実感を感じながら働き，仕事上の責任を果たすとともに，家庭や地域生活などにおいても，子育て期，中高年期といった人生の各段階に応じて多様な生き方が選択・実現できる社会」と定義している。

表 1-11 労働者の健康診断（労働安全衛生法第 66 条）

> 事業者は，労働者に対し，厚生労働省令で定めるところにより，医師による健康診断（第 66 条の 10 第 1 項に規定する検査を除く。以下この条及び次条において同じ）を行わなければならない。

事業者は労働者に，入社時，年に 1 回，その他業務によって健康診断を受診させる義務があり，労働者も受診する義務があると**労働安全衛生法**第 66 条によって定められている（表 1-11）。この健康診断の結果は，受診した労働者本人のものであると同時に，事業者のものでもある。本人にとっては，疾病を早期に発見し，健康を保持・増進するための意義がある。また，事業者にとっては，安全で健康に働くために，健康診断の結果に基づいた医師の判断によって現状の業務を遂行するうえで問題がないか，労働者の健康を守るために就業上の措置の必要性などの判断をするために必要となる。

❶ 安全配慮義務

2008（平成 20）年に施行された労働契約法第 5 条では「使用者は，労働契約に伴い，労働者がその生命，身体等の安全を確保しつつ労働することができるよう，必要な配慮をするものとする」と定めている。

❷ 就業上の措置

仕事に従事するうえで労働者の健康を守るために必要な措置をいう。残業の制限，休日出勤の制限などの時間の制限，出張制限，高所作業禁止などの各労働者に沿った業務内容の制限，休業など労働者の業務についての制限である。

4 ｜「労働者の心の健康の保持増進のための指針」と職場で取り組むメンタルヘルス

労働者健康状況調査によると，強い不安，悩み，ストレスを感じている労働者は 1982 年には約 5 割であったが，1997 年以降は 6 割程度で推移している（図 1-13）。当時は自殺者も年間総数が 3 万人を超え，そのなかで労働者の自殺も 8000 ～ 9000 人を超える状況があり，厚生労働省は労働安全衛生法第 70 条の 2（表 1-12）に基づき，2006 年（2015 年改正）「労働者の心の健康の保持増進のための指針」において，メンタルヘルスケアが適切に，かつ有効に実施されるように原則的な実施方法について定めた。

具体的には，事業者は事業場におけるメンタルヘルスケアの具体的な方法などについての基本的な計画を策定すること，計画に基づき以下の 4 つのケアを推進すること，それに伴う個人情報の保護や個人の意思の尊重に留意すること，メンタルヘルスケアによって得た情報によって事業者が労働者を不利益な扱いをしないことである。

4 つのケアは以下のとおりである。

①（労働者自身の）セルフケア：労働者自身がストレスに気づき，セルフケアができるよう教育すること。

② ラインによるケア：管理監督者による部下のケア。部下の日頃の変化に気づき，相談対応や職場環境の改善，休職者の職場復帰への支援など。

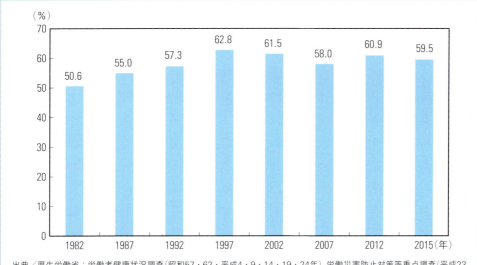

図1-13 強い不安，悩み，ストレスがある労働者の推移

出典／厚生労働省：労働者健康状況調査（昭和57・62・平成4・9・14・19・24年），労働災害防止対策等重点調査（平成23年），労働安全衛生調査（実態調査）（平成25・28年）．

表1-12 健康の保持増進のための指針の公表等（労働安全衛生法第70条の2）

> 厚生労働大臣は，第69条第1項の事業者が講ずべき健康の保持増進のための措置に関して，その適切かつ有効な実施を図るため必要な指針を公表するものとする。
> 2 厚生労働大臣は，前項の指針に従い，事業者又はその団体に対し，必要な指導等を行うことができる。

③事業場内産業保健スタッフ等によるケア：産業医や衛生管理者などによるケアで，心の健康づくり対策の計画実施にあたり，中心的な役割を担う。教育の企画や実施，セルフケアやラインケアの支援，管理監督者や労働者の相談対応，職場復帰への支援，事業場外資源とのネットワークの形成などである。

④事業場外資源によるケア：事業場外の機関，専門家によるケア。

2015年にはストレスチェック制度が導入され，労働者のメンタルヘルス不調の1次予防（未然防止）を目的として，従業員50人以上の事業場において，1年に1回，医師や保健師などによる心理的な負担の程度を把握するための検査（ストレスチェック）を実施することが義務づけられた。さらにその結果を組織ごとに分析し，環境改善につなげる取り組みが行われ始めている。

2018年に国の定めたメンタルヘルスケア対策の目標は，2022年度までに①職場に事業上外資源を含めた相談先がある労働者の割合を90％以上，②メンタルヘルスケアに取り組んでいる事業場の割合を80％以上，③ストレスチェック制度を集団分析し，その結果を活用した事業場の割合を60％以上にする，の3つである[51]。

5 リスクマネジメントの視点から健康経営へ

健康管理としての**リスクマネジメント**は，疾病・健康障害リスクを特定し，その原因を排除・低減する視点，企業の過失を防止するための視点で行われてきた。いわゆるリスクを減らす視点である。一方，健康経営*は，従業員の健康を人的資本に対する投資と考え，従業員の健康増進や活力向上が組織の活性化や生産性の向上をもたらし，企業の業績向上や企業価値向上につながることが期待されるとした考え方である。その背景には，超高齢社会とそれに伴う社会保障給付費の増加，65歳以上の医療費の増加，平均寿命と健康寿命の乖離，医療費の1/3以上が生活習慣病関連であるなどの状況がある。

経済産業省は，2016年に従業員の健康管理に関する取り組みやその成果を把握するためのアンケート調査（健康経営度調査）を実施し，必須項目などの基準を満たした健康経営に優れた上場企業を選出し，健康経営銘柄として認定・公表している。さらに2017年からは，上場企業に限らず，中小企業や学校・病院も対象とし，保険者と連携して優良な健康経営を実践している企業を「健康経営優良法人」として認定を開始した。認定基準（大規模法人部門）には，経営者の健康宣言を社内外に発信すること，組織としての健康づくり責任者が役員以上であることが必須条件としてあげられている。健康経営に前向きに取り組む企業を公表することで，企業が社会的に評価を受けることができるような仕組みづくりである。

6 プレゼンティーズムによる労働損失

企業において，労働者が健康を害し休職することによる労働損失は大きい。休職・欠勤者の労働損失であるアブセンティーズム（absenteeism）*は目に見えるためわかりやすく，疾病の1次予防や復職支援，休職を繰り返さないためのリワークの利用などが対策として行われてきた。しかし，メンタルヘルス不調や片頭痛，腰痛，花粉症など，出勤していても仕事の能率が低下するプレゼンティーズム（presenteeism）*は，アブセンティーズムよりもその影響が大きいといわれ注目されており，健康経営の評価指標にもあげられている。

7 データヘルス計画とコラボヘルス（図1-14）

データヘルス計画とは，「健康保険組合等が保有するレセプト（診療報酬明細書）や特定健診・特定保健指導などの情報を活用し，加入者の健康づくりや疾病予防，重症化予防につなげるものである」[52]。**コラボヘルス**とは，健康保険組合などの保険者と事業主が積極的に連携し，かつ役割分担をして従業員の健康づくりや健康増進を効果的・効率的に実行することである。健康保険組合はデータヘルス計画を実施することで医療費を削減し，厳しい財

---

* **健康経営**：従業員の健康保持・増進の取り組みが，将来的に収益などを高める投資であるとの考えのもと，健康管理を経営的視点から考え，戦略的に実践すること。
* **アブセンティーズム**：病欠，病気休業している状態。
* **プレゼンティーズム**：何らかの疾患や症状を抱えながら出勤し，業務遂行能力や労働生産性が低下している状態。

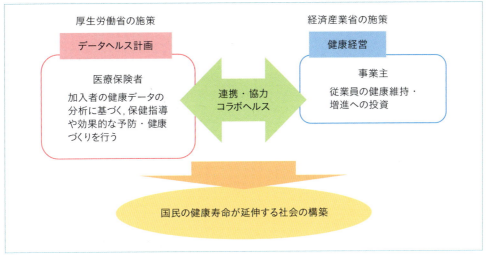

図1-14 データヘルス計画，健康経営，コラボヘルス

政状況を改善し，事業主は健康経営に取り組むことで，従業員の労働損失を減らし，さらには健康増進をすることで，組織の活性化や生産性の向上を期待するものである。医療保険者と事業主が連携・協力することで国民の健康寿命を延ばし，医療や介護にあたる費用を削減していくことが求められている。

3. 病院（施設）

1 入院患者の健康のとらえ方とヘルスプロモーション

入院患者は疾病や障害，身体機能の低下などにより一般に健康レベルが低下した状態にある。身体的・認知的原因によって自分自身で健康行動がとれない場合もある。入院患者のヘルスプロモーションでは，できない部分を補いながら，患者自身が健康問題に気づいて行動できるように支援する。

健康な生活のためには，まずは基本的な生活の場である病室や病棟の環境が安全で快適であることが重要である。快適な療養環境は，自律神経系・内分泌系・免疫系のバランスを良好に保ち，患者自身がもつ回復する力を引き出すことにつながる。次にヘルスプロモーションに向けて患者のもつ健康問題をアセスメントし，身体的・認知的な側面から患者自身でコントロールできるか否かを判断する。その結果をもとに，問題のある状況と患者の自立度に応じて全面的に援助するのか，部分的支援や教育的介入が必要かなど，支援の方法や内容を決定する。

2 安全で快適な日常生活環境の提供

❶快適な療養環境の調整

1859年に発行されたナイチンゲール（Nightingale, F.）の『看護覚え書』には，人の健

表1-13 ナイチンゲールが『看護覚え書』で記した看護のための手がかり

章のタイトル	内容の要約
1. 換気と暖房	・看護で最も大切なのは屋内の空気を清浄に保ち，適切な温度と換気に気を配ること ・排泄物の臭気は直ちに取り除かなければならない
2. 住居の衛生	・清浄な空気と水，効果的な排水，清潔さ，採光に配慮する
3. 小管理	・自分がいない間にも，患者の安全を守り患者に必要な看護ケアが常に実践されるようなシステムが必要
4. 音	・騒音や看護師のひそひそ話など，不必要な物音は患者に不快や不安を与える。看護に伴う物音やベッドの振動にも配慮が必要 ・音楽は一般に患者に喜びを与え，無力感に対するいらだちを取り去る効果がある
5. 変化	・美しいものや色彩を見ることなど，環境の変化が身体にも良い影響を与える ・窓の外の景色を見ることや患者にできる「ちょっとした手仕事」などは気晴らしになる
6. 食事	・患者の食事摂取状況や体調を観察し，食事の時間や品質に十分注意する ・患者の食事中の快適さや「食べたい」という気持ちを引き出すよう配慮する
7. 食物の選択	・食品の栄養価や消化のしやすさなどの知識をもち，患者に合った食物を選択する ・必要な食事がおいしく食べられるようにする方法を検討する
8. ベッドと寝具類	・使用中のシーツにも風を通して清潔で安楽な状態を保つ ・患者が安全に昇降しやすいベッドの高さ，安楽な枕の当て方や寝具の重さに注意する ・褥瘡のリスクのある患者には予防のための寝具を選択する
9. 陽光	・健康にも病からの回復のためにも，陽光は必要不可欠 ・病室は単なる寝室ではない。一日を過ごす病室では部屋の向き，見晴らし，日光は，病人にとって最も重要
10. 部屋と壁の清潔	・こまめに掃除し清潔に保つ ・健康な人なら我慢できる環境も一日中そこにいる病人には苦しみの種となり，それが回復を遅らせる原因にもなる
11. 身体の清潔	・清拭は単なる心地よさや安堵感以上の効果がある ・排泄器官でもある皮膚は，病気などで機能に変化が生じるため，回復のためには皮膚や衣服を常に清潔に保つ
12. おせっかいな励ましと忠告	・気休めやくだらない慰め，忠告は患者にとって有害となる ・患者の本当の苦しみを理解したうえで患者が喜ぶ話題を提供する
13. 病人の観察	・観察は生命を救い，健康と快適さを増進させるためのものである。心や身体に関する十分な知識と観察のスキルを活用して目的を達成する

出典／Nightingale, F. 著, Skretkowicz, V. 編, 助川尚子訳：ナイティンゲール看護覚え書，決定版，医学書院，1998を参考に作成．

康をみることを引き受けた女性たちに向けた「看護のための手がかり」が13章にわたって述べられている。当時と現代では家屋の構造や衛生環境，そして病気の治療方法などが大きく変化しており，また本書は「看護の古典」ではあるが，その内容は現代においても看護の基本として重要な要素を多く含んでいる。『看護覚え書』の各章のタイトルと概要を表1-13に示す。ここには，毎日の生活を快適にするための知恵が詰まっている。

❷ 医療安全

快適な生活環境と同様に，医療における安全性の確保も健康回復のための重要な要素である。日本医療機能評価機構によると，2017年に報告された医療事故で最も多かったのは療養上の世話に関するもの（36.8%）で，次いで治療・処置（30.1%）であった[53]。発生要因では観察や確認の怠りが上位を占めた。医療安全においては，医療職個人の知識や技

術,安全に対する意識などが重要であるが,安全管理としては事故が発生しにくいシステムの構築も検討する必要がある。

また,安全な医療を提供するためには,職員の健康管理や職務中の事故の予防など,職員のヘルスプロモーションも重要である(「日本 HPH ネットワーク」,p.53 参照)。

❸ 災害対策

大規模災害発生時には,病院はまず,入院患者,利用者,職員の安全を確保する役割がある。さらに,新たな負傷者を受け入れるための役割として病院機能の維持とスペースの確保が求められる。そこで,災害時に病院がとる対応の全体像や,各スタッフの役割・行動について明確にした防災マニュアルの作成・整備とともに,スタッフへの教育・訓練が重要となる。東京都福祉保健局の「病院における防災訓練マニュアル」[54]では,近隣の事業所や地域住民との協力体制を確立し,可能な限り実体験・参加型の訓練を年に1～2回以上実施することを推奨している。

❹ 環境汚染への配慮

ディスポーザブルのプラスチック製品をはじめとする医療廃棄物や,医薬品による水質汚染など,医原性の環境汚染が世界的な問題となっている。医療は人々の健康の維持・回復の役割を担っているが,その一方で,私たちは1日の業務をとおして処置用のエプロンやマスク,医療器具など大量のごみを排出し環境汚染に加担している。ヘルスプロモーションにかかわる医療者は,病院の管理者だけでなくスタッフ個々が地球環境保全を考慮した医療の実践について意識し行動することが求められる。

病院が取り組む課題の例としては,購入時に再資源化,再利用可能な材料などを選定し,廃棄物の減量化を図ることや,スタッフのケア技術の向上や業務の工夫により消耗品の無駄をなくすことなどがあげられる。

3 ヘルスプロモーションニーズのアセスメント

患者は,疾患の治療を目的に病院を利用する。このとき,疾患以外の部分にも目を向け,ヘルスプロモーションの視点で患者の健康状態をアセスメントすると,患者の新たなヘルスプロモーションニーズを発見できることがある。

人間の健康は,身体的,心理・精神的,社会的,スピリチュアルな側面が統合されたものであり,4つの側面はそれぞれに影響し合う。そこで,アセスメントでは4つの側面それぞれの健康上の問題と,日常生活やその他の側面への影響の有無を検討する。そして,その患者のヘルスプロモーションにおいて調整が必要な行動や知識とセルフケアの程度を総合して,支援の方向性を決定する(図 1-15)。

4 日本 HPH ネットワーク

❶ WHO における HPH 設立の背景

高齢化の進行に伴い,慢性疾患が増加し,ヘルスサービスは,病気の治療に加えて,ヘ

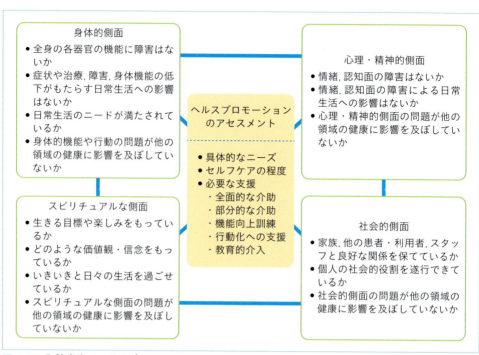

図 1-15 入院患者のヘルスプロモーションのアセスメント

ルスプロモーションにも取り組むことが求められている。また，病院などのヘルスサービスには多くのスタッフが従事しているが，その労働環境は，夜勤，感染，腰痛，ストレス，薬剤（抗がん剤など）の曝露など健康に有害なものが多い。すなわち，質の高いヘルスサービスのためには従業員のヘルスプロモーションも重要である。

WHOのヨーロッパ地域事務局は，このような課題にヘルスサービスが取り組むため1989年から国際HPHネットワーク（The International Network of Health Promoting Hospitals & Health Services）すなわち，病院やヘルスサービスにおけるヘルスプロモーション活動の国際的なネットワークづくりを開始した。HPHは，表1-14に示す基本原理をもとに，WHOによるヘルスプロモーションの概念や価値観，基準，指標を病院やヘルスサービスの組織構造に組み入れることを目指した活動である。

表1-14 HPHの基本原理

❶ 様々な人口集団でニーズや，価値観，文化が異なることを認識して，人間としての尊厳，公正，連帯そして職業倫理を促進すること
❷ 質の改善と患者や家族，スタッフの健康，環境保護を志向し，自ら学び成長し続ける組織となること
❸ 治療的なサービスだけでなく，全人的なアプローチで健康サービスに重点的に取り組むこと
❹ 人を中心に据えた医療により，治癒過程を促進し患者のエンパワーメントに貢献するため，患者と家族にとって可能な限り最良のヘルスサービスを提供すること
❺ 資源を効率よく，費用対効果も高く，健康改善の寄与にもとづき資源を割り当てること
❻ 他のヘルスケアシステムやコミュニティーとできるだけ密接な連携をすること

出典／船越光彦：HPHの紹介．https://www.hphnet.jp/about/images/pdf/hph_introduction.pdf（最終アクセス日：2018/8/16）より抜粋．

❷ 日本 HPH ネットワーク

日本でも超高齢化や健康格差の拡大が大きな健康問題になっている。それらの課題に取り組むために，2015年に日本 HPH ネットワーク（Japan Network of Health Promoting Hospitals & Health Services：J-HPH）[55]が結成された。

▶ **目的**　患者，職員，地域住民の健康水準の向上を目指し，住民や地域社会，企業，NPO（民間非営利組織），自治体などと共に健康なまちづくり，幸福・公平・公正な社会の実現に貢献すること。

▶ **活動**　患者，職員，地域住民を対象としたヘルスプロモーション活動の交流。国内会議の開催などの企画，研究活動，広報活動など包括的な医療の質の向上に貢献できるヘルスプロモーション活動の普及のための事業。

❸ 超高齢社会における日本における HPH の課題

日本 HPH ネットワークでは，今後取り組むべき課題として以下の内容をあげている[56]。

- 超高齢社会，地域包括ケアへの取り組み
  →高齢者を地域で支えるネットワークづくり。（セッティングアプローチの具体化）
- 格差社会，健康の社会的決定要因（SDH）に対する取り組み
  →公正な医療，社会の実現への貢献
- 「包括的」な医療の質の向上
- 研究
- 人づくり

この取り組みは，超高齢社会で HPH が地域にどのように貢献できるのかという点において，HPH と市民が協同したヘルスプロモーション活動の実践や，超高齢社会における HPH のモデルとして世界から注目されている。

4. 家庭

家庭とは個人が生活する場であり，同時に家族が存在する場であるため，ヘルスプロモーションでは，家庭の特徴を理解してアプローチする。

1 家族とは

❶ 家族の特徴と定義

森岡らは，家族とは，夫婦・親子・兄弟など少数の近親者を主要な成員とし，成員相互の深い感情的なかかわりあいで結ばれた，幸福（well-being）追及の集団であるとしている[57]。一般的に，家族とは血縁関係にあるもの，もしくは婚姻関係にあるもの同士の集団を指し，同居・別居の有無は個人のとらえ方によって異なる。近年は，核家族化や少子化，独居高齢者の数が増加している。

総務省統計局による2015（平成27）年国勢調査[58]では，わが国の世帯数は5344万9000世帯であり，2010（平成22）年から149万8000世帯増加（＋2.8％増）している。また，1

世帯当たりの人員は，2010（平成22）年の2.46人から2015（平成27）年は2.38人となり，世帯の規模は縮小傾向になっている。さらに，2017年の合計特殊出生率は1.43であり[59]，最も低かった2005年の1.26より上昇しているものの近年横ばいである。以上より，家族構成の縮小という特徴が明らかである。

一方，法律上の婚姻をしていないが，社会的に夫婦と同一の生活を送っている状態にある事実婚は，健康保険の扶養家族として届け出ることが可能であるほか，ステップファミリー（step family）＊など再婚同士，もしくは夫婦のどちらかが初婚でもう片方が再婚して新たな家族になるなど，家族そのもののとらえ方や表現が多様に変化している。

看護学における家族については，①療養者と切っても切れない情緒的なつながりを共有する存在であり，②家族員の意識のなかにある「家族」であり，ペットも家族の一員になり得るという定義もある[60]。このように，個人が集まって形成される家族という集団の形や，含まれる家族員数やそれぞれの関係性などといった特徴や定義は様々である。

❷ **家族のもつ強み**

家族の特徴は様々であるため，それぞれの家族は特有の強みや弱みをもっている。たとえば，家族員それぞれが身体的に健康であっても，家族の関係性がぎくしゃくしており，協力や支援し合える間柄ではない場合，家庭における安寧は得られにくく，それが精神的不健康につながる，つまりはその家族は不健康な家族であるととらえることができる。

一方，近年の晩婚化により育児をする母親の年齢が上昇し，幼児の養育に追われる母親が，同時に年老いた義父母の介護を余儀なくされる状況に陥る可能性もある。一見すると，その家庭の状況は深刻そうであるが，実際には夫や義姉妹などの協力が得られ，母親は毎日笑顔で生活しているかもしれない。

健康な家族の特性とは，家族が身体的健康を向上させる結びつき以外に，様々な精神的な結びつきなどをもっていることともいわれ[61]，前述の育児と介護を担う母親の家族は，精神的に健康な家族であるととらえることができるだろう。

家族をアセスメントする際には，家族のもつ機能や役割を，家族員の結びつきの程度などによる強みや弱みの観点からも理解し，支援の際には強みを最大限活用し，弱みを補い家族機能を向上させるように働きかける。また，家族員それぞれが強みを十分に発揮しながら，家族自ら，課題やストレスなどに立ち向かい対処できるように支援するという視点も重要である。

2 ｜ 家族の健康

家族の健康において，当然ながら家族によって到達目標や必要な支援方法などは異なる。家族が十分に機能しなければ，家族の構成員である個人の健康状態へ影響するため，家族の健康状態をwell-beingな状態に保つことは重要である。

＊**ステップファミリー**：子どもをもつ男女の離婚や再婚によってできあがった血縁のない親子・兄弟姉妹関係の家族をいう。

❶ **家族機能と家族の健康**

　伝統的な家族機能には，①性・生殖機能，②教育機能，③経済的機能，④保護機能，⑤保健機能の5つがある[62]。現代社会において家族機能は，特に，晩婚化という社会変化なども影響して出生率が低下し，少子化や人口減少など国にとっての危機的状況にさらされている。また，性・生殖機能は家族が愛情を深めたり強めたりする重要な機能であるが，現代社会ではそれらが十分に機能していない点も指摘されている。

(1) 性・生殖機能の育成

　かつて，子どもが労働力として考えられていた時代はより多くの子どもをもつ必要があった。しかし，現代においては，子どもをもつことは夫婦の価値観にゆだねられるように変化してきた。そこには，個人や家族のもつ心身の健康状態のほかに，経済力や価値観なども影響し，少ない子どもにより多くの教育費をかけるという選択肢も出てきた。

　2015年の男女共同参画白書[63]によると，生涯未婚率は男性23%，女性14%であり，男女共に5年前より上昇し，生涯の伴侶というべき夫もしくは妻をもたず，新しい家族をつくらない人もいる。さらに，LGBT（性的マイノリティ）の人に対する人権にも焦点が当たるようになり，家族のニーズそのものが変化してきた[64]。当然ながら，家族を構成する人員や機能は様々である。

　そのなかで，自ら望む家族をつくることができるということは，現代における「性・生殖機能の健康」ととらえることができる。どんな家族をつくりたいか，具体的に何人子どもがほしいか，どんな人と家族になりたいか，家族に何を求めるかなど，幼少期からの健康教育をとおして選択する力をはぐくんでいく。

(2) 教育機能, 経済的機能の育成

　学校で教わる以外の教育は，かつては家庭内で，たとえば祖父母や同胞との交流を通じて行われていた。しかし現代では，祖父母との同居が減り，兄弟姉妹も少ないなど，両親以外の家族から受ける教育機会が減少している。また，共働きが増え，経済力が豊かになったことで様々な教育が受けられるようになり，家族機能の一つの教育機能に大きな変化がみられるようになった。

　わが国は国民皆保険制度により，だれもが平等に医療を受けられる仕組みがある。また，2000年から開始した介護保険制度は，要介護状態になった場合には申請後，認定されれば介護料を支払っただれもが必要なサービスを受けられる社会保険方式であり，一定の医療や介護を分け隔てなく受けられる。一方で，自由診療や保険外診療など高額な治療を受けるという選択の自由が認められていることから，経済基盤の違いによる健康格差につながっていることが推測できる。

　実際に，各種世帯の所得などの状況を比較すると，2017（平成29）年の国民生活基礎調査[65]で，1世帯当たりの平均所得金額は，全世帯が560.2万円なのに対し，高齢者世帯では318.6万円，児童のいる世帯が739.8万円となっている。一方，母子世帯は243万円であり，大きな差がみられる。こういった経済格差は，教育格差や健康格差を生んでおり，

今後も広がっていくことが予測される。教育基盤や経済基盤は，個人における心身の健康状態の維持・向上のために大切な条件であり，このような視点でも家族を把握したうえで支援していく。

(3) 保護機能の育成

　子どもや女性は社会的に弱者になりやすい。また，近年は男性であっても暴力や犯罪に巻き込まれることがある。家族は，危機や様々な犯罪被害などを回避し，安全・安心な生活が送れるように保護する機能をもっている。

　しかしながら，家庭内での暴力や虐待なども後を絶たない。乳幼児や児童の虐待や高齢者の虐待のほか，パートナーからの暴力（domestic violence : DV）などの被害も多く耳にする。そこには，暴力のきっかけとなる身体的・精神的・社会的な健康状態の悪化が存在する場合がほとんどである。複雑に絡み合った要因をアセスメントし，家族や家庭の健康状態を見きわめる必要がある。

(4) 保健機能の育成

　現代は，核家族や少子化の影響で，育児を伝承する機会が減少したことなどの影響で，家庭で安心して子どもを育てることが困難な状況である。また，地域住民との関係性の希薄さや母親のコミュニケーション能力不足も重なり，母親が周囲から孤立し，必要な育児支援を受けることができない場合がある。これらの状況を放置した結果，育児放棄や乳幼児・児童虐待につながるケースもあるため，十分かつきめ細かい支援が必要である。

　2017（平成29）年における男女別にみた平均寿命は，男性81.09年，女性87.26年であり，過去最高を更新した。一方，2016（平成28）年における日常生活に制限のない期間（健康寿命）は男性が72.14年，女性が74.79年となっている[66]。

　高齢者の要介護度別認定者数は右肩上がりで伸びており，介護ニーズが高まっていることがわかる。介護を受けたい場所は「自宅」と回答した人の割合が男性は約4割，女性は3割であり，最期を迎えたい場所として「自宅」をあげた人の割合は54.6％と半数を超えている[67]。

　これらの状況から，今後ますます自宅介護のニーズが高まり，必然的に家族の介入も求められることが推測される。介護者となり得る家族員が十分いないにもかかわらず，医療技術の進歩により，高度医療機器を使用し自宅で過ごせる要介護者が増加した結果，限られた個人に介護負担が強いられ，結局，家族機能が破綻する危険性がある。

　家族は絆や情緒的な安寧のために必要な存在である。また，島内は家族が病気や死の出来事をめぐっての諸経験から，その家族固有のヘルスニーズを認知や保健医療サービスの利用について構造化している[68]と述べていることからも，介護者のもつ介護能力が家族のヘルスケアに大きく影響するといえる。したがって，家族や介護者自身の生活にも目を向け，家族機能が破綻しないように，家族を取り巻く社会資源や環境を十分に活用し，長期間にわたって住み慣れた自宅で生活できるように支援することが必要である。

3　家族の健康問題とレジリエンス

家族を理解するには，家族機能以外に，家族システム理論やライフサイクル，また家族社会学者による家族発達理論などの側面からアプローチする方法がある。

❶家族の発達課題

家族の発達課題は，これまでに複数の専門家が定義している。たとえば，望月らは家族のライフサイクルと発達課題を，新婚期（子どもがいない）から退隠期（夫65歳～死亡）までの8つに分類し[69]，それぞれの時期に起こり得るライフイベントや家族の役割・機能などをあげている。家族は，常に構成員が変化していき，また直面するであろう課題も時期や構成員によって変化を遂げていく。そのようななかで，家族の発達課題を乗り越えて，健康な家族として十分に機能していくことが大切である。したがって，支援者は，家族間の関係性や価値観，これまでの生活状況，家族としての対処行動，役割と機能などを十分にアセスメントし，その家族の発達課題を見出し，家族自らが自分たちの家族機能を高めていけるようにかかわっていく。それが，家族の健康状態を高めることになる。

❷家族のレジリエンス

家族はそれぞれの発達段階に応じて課題を抱えている。課題はたいてい家族の力で克服することが可能であり，一つひとつの発達課題を家族が乗り越えることで，家族の力が強化され，次の課題に向かう原動力になっていく。

たとえば，若い夫婦が結婚し，その後に妊娠・出産・育児という新たな家族役割が生じた場合，夫婦の役割分担の変化という課題に直面する。また，妻が育児休暇を取得，もしくは退職することになった場合，夫婦の家計を見直した結果，家計費の大幅な修正が必要になり，養育費の支出などの課題に立ち向かわなければならない。この家族の**レジリエンス**としては，育児と家事の内容を見直して，優先度の低い家事をしばらく行わない，あるいはこれまで妻が担っていた家事を夫に割り振る，また養育費を捻出するために，交際費を削減するなどが考えられる。

このように，家族が今ある課題に立ち向かうためにレジリエンスを高めていけることは，家族が健康な状況であると評価できる（レジリエンスについては，第2章-Ⅳ-F, p.108参照）。

4　家族の健康課題

一方，家族や家族員のレジリエンスが低い場合には，家族が機能不全をきたし，家族そのものや個人の健康に大きな影響を与える。ここでは，児童虐待と認知症高齢者の介護を取り上げる。

❶児童虐待

本来，子どもがある程度自立して生活できるようになるまで，親は子どもの成長を促すための環境を整えなければならない。しかしながら，親にその環境を整える能力がない，あるいは整える努力を怠っている状態は家族の機能不全である。また，子ども自身が情緒

的あるいは器質的に育てにくい特徴をもっている場合に，親が養育するうえで困難感をもつ場合もある。さらに，家族を取り巻く環境として子どもを十分に養育する環境が整えられない家族もある。それらの様々な状況のどれか，もしくは複数の課題を併せもった家庭のなかで，家族による身体的虐待，心理的虐待，性的虐待，育児放棄（ネグレクト）といった状態に陥りやすい。近年，子どもへの虐待が発生しやすい家族の要因（保護者側の要因，子どもの要因，養育環境の要因）が明らかにされてきており，リスク状態の高い家族に対しては早急に介入し，子どもへの虐待を未然に防ぐ必要がある。また，明らかなリスク状態をもっていなくても，小さなきっかけで虐待のリスクが高まることもある。家庭のなかで弱い立場になりやすい子どもへの虐待が発生しないように，常に周囲のサポートが必要である。

❷ 認知症高齢者の介護

　超高齢社会になり，認知症高齢者の割合が増加した。内閣府の発表[70]では2012（平成24）年は認知症高齢者数が462万人であり，65歳以上の高齢者の約7人に1人（有病率15.0％）であるとされる。認知症高齢者を，認知症の配偶者が介護しているという「認認介護」も増加の傾向がみられる。

認認介護の例

1. 事例紹介

　Aさん，80歳代，男性。認知症の妻（80歳代）と息子（50歳代，独身）と3人暮らしである。
　Aさんと妻は認知症高齢者のため，食事，排泄，清潔，服薬など様々な面で支援の必要性が高い。この夫婦の家族の介護協力者が，同居している息子であるが，息子も統合失調症である。

2. Aさんの今の状態

　夫婦が特に生活上で困難をきたしていることとして，買い物が自立していないことである。息子は自分の食事を購入しているが，夫婦の食事が1日に菓子パン1個ずつの日もある。息子は無職で，夫婦の年金と息子の障害年金で生活しなければならない。
　通院の介助や服薬支援を息子が担うことは難しく，今後の家族のケア方針を話し合うための会議を調整しようとしたが，息子の理解が得られないうちに，Aさんが肺炎で救急搬送された。

3. Aさんに対する支援

　Aさん家族がそれぞれの能力を生かし，家族機能を十分に遂行するのは難しい。そこで，Aさん夫婦に対して，公的サービスを導入し，健康状態の観察や日常生活支援を行う。夫婦へのかかわりをとおして息子が家族役割をどこまでとれるか，寄り添いながら支援する。

5　住まいと健康

　住まいを家族の健康との関連からみた場合，家族がどのような居住空間で生活しているか，自立に適した生活様式であるかなどの情報は重要である。

　家屋については，機能性や利便性，衛生面などの視点からアセスメントしていく。一方で，住まいを様々な家族員が共に生活する空間ととらえた場合に，必ずしも機能性や利便性が優先的に考慮されるとは限らない。家庭は，学校や仕事などから帰宅した後にくつろぐ場所であり，休息をとる場所である。当然ながら，食事，排泄，入浴，睡眠などの基本的な生活を営む場所でもある。安らぎや休息の場所となる住まいには，快適性や安心感などの要素も加味して考慮する。ヘルスプロモーションでは，住まいを多角的な観点で理解

し支援に生かしていく。

5. 地域

1 コミュニティヘルスとは

わが国において，コミュニティ（community）は地域と訳されてきた。日本という狭い地理的条件のなかで，地縁や血縁のある人が同じ地域に住むことは多い。地縁や血縁によるつながりは，同族意識が強いため日本においてはそれをコミュニティとよんできたが，マッキーバー（MacIver, R. M.）が述べているように，本来「何らかの共通性をもつ集団」であり，**コミュニティヘルス**とは，健康であることを共通目的とした集団であり，その実現が"Health for all（すべての人に健康を）"につながる[71]。

WHOは1978年にアルマ・アタ宣言においてプライマリヘルスケア（PHC）を提唱した。そこでは健康になるためには住民参加と専門家と住民の協働が強調された。それまでは，健康は自分自身でつくることと考えられてきたが，それ以後，健康は社会制度やシステムのなかでつくられるという認識となった。その後，1986年のオタワ憲章が提唱されたことにより，病気になった人への社会保障のみならず健康の維持と増進は国の責務であるという考えにさらに大きく転換された。

現在，日本においては，生活習慣病の予防に特化した特定健診・特定保健指導を行っている。これは，早期の生活習慣病予防に向けた取り組みであると同時に，超高齢社会で健康寿命延伸を目指した国策である。これらの取り組みにより，健康に関心をもつ人が増えており，住民主体でコミュニティヘルスの活動がつくられる時代となった。

2 コミュニティヘルスの活動

❶ 医療へのアクセス

レーベル（Leavell, H. R.）とクラーク（Clark, E.G.）が提唱した疾病の自然史に対応した予防手段の5段階[72]において，医療が必要なときに迅速に医療が受けられることは，本人にとっても最小限の治療で済むため大切なことである。しかし，地域格差による医療過疎地があったり，本人の経済状況によって病院を受診できなかったりすることがある。もちろん，環境要因だけでなく，本人の間違った認識により受診しないこともある。たとえば，病気への知識や関心が低い人や，他人を頼りたくないという意識がある人などである。保健医療にアクセスすることはすべての国民の権利であり，倫理的な視点からも医療への公平なアクセスを達成する環境整備は重要なことである。

わが国には生活保護による医療扶助があるため，医療を受ける権利は保証されている。一方，医療機関が近隣にない場合の対応や，本人の健康への関心度向上については，ヘルスリテラシーを本人が有し，自らの健康管理ができることが望まれる。重症化してからの受診より，軽症のうちでの受診のほうが医療費の負担は少ない。健康なときから予防行動

として健診を受けることが，本人にとっても負担は軽いため，自身の健康への意識の向上が重要である。

❷ 住民の健康への意識

住民の健康への意識は，住んでいる自治体の風土や慣習も影響している。わが国においては，健康増進計画の施行により禁煙や分煙が進み，ヘルスプロモーションの理念のもと健康の維持・増進のために環境を整備する社会的な潮流が整いつつある。それに伴い，住民の健康志向は高まっている傾向にある。

性・年齢階級別にみた有訴者率と通院者率を比較すると，男女共に30歳代までは有訴者率が通院者率を上回っているが，男性は40歳以降，通院者率が有訴者率を上回っている（図1-16，17）。重症化を予防しようとする意識は女性より男性に高く，一家の大黒柱としての責任が影響していると考えられる。

健診や人間ドックの受診状況の年次推移は，2007年と2016年の比較では5.8ポイント上昇している（図1-18）。また，どの年代層も男性が女性より健診や人間ドックを受信していることからも男性の健康の意識が高いと考えられる（図1-19）。未受診の理由の男女の比較では，男女共に「心配な時はいつでも医療機関を受診できるから」が最も多く，予防の意識を高める必要性がある（表1-15）。また，がん検診受診の割合は，男女共に2007年より2016年の受診者が増加しており，男性が女性より受診率は高かった（図1-20）。健康増進法により，職場での健診受診の環境が整備されたことの影響は大きい。

❸ ソーシャルキャピタル

人は人との関係のなかで自分を理解していく存在であり，社会的孤立が不健康につな

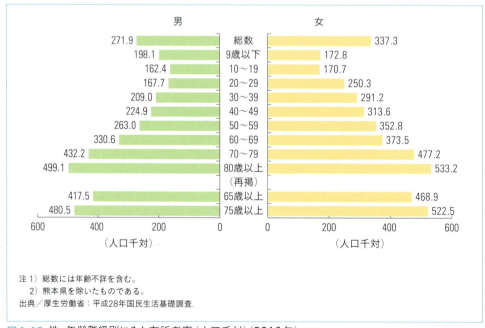

図1-16 性・年齢階級別にみた有訴者率（人口千対）（2016年）

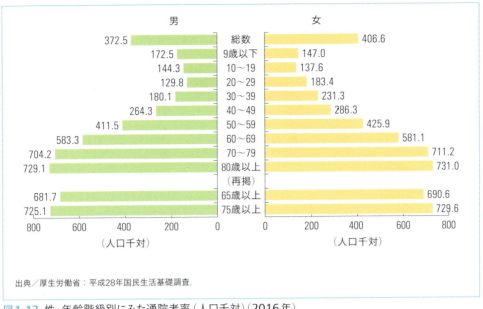

図1-17 性・年齢階級別にみた通院者率（人口千対）（2016年）

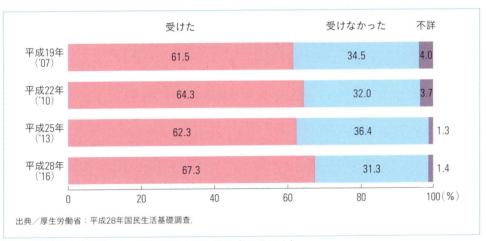

図1-18 健診や人間ドックの受診状況の年次推移（20歳以上）

がっていることは既知のことである。**社会的サポート**（ソーシャルサポート）は，主に社会的弱者の人を対象とした活動であるが，健康な人にも必要なことである。現在は，専門家による支援よりもピアサポートが重要視されており，健康な人同士による**ソーシャルキャピタル**（social capital）がその1つである。ソーシャルキャピタルとは「人々の協調行動を活発にすることによって，社会の効率性を高めることのできる『信頼』『規範』『ネットワーク』といった社会組織の特徴」[73]といわれている。つまり，老人クラブや自治会，PTA組織のような地域組織（community organization）や同じ趣味をもつ集まりなどであり，このような活動をしている人たちは健康度が高いことが示されている（図1-21，22）。

長野県には，地域ぐるみで健康学習を行っている保健補導員制度がある。1日の終わり

V　生活の場におけるヘルスプロモーション　061

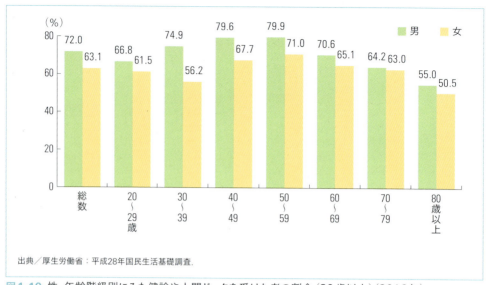

図 1-19 性・年齢階級別にみた健診や人間ドックを受けた者の割合(20歳以上)(2016年)

表 1-15 性別にみた健診や人間ドックを受けなかった理由(複数回答)の割合(20歳以上)(2016年)
(単位:%)

	健診等を受けなかった者	知らなかったから	時間がとれなかったから	場所が遠いから	費用がかかるから	検査等(採血,胃カメラ等)に不安があるから	その時,医療機関に入通院していたから	毎年受ける必要性を感じないから	健康状態に自信があり,必要性を感じないから	心配な時はいつでも医療機関を受診できるから	結果が不安なため受けたくないから	めんどうだから	その他	不詳
男	100.0	3.8	21.9	1.6	13.8	2.5	10.2	11.0	10.2	31.5	4.3	22.6	11.0	2.3
女	100.0	3.3	23.3	2.8	15.6	4.6	9.3	8.8	7.0	34.9	6.2	18.6	12.1	1.9

出典/厚生労働省:平成28年国民生活基礎調査.

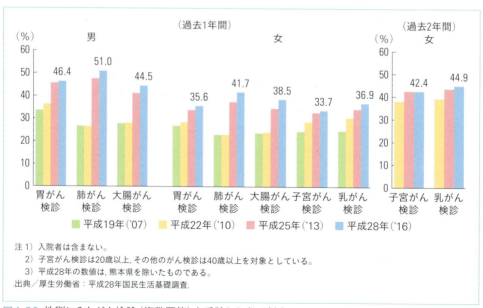

注 1) 入院者は含まない。
2) 子宮がん検診は20歳以上,その他のがん検診は40歳以上を対象としている。
3) 平成28年の数値は,熊本県を除いたものである。
出典/厚生労働省:平成28年国民生活基礎調査.

図 1-20 性別にみたがん検診(複数回答)を受診した者の割合

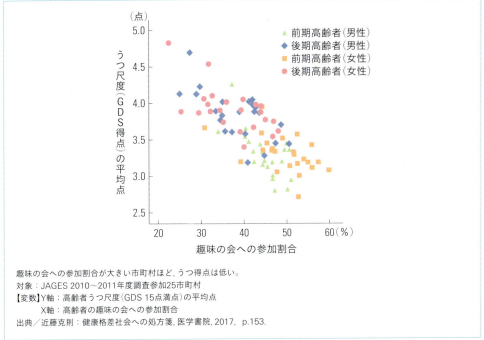

趣味の会への参加割合が大きい市町村ほど，うつ得点は低い。
対象：JAGES 2010〜2011年度調査参加25市町村
【変数】Y軸：高齢者うつ尺度（GDS 15点満点）の平均点
　　　　X軸：高齢者の趣味の会への参加割合
出典／近藤克則：健康格差社会への処方箋，医学書院，2017，p.153.

図 1-21 高齢者の趣味の会への参加割合と，うつ得点（25の市町村単位）

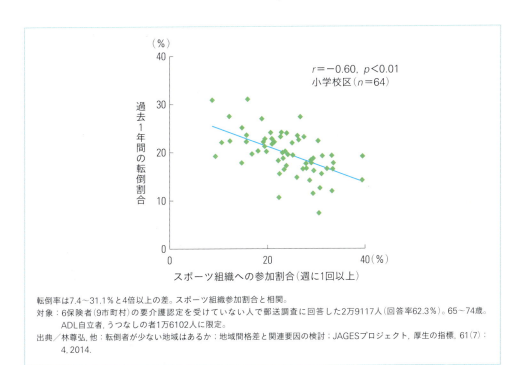

転倒率は7.4〜31.1％と4倍以上の差。スポーツ組織参加割合と相関。
対象：6保険者（9市町村）の要介護認定を受けていない人で郵送調査に回答した2万9117人（回答率62.3％）。65〜74歳。
　　　ADL自立者，うつなしの者1万6102人に限定。
出典／林尊弘，他：転倒者が少ない地域はあるか；地域間格差と関連要因の検討；JAGESプロジェクト，厚生の指標，61(7)：4，2014．

図 1-22 スポーツ組織への参加割合と転倒割合（小学校区別）

に公民館に集まり，自分たちの身体のことや病気のことについて自分たちで情報を集めて学習会を行っている。自治体の保健師が，情報の提供やグループを支援することで継続し

た活動となっており，医療費削減にもつながっている。専門家と住民の対等な関係での活動は，住民の健康への関心を高めることができ，健康度の向上につながる。

茨城県では県域をカバーする住民組織としてシルバーリハビリ体操の組織がある。これは，県の研修を受けた住民が，自分たちの自治体で体操を広める活動である。東日本大震災の際には，会のメンバーが独自で安否確認を行い，避難先の体育館や公民館ではクラッシュ症候群予防のための体操を展開した。地域の絆をつくる役割も果たしている（茨城県シルバーリハビリ体操の取り組みは，第4章-Ⅲ-D, p.224参照）。

❹在日外国人を対象としたヘルスプロモーション

WHOでは，移住してきた外国人の健康支援について「ホスト国は，滞在資格によらず，移住労働者の保健医療サービスを含む社会保障サービスへのアクセスを自国民と同様に保障すべきである」[74]としている。しかしながら，言語や医療制度の違い，健康保険加入の問題など，外国人が日本の医療を受けるには多くの課題がある。

(1) 在留外国人の抱える健康の課題

日本語は，外国人にとっては，たとえ話せても，読むことや書くことが難しい言語である。結果的に，病院に行くこと自体を躊躇する場合が少なくない。母国で入手したなじみのある薬や民間療法で対応し，病気が悪化する可能性も考えられるだろう。

また，日本で精神疾患を患った場合，語学的な問題のうえに，異文化の葛藤のために疾患が複雑化しやすい。対応が必要でも相談できず，病院や職場，学校などで様々なトラブ

海外の健康管理制度①イギリスの医療制度NHS

イギリスには国が運営する医療制度であるNHS（National Health Survice）があり，国民すべてが平等に医療を受けられるシステムが整っている。公的医療機関が中心となっており，基本的に患者の窓口負担はない。

外国人や移民を含め，国内に住所をもつ住民は，徒歩圏内にある総合診療医であるGP（general practitioner）をかかりつけ医として登録する。GPは家庭医の役割を果たしており，住民が医療を受ける際には，GPに予約後，診療を受ける。登録をしていないGPには予約を受け付けてもらえない。GPは，プライマリケアを担当し，住民を診察する。その後，住民の病状に応じて専門医療や入院の必要があると判断した場合は専門医を紹介する。具体的には，GPが住民へ紹介状を書いた後，住民は専門医を予約し，受診する。このように，住民に身近な総合診療医と大病院の専門医の間で，明確に機能分担，役割分担がなされている。

患者は，受診する医療機関や医師を基本的には選べない。逆に，徒歩圏内には必ずGPがおり，原則的にどんな所に住んでいても居住地で医療を受けるシステムが整っている。日本の医療制度と比べて様々な違いがあるが，イギリス国民はNHSをおおむね肯定的に評価している。

出典／地域の医療と介護を知るために；わかりやすい医療と介護の制度・政策；第2回日本の医療制度はイギリスやアメリカと違う？，厚生の指標，63（8）：41-44, 2016.

ルを起こすこともある。

　病気への対応だけでなく，外国人にとって日本で生活するうえでの健康管理は様々な困難が予測される。たとえば，赤ちゃんを育てるために人工乳を使う場合，日本では乳児用の粉ミルクを使い，哺乳びんは洗浄後に消毒するのが一般的である。一方，海外では液体ミルクが購入でき，ディスポーザブルの哺乳びんを使用するという国もある。こうした違いによる子育ての負担と外国生活の負担が重なれば，生活や育児のストレスもさらに増すことが予測される。

(2) 対応策

　たとえば，外国人自身が知人や友人を介して情報を得たり，新聞や雑誌から医療施設を

海外の健康管理制度②フィンランドのネウボラ

　フィンランドは，乳児死亡率が 2015 年で 1000 人中 1.7 人と，とても低い国である。この理由として，母子保健活動が盛んであることがあげられる。その要にネウボラがある。ネウボラはフィンランド語で「助言やアドバイスを受ける場」を意味している。各自治体がネウボラを整備しており，住民は妊娠時から産まれた子どもが 6 歳まで通うことができる。

　妊娠がわかったら初めにネウボラに行く。ネウボラでは，健康な妊婦は妊娠中に 12～15 回程度通い，そのつど保健師から具体的なアドバイスを受けることができる。また，ネウボラに行くことが出産手当を与えられる条件となっている。出産手当は，現金か育児パッケージのどちらかを選べる。育児パッケージには，赤ちゃんが生まれてから 1 年間に必要な衣類などが入っており，パック（包み）そのものも，産まれてから数か月の赤ちゃんのベッドとして使うことができる。そのため，第 1 子の場合，ほとんどの夫婦，全体でも 7 割程度が，現金よりも育児パッケージを選ぶ。

　出産は 99％ が病院で行われるが，帰宅後，出産後 1 週間以内に保健師による家庭訪問が行われる。

　産まれてからは親子でネウボラに通い，生後 6 週間までは 2 週間に 1 回，その後 8 か月までは毎月，さらに子どもが 6 歳になるまで半年もしくは 1 年の間隔で健診を受ける。保健師は，健診のつど，子どもと家族に関する健康相談を実施する。また，子どもの成長・発達を観察し，さらに検診や治療が必要と判断した場合には他の施設へ紹介する。ワクチン接種もネウボラで無料で受けることができる。

　なお，フィンランドでは，父親は出産に立ち会うことを勧められ，ネウボラの健診に父親が来ることも奨励されている。

　ネウボラのサービスは国民に公平に与えられ，親子の健康増進を支援する大切な活動として認識されている。

出典／ハクリネン，トゥオヴィ：フィンランドの妊産婦・子どもネウボラにおける活動，保健師ジャーナル，74(6)：458-463，2018．
　　　コッコ，マルクス：実体験から語るフィンランドのネウボラ；フィンランドのネウボラと日本の母子保健の両方を利用した体験から，保健師ジャーナル，74(6)：464-467，2018．
　　　ロッシ，キタ：フィンランドにおける地域保健福祉；国際交流の足跡，岡山県立大学保健福祉学部看護学科，117-139，2000．

探したりすることがあげられる。また，専門の情報提供機関である国際交流協会，市町村の外国人相談窓口，情報センターなどの情報を受けることもできる。より専門的な医療を受けるためには，外国人を支援する NPO や医療相談機関，通訳ボランティアやカウンセラーなどがかかわることも必要になる。

日本では，今後，国際化がさらに進むと予測される。身近な地域における国際保健について看護職として何ができるか考えていきたい。

VI ヘルスプロモーションと看護

A 看護における「ヘルスプロモーション」の位置づけ

近年，看護教育や看護実践の場において，ヘルスプロモーションの理解が得られるようになってきた。日本看護学会が開催している専門別の 7 領域の学術集会においても，2014（平成 26）年から，ヘルスプロモーションが位置づけられている。大学においてもヘルスプロモーション看護学系などとして設置する大学もあり，多くの看護教育機関において，看護教育の科目の内容にも取り込まれるようになってきた。看護過程で使われる『NANDA-I 看護診断；定義と分類（2018-2020）』では，13 領域（ドメイン）の 1 つに「ヘルスプロモーション」が位置づけられている（表1-16）。

ヘルスプロモーションの理念を踏まえ，活動を包含した看護の定義として，国際看護師協会（International Council of Nurses；ICN）の定義がある（表1-17）[75]。ICN は 1899 年，イギリス，アメリカ，ドイツにより創設され，今や世界各国の看護協会で構成されている医療従事者のための国際組織である。世界の看護職者の社会的・経済的地位の向上，看護の発展，地球および地域社会での健康医療政策への積極的参加を目指す団体である。

B 看護の歴史からみた健康のとらえ方

ヘルスプロモーションの健康のとらえ方は，年代や国，文化により多様であること，健

表1-16 NANDA-I 看護診断の13領域

領域1 ヘルスプロモーション	領域8 セクシュアリティ
領域2 栄養	領域9 コーピング/ストレス耐性
領域3 排泄と交換	領域10 生活原理
領域4 活動/休息	領域11 安全/防御
領域5 知覚/認知	領域12 安楽
領域6 自己知覚	領域13 成長発達
領域7 役割関係	

表1-17 ICN看護の定義（簡約版）

> 看護とは，あらゆる場であらゆる年代の個人および家族，集団，コミュニティを対象に，対象がどのような健康状態であっても，独自にまたは他と協働して行われるケアの総体である。看護には，健康増進および疾病予防，病気や障害を有する人々あるいは死に臨む人々のケアが含まれる。また，アドボカシーや環境安全の促進，研究，教育，健康政策策定への参画，患者・保健医療システムのマネージメントへの参与も，看護が果たすべき重要な役割である。
>
> （日本看護協会国際部訳，2002年）

出典／ICN：Nursing Definitions. https://www.icn.ch/nursing-policy/nursing-definitions；日本看護協会ホームページ：ICN看護の定義（簡約版），日本看護協会国際部訳，2002，https://www.nurse.or.jp/nursing/international/icn/document/definition/index.html（最終アクセス日：2018/1/29）．

康になることを目的・目標にするのではなく，手段としてとらえ，目指すことは真の自由と幸福であるとし，自ら健康とその決定要因をコントロールし，改善するためには，個人のもつ能力を高めることばかりでなく，環境をも含めて改善することが必要であるとしている。さらに，健康は医者や治療薬でつくられるのではなく，人々が生活する場（労働，学習，余暇そして愛の場）でつくられるとしている[76]。

この視点をもった看護の先人として**ナイチンゲール**（Nightingale, F.）の存在は欠かせない。近代看護の創始者であるナイチンゲールは，「看護は人々の健康を支援する活動であること，そして，このような個人と環境の双方からアプローチすることが重要である」[77]と述べ，病気について「すべての病気はその経過のどの時期をとっても，程度の差こそあれ，その性質は回復過程（reparative process）であって，必ずしも苦痛を伴うものではないのである。つまり病気とは，毒されたり（poisoning）衰えたり（decay）する過程を癒そうとする自然の努力の現れであり，それは何週間も何カ月も，ときには何年も以前から気づかれずに始まっていて，このように進んできた以前からの過程の，そのときどきの結果の現れである」[77]と述べている。したがって，看護は「新鮮な空気，陽光，暖かさ，清潔さ，静けさなどを適切に整え，これらを活かし用いること，また食事内容を適切に選択し適切に与えること」[77]により，人の回復過程を助けることである。そして「健康の法則，すなわち看護の法則が―両者は実のところ同一なのである―病人の中にも健康人の中にも共通に働いている」[77]とし，病気と健康は連続線上にあること，そして，健康は環境に大きく左右されると述べている（表1-13，p.50参照）。

このように，ナイチンゲールは，健康の条件として環境を大事にすること，また看護が医学とは別の独立した分野であることを提唱した。『看護覚え書』は，一般住民を対象とした健康学習のための啓発書でもある。執筆から150年以上が過ぎた今でもヘルスプロモーションに通じる彼女の物の見方や考え方，活動は大きな功績を残し，現代の看護の礎をつくっている。

C ヘルスプロモーションにおける看護の対象と活動の場

ヘルプロモーションは，特定の病気をもっている人に焦点を当てるのではなく，日常生

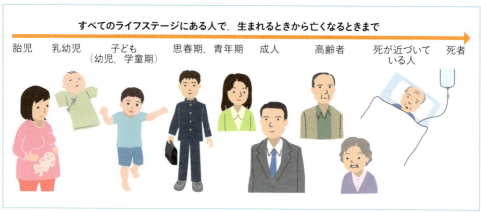

図1-23 看護の対象

活を営むすべての人を対象としており，看護でも同様にとらえている。看護が対象とする単位には，個人（乳児，幼児，学童，青年，成人，老年という，誕生から死を迎えるまでの一生），家族（結婚，妊娠，出産，仕事，教育という家族のサイクル，成長・発達と老化），社会集団（学校，職場，地域，病院，施設など）があり，すなわち，すべてのライフステージにある人である（図1-23）。家庭，学校，職場，地域，病院など，様々な異なる機能をもっているため，それぞれの特徴をとらえ，総合的・全体的なアセスメントが必要となる。

　ヘルスプロモーション活動は，①健康的な公共政策づくり，②健康を支援する環境づくり，③地域活動の強化，④個人技術の開発，⑤ヘルスサービスの方向転換の5つを指している（ヘルスプロモーションの概念図は，図1-8，p.27参照）。これらの活動を，学校における保健活動を例に置き換えると，①学校の教育理念や方針に基づいたカリキュラムづくり，②生徒に関連する人的・物的環境からの支援，③地域の老人会や商店会などを巻き込んだ学校行事の開催，④児童・生徒への健康教育や看護実践，⑤児童・生徒の発案による健康づくりの企画などと考えられる。なかでも，まずは組織の長（校長や学長）の健康への認識が重要となる。学校における健康づくりでは，保健医療の専門家（保健師，養護教諭）が中心となるのではなく，児童・生徒が中心であること，地域やソーシャルサポートを十分活用した健康づくりが必要となってくる。

D ヘルスプロモーションにおける看護の機能と役割

1. 保健師助産師看護師法による看護の機能と役割

　保健師助産師看護師法は，1948（昭和23）年に制定，2001年に改正され，保健師，助産師，看護師・准看護師の資格や業務について規定している[78]。2015年には看護師の特定行為研修に関する省令が公布された[79]。

　看護師とは，「厚生労働大臣の免許を受けて，傷病者若しくはじょく婦に対する療養上

表1-18 看護師の特定行為（保健師助産師看護師法第37条）

> 　保健師，助産師，看護師又は准看護師は，主治の医師又は歯科医師の指示があった場合を除くほか，診療機械を使用し，医薬品を授与し，医薬品について指示をしその他医師又は歯科医師が行うのでなければ衛生上危害を生ずるおそれのある行為をしてはならない。ただし，臨時応急の手当をし，又は助産師がへその緒を切り，浣腸を施しその他助産師の業務に当然に付随する行為をする場合は，この限りでない。
> 2　特定行為を手順書により行う看護師は，指定研修機関において，当該特定行為の特定行為区分に係る特定行為研修を受けなければならない。

の世話又は診療の補助を行うことを業とする者」[77]をいう。昨今では，チーム医療の担い手としての看護師の役割が拡大・深化している。具体的には専門分野を特定し，専門に特化した能力をもつ専門看護師や認定看護師，認定看護管理者の育成が行われている。また，近年，看護師の診療上での補助行為について法制定がされ，その育成が始まっているが，複雑な問題や課題が含まれている（表1-18）。

保健師とは「厚生労働大臣の免許を受けて，保健師の名称を用いて，保健指導に従事することを業とする者」[77]をいう。保健師は，あらゆる人々と地域全体の健康のため，対象や地域に応じた方法で保健活動を展開する。具体的には，対象となる個人や家族への家庭訪問や健康相談，集団への健診・検診や健康教育，地区組織の育成などがあげられるが，これらの活動は保健師自身が地域に出向き，地域に根ざして展開される活動（地区活動）である。保健師はそのような活動をとおして豊かなソーシャルキャピタル（住民や組織同士がつながり，地域に根ざした信頼やネットワークなどの社会関係）の醸成を図るという役割を担っている。

助産師とは「厚生労働大臣の免許を受けて，助産又は妊婦，じょく婦若しくは新生児の保健指導を行うことを業とする女子」[78]をいう。助産師は，妊娠期・分娩期・産褥期・乳幼児期のケアとウイメンズヘルスにおける役割・責務といった大きく2つの役割を担っている。妊娠の全期を通じて母子および家族に必要なケアを提供する。自己の責任のもとに正常な分娩を介助し，新生児および乳幼児のケアを行う。支援にあたっては，女性の意思や要望を反映できるように，支援計画・実施・評価を行い，ケアの向上に努める。また，異常の発生や異常徴候の出現時を速やかに予測・発見し，医師や他の専門職と協働してケアを行う。また，ウイメンズヘルスにおける役割・責務に関して助産師は，女性の健康の保持・増進を促し，女性が自己の健康管理を行えるよう日常生活上のケアをとおして支援する。具体的には，リプロダクティブヘルス／ライツの視点から，女性のライフステージに対応した課題において，健康教育，知識の普及・啓発，健康相談，保健指導を行い，健康をめぐる様々な問題に女性が対処できるよう支援する。

2. 看護活動

1　ヘルスプロモーション活動と看護活動

　ヘルスプロモーションを推進する際の活動には，唱道，投資，能力形成，法的規制と法制定，パートナーと同盟の5つの要因（決定要因）がある（第1章-Ⅳ-B，p.29参照）。これは看護活動においても共通するので，看護の観点から解説する。

❶唱道

　看護職者は，健康を支援する者（サポーター）として，健康には価値や意義があることの気づきを，日々の看護実践における患者・家族への教育・指導や講演や研修などの機会に伝えていく。

❷投資

　看護職者は，健康計画においては治療における投資（医療費）から人々の健康をつくる決定要因を考慮し，その活動に人や物を投資することが重要となる。

❸能力形成

　看護職者は，患者・家族にとって真のニーズが何かを把握し，患者・家族が自ら学ぶ姿勢をもてるように様々な活動をとおして促している。

❹法的規制と法制定

　看護職者は，法に基づいて規制を促している。たばこを例にとると，前述したように（第1章-Ⅳ-B，p.30参照），健康増進法による公的施設での禁煙の規制の場合，行動理論モデルを活用しながら行動変容への支援をしている。

❺パートナーと同盟

　看護職者は，様々な分野の人々と意見交換や役割分担を調整し，協働して問題解決を図っている。患者・家族の立場を代弁することや，多職種チームのコーディネーター的な役割をとることも求められている。

2　看護活動の今後

　近年，急激な高齢化に対応し，療養の場が病院・施設から在宅へと変化するなかで，国は医療・介護・生活支援を一体的に提供する地域包括ケアシステムを打ち出している。看護は医療だけでなく生活を支援する専門職であるために，地域包括ケアシステムを機能させるべく活動を推進する役割を担っている。

　日本看護協会は2015年に「看護の将来ビジョン―いのち・暮らし・尊厳をまもり支える看護」を提唱し，病院・施設のみならず在宅領域の看護をも強化する方針を掲げている[80]。

国家試験問題

1 世界保健機関（WHO）のヘルスプロモーションの考え方で適切なのはどれか。

（97回 AM57）

1. プライマリーヘルスケアとは相反する。
2. 専門職による健康教育が主軸になる。
3. 人々が自らの健康をコントロールする。
4. 三次医療体制の強化を目指し整備する。

2 世界保健機関（WHO）が定義する健康の概念で正しいのはどれか。

（101回 PM39）

1. 万人の有する基本的権利である。
2. 健康と不健康とは不連続である。
3. 身体的健康が最も重要である。
4. 病気や障害がないことである。

3 組合せで正しいのはどれか。

（99回 AM36）

1. WHO憲章―――――健康の定義
2. アルマ・アタ宣言――医学研究の倫理
3. ヘルシンキ宣言―――ヘルスプロモーション
4. オタワ憲章―――――プライマリヘルスケア

4 特定健康診査について正しいのはどれか。2つ選べ。

（103回 AM84）

1. 医療保険者が実施する。
2. がんのスクリーニングを目的としている。
3. 対象は35～74歳の医療保険加入者である。
4. 検査項目にHDLコレステロールが含まれる。
5. 受診者全員に特定保健指導が行われる。

▶答えは巻末

文献

1) 島内憲夫，鈴木美奈子訳：ヘルスプロモーション；WHO：オタワ憲章〈21世紀の健康戦略シリーズ〉，新装版，垣内出版，2013，p.99．
2) 前掲書1），p.79．
3) 島内憲夫，鈴木美奈子：ヘルスプロモーション；WHO：バンコク憲章〈21世紀の健康戦略シリーズ〉，垣内出版，2012，p.17．
4) 川上憲一編：社会と健康；健康格差解消に向けた統合科学的アプローチ，東京大学出版会，2015，p.255，267．
5) Layard, R. Happiness：Lessons from a New Science, Penguin Books, 2006, p.57-76．（島内憲夫：健康と幸福のルネサンス；未来社会へのメッセージ，健康管理，63（10）：2-16，2016．）
6) Hilty, C., 草間平作訳：幸福論（第1部），岩波文庫，2005，p.206．
7) 永田勝太郎：「死にざま」の医学，NHK出版，2006．
8) 現代位相研究所編：本当にわかる社会学，日本実業出版社，2010，p.62-63．
9) 千葉県酒々井町：酒々井町健康ビジョン；アンケート調査結果報告書，酒々井町，2001，p.11-16．

10) 鈴木美奈子，他：主観的健康観が健康行動と健康状態に及ぼす影響；特定健康受診者を対象として，ヘルスプロモーション・リサーチ，5（1）：12-23，2012.
11) Antonovsky, A.：Unraveling the Mystery of Health：How People Manage Stress and Stay Well, Jossey-Bass, San Francisco, 1987.
12) ダライ・ラマ，塩原通緒訳：幸福論，角川春樹事務所，2000，p.277.
13) アリストテレス，高田三郎訳：ニコマコス倫理学（上・下），岩波書店，1971，1973.
14) 新宮秀夫：幸福ということ；エネルギー社会工学の視点から，NHK出版，1998, p.48-51.
15) 島内憲夫：付論 健康と幸福のルネサンス；未来社会へのメッセージ〈Nutbeam, D., Kickbusch, I. 著，島内憲夫監訳，大久保菜穂子，鈴木美奈子訳：ヘルスリテラシーとは何か？；21世紀のグローバル・チャレンジ〉，垣内出版，2017, p.101.
16) 小川仁志：ポジティブ哲学！；三大幸福論で幸せになる，清流出版，2015, p.12-73.
17) 島内憲夫，鈴木美奈子：健康社会学講義ノート，垣内出版，2018, p.75.
18) 前掲書15), p.75.
19) Kickbusch, I.：Health promotion in the globalized world：from Ottawa Charter to Bangkok Charter（島内憲夫，鈴木美奈子訳：世界のヘルスプロモーション；オタワ憲章からバンコク憲章へ），前掲書3), p.48.
20) 前掲書4).
21) Marmot, M. 著，栗林寛幸監訳・野田浩夫，他訳：健康格差；不平等な世界への挑戦，日本評論社，2017.
22) 前掲書4), p.225-267.
23) 国際連合広報センターホームページ：経済社会開発，http://www.unic.or.jp/activities/economic_social_development/（最終アクセス日：2018/7/15）
24) 前掲書1), p.99-101.
25) WHOホームページ：WHO Global Health Promotion Conferences, http://www.who.int/healthpromotion/conferences/en/（最終アクセス日：2018/7/15）
26) 前掲書1), p.81.
27) 前掲書1), p.3.
28) 鈴木美奈子，島内憲夫：日本におけるHealth promoting Hospitalの課題と可能性；HPH国際カンファレンスからの検討，第26回日本健康教育学会学術大会講演集，2017.
29) 島内憲夫，鈴木美奈子：健康社会学講義ノート，垣内出版，2018, p.33-34.
30) WHOホームページ，http://www.who.int/en/（最終アクセス日：2018/3/1）
31) 日本WHO協会ホームページ：世界保健機関（WHO）憲章，http://www.japan-who.or.jp/commodity/kensyo.html（最終アクセス日：018/3/1）
32) WHO Western Pacific Regionホームページ，http://www.wpro.who.int/en/（最終アクセス日：2018/3/1）
33) 厚生労働統計協会：国民衛生の動向 2018/2019，p.44-46.
34) WHO神戸センター，http://www.who.int/kobe_centre/about/ja/（最終アクセス日：2018/3/1）
35) 外務省ホームページ：ミレニアム開発目標（MDGs），http://www.mofa.go.jp/mofaj/gaiko/oda/doukou/mdgs.html（最終アクセス日：2018/3/1）
36) WHO Framework Convention on Tobacco Control（WHO FCTC），http://www.who.int/fctc/cop/about/en/（最終アクセス日：2018/3/1）
37) 厚生労働省ホームページ：「健康日本21」最終評価の公表，http://www.mhlw.go.jp/stf/houdou/2r9852000001r5gc.html（最終アクセス日：2018/3/1）
38) 厚生労働省：厚生労働省告示第四百三十号，http://www.mhlw.go.jp/bunya/kenkou/dl/kenkounippon21_01.pdf（最終アクセス日：2018/3/1）
39) 厚生労働省ホームページ：特定健診・特定保健指導について，http://www.mhlw.go.jp/stf/seisakunitsuite/bunya/0000161103.html（最終アクセス日：2018/3/1）
40) 厚生労働省ホームページ：平成28年国民健康・栄養調査の結果の概要，https://www.mhlw.go.jp/file/04-Houdouhappyou-10904750-Kenkoukyoku-Gantaisakukenkouzoushinka/kekkagaiyou_7.pdf（最終アクセス日：2018/7/30）
41) 厚生労働省ホームページ：受動喫煙対策，https://www.mhlw.go.jp/stf/seisakunitsuite/bunya/0000189195.html（最終アクセス日：2018/7/30）
42) 法務省ホームページ：平成29年末現在における在留外国人数について（確定値），http://www.moj.go.jp/nyuukokukanri/kouhou/nyuukokukanri04_00073.html（最終アクセス日：2018/8/13）
43) 川村千鶴子編著：いのちに国境はない；多文化「共創」の実践者たち，慶應義塾大学出版会，2017.
44) 日本政府観光局ホームページ：2016年訪日外客数・出国日本人数，https://www.jnto.go.jp/jpn/statistics/visitor_trends/?tab=block2（最終アクセス日：2018/10/4）
45) 春山康夫，他：非感染性疾患（NCDs）予防対策における健康の社会的決定要因の重要性，日本健康教育学会誌，24（3）：179-184, 2016.
46) 江川賢一：ヘルスプロモーションのための人材育成；アドボカシー能力をいかに高めるか？，日本健康教育学会誌，25（1）：39-43, 2017.
47) 前掲書1) p.79-80.
48) Ottawa Charter for Health Promotion, 1988.
49) Health Promotion：A Discussion Document on the Concept and Principles, WHO, Regional Office for Europe, Copenhagen, 1984.
50) 前掲書3), p.39.
51) 厚生労働省：第13次労働災害防止計画，平成30年2月，https://www.mhlw.go.jp/content/11200000/000341158.pdf（最終アクセス日：2018/7/24）
52) 経済産業省商務情報政策局ヘルスケア産業課：企業の「健康経営」ガイドブック；連携・協働による健康づくりのススメ，改訂第1版，http://www.meti.go.jp/policy/mono_info_service/healthcare/kenkokeiei-guidebook2804.pdf（最終アクセス日：2018/7/24）
53) 日本医療機能評価機構：医療事故情報収集等事業，平成28年年報，2017，http://www.med-safe.jp/pdf/year_report_2016.pdf

54) 東京都福祉保健局：病院における防災訓練マニュアル, http://www.fukushihoken.metro.tokyo.jp/iryo/kyuukyuu/saigai/bousaikunrenn.files/manual.pdf（最終アクセス日：2018/8/16）
55) 日本HPHネットワークホームページ：HPHについて, https://www.hphnet.jp/about/introduction.html（最終アクセス日：2018/8/16）
56) 船越光彦：HPHの紹介, https://www.hphnet.jp/about/images/pdf/hph_introduction.pdf（最終アクセス日：2018/8/16）
57) 森岡清美, 望月嵩：新しい家族社会学, 培風館, 1983.
58) 総務省統計局ホームページ：平成27年国勢調査, http://www.stat.go.jp/data/kokusei/2015/kekka.html（最終アクセス日：2018/8/6）
59) 厚生労働省ホームページ：平成29年（2017）人口動態統計, https://www.mhlw.go.jp/toukei/saikin/hw/jinkou/geppo/nengai17/dl/kekka.pdf（最終アクセス：2018/10/5）
60) 渡辺裕子：家族看護学を基盤とした在宅看護論1 概要編, 日本看護協会出版会, 2001, p.109-112.
61) Curran, D.：Traits of a Healthy Family, Winston Press, Minneapolis, 1983.
62) 小島操子監, 星直子編：家族看護学, 第2版, 中央法規出版, 2016.
63) 男女共同参画局ホームページ：男女共同参画白書, 平成27年版, http://www.gender.go.jp/about_danjo/whitepaper/h27/zentai/index.html（最終アクセス日：2018/8/6）
64) 国立社会保障・人口問題研究所：2015年社会保障・人口問題基本調査（結婚と出産に関する全国調査）, 現代日本の結婚と出産；第15回出生動向基本調査（独身者調査ならびに夫婦調査）報告書, http://www.ipss.go.jp/ps-doukou/j/doukou15/NFS15_reportALL.pdf（最終アクセス日：2018/8/6）
65) 厚生労働省ホームページ：平成29年国民生活基礎調査の概況, https://www.mhlw.go.jp/toukei/saikin/hw/k-tyosa/k-tyosa17/index.html（最終アクセス日：2018/8/6）
66) 厚生労働省ホームページ：第11回健康日本21（第二次）推進専門委員会資料, https://www.mhlw.go.jp/file/05-Shingikai-10601000-Daijinkanboukouseikagakuka-Kouseikagakuka/0000166296_7.pdf
67) 内閣府ホームページ：平成29年版高齢社会白書, http://www8.cao.go.jp/kourei/whitepaper/w-2017/html/gaiyou/s1_2_3.html（最終アクセス日：2018/8/6）
68) 島内憲夫：家族の保健機能〈望月嵩, 他編, 現代家族の福祉〉, 培風館, 1986, p.207-229.
69) 望月嵩, 本村汎編：現代家族の危機；新しいライフスタイルの設計, 有斐閣, 1980, p.12-16.
70) 内閣府ホームページ：平成28年版高齢社会白書, http://www8.cao.go.jp/kourei/whitepaper/w-2016/gaiyou/pdf/1s2s_3.pdf（最終アクセス日：2018/8/6）
71) 荒賀直子, 後閑容子編：公衆衛生看護学. jp, 第4版, インターメディカル, 2017, p.5.
72) Leavell, H.R., Clark, E.G.：Preventive medicine for the doctor in his community, 3rd ed., McGraw-Hill, NewYork, 1965.
73) Putnam, R.D.：Making Democracy Work：Civic Traditions in Modern Italy, Princeton University Press, New Jersey, 1993.
74) Ghent, A.：Overcoming migrants' barriers to health, Bulletin of the World Health Organization, http://www.who.int/bulletin/volumes/86/8/08-020808/en/（最終アクセス日：2018/8/16）
75) 日本看護協会ホームページ：ICN看護の定義（簡約版）, 日本看護協会国際部訳, 2002, https://www.nurse.or.jp/nursing/international/icn/document/definition/index.html（最終アクセス日：2018/1/29）
76) 前掲書3）, p.35.
77) Nightingale, F. 著, 湯槇ます, 他訳：看護覚え書；看護であること・看護でないこと, 改訳第6版, 現代社, 2000.
78) 厚生労働省ホームページ：保健師助産師看護師法, http://www.mhlw.go.jp/shingi/2005/04/s0428-7f.html（最終アクセス日：2018/1/29）
79) 厚生労働省ホームページ：保健師助産師看護師法第37条の2第2項第1号に規定する特定行為及び同項第4号に規定する特定行為研修に関する省令等について, http://www.mhlw.go.jp/stf/seisakunitsuite/bunya/0000077985.html（最終アクセス日：2018/1/29）
80) 日本看護協会ホームページ：2025年に向けた看護の挑戦；看護の将来ビジョン, http://www.nurse.or.jp/home/about/vision/index.html（最終アクセス日：2018/1/29）

参考文献

- Norman, D., 他著, 児玉聡監訳：健康格差と正義；公衆衛生に挑むローズ哲学, 勁草書房, 2008.
- Kickbusch, I. 著, 島内憲夫訳：ヘルスプロモーション；戦略・活動・研究政策, 垣内出版, 1992.
- 島内憲夫：ヘルスプロモーションの理念, 公衆衛生, 65（4）：244-249, 2001.
- 島内憲夫：ヘルスプロモーションの近未来；健康創造の鍵は？, 日本健康教育学会誌, 23（4）：307-317, 2015.
- 首相官邸ホームページ：働き方改革実現会議, https://www.kantei.go.jp/jp/headline/ichiokusoukatsuyaku/hatarakikata.html（最終アクセス日：2018/7/24）
- 北岡大介：「働き方改革」まるわかり, 日本経済新聞出版社, 2017.
- 厚生労働省保険局：データヘルス・健康経営を推進するためのコラボヘルスガイドライン, 2017, https://www.mhlw.go.jp/file/04-Houdouhappyou-12401000-Hokenkyoku-Soumuka/0000171483.pdf（最終アクセス日：2018/7/15）
- 経済産業省ヘルスケア産業課：「健康経営銘柄2018」及び「健康経営優良法人（大規模法人）2018」に向けて, 2017, http://www.meti.go.jp/press/2017/09/20170907002/20170907002-1.pdf（最終アクセス日：2018/7/24）
- 厚生労働省ホームページ：「国民の健康寿命が延伸する社会」に向けた予防・健康管理に関する取組の推進, https://www.mhlw.go.jp/stf/houdou/0000019326.html（最終アクセス日：2018/7/24）
- 緒方文彦, 東剛志：医薬品による環境汚染問題；実態・生態影響・浄化技術, YAKUGAKU ZASSHI 138（3）：269-270, 2018.
- Hanson, S.M.H., 他編著, 村田恵子, 他監訳：家族看護学；理論・実践・研究, 医学書院, 2001, p.15.
- 厚生労働統計協会：国民衛生の動向2017/2018, p.88, 90.
- 李節子：多文化共生時代に求められる母子保健, 保健師ジャーナル, 62（12）：996-999, 2006.
- 阿部裕：精神科クリニックの多文化外来にみる；在日外国人の精神保健の問題と対策, 保健師ジャーナル, 62（12）：1004-

- 1008，2006.
- 坂本すが：変革期を支え，未来に受け継ぐ看護の役割と専門性，看護管理，27（1）：12-15，2017.
- 岩澤和子：特定行為と看護師の能力認証について；これまでの議論の整理と現状，看護教育，53（12）：1008-1020，2012
- 厚生労働省：地域における保健師の保健活動について，健発0419第1号，平成25年4月19日，https://www.mhlw.go.jp/file/05-Shingikai-11901000-Koyoukintoujidoukateikyoku-Soumuka/0000144644.pdf（最終アクセス日：2018/9/4）
- 日本助産師会ホームページ：助産師の声明・綱領，http://www.midwife.or.jp/general/statement.html（最終アクセス日：2018/9/4）

第2章

ヘルスプロモーションの理論とその活用

この章では

- 人間の発達に応じた健康学習の課題や方法，内容があることを理解する。
- 発達段階に応じた学習支援論として，ペダゴジー，アンドラゴジー，ジェロゴジーを理解する。
- 健康教育の歴史と定義について理解する。
- ポピュレーションアプローチとハイリスクアプローチを理解する。
- 健康教育に必要な教育技術やツールについて理解する。
- ライフサイクル上の発達課題と健康問題を理解する。
- 健康信念モデル，変化のステージモデル，自己効力感などの健康行動に必要な理論を理解する。
- ヘルスリテラシーの概念と意義を理解する。
- ヘルスコミュニケーションの定義について理解する。
- 意思決定に役立つ健康情報をわかりやすく伝える方法を理解する。
- ヘルスコミュニケーションを行動変容に結びつける方法を理解する。

I 健康教育に必要な考え方，理論

A 健康学習の特徴

　人は人生を歩みながら様々な生活体験や学習をとおして健康観（健康に対する考え方）をはぐくんでいくため，健康観は年代や文化，社会的背景などによって変化する。また，人は成長・発達や社会の状況に応じて，生涯を通じて健康学習を行っているため，健康教育を提供する場合，より良い内容や方法で健康学習が行われる機会をつくる必要がある（表2-1）[1]。

　看護職者は，患者が健康な生活を送るために，様々な指導や教育を行う。たとえば，感染予防や生活習慣病予防のための健康教育，手術を受ける患者へのオリエンテーション，施設から退院する際の退院指導，慢性疾患患者への生活指導などの場面において，また，施設や在宅，地域など様々な場において健康教育を行い，患者が主体的かつ能動的に健康学習ができるように支援している。

　健康学習を促す際に重要なことは，自ら健康を維持するという個人への働きかけだけで

表2-1 生涯健康学習の課題，モデル，場，方法

人間の発達	健康学習の課題	健康学習のモデル	健康学習の場					健康学習の方法				
			*家庭	*学校	*職場	*地域社会	*施設医療	*保健	*個人学習	*集団学習	*マス・コミュニケーション	*自己体験の統合
乳幼児期 (0〜6)	基本的生活習慣 身体的健康観 親を愛する	両親（特に母親）	●	−	−	▲	○		●	○	△	▲
少年期 (6〜12)	遊び 身体的健康観 友人を愛する	友人（特に同性）	○	●	−	▲	△		○	●	▲	△
青年期 (12〜22)	恋愛 精神的健康観 異性を愛する アイデンティティの確立	異性	○	●	−	▲	△		●	○	△	▲
成人期 (22〜60)	労働 社会的健康観 人間を愛する	「他者」 同僚・配偶者・親・子	○	−	●	△	▲		○	●	▲	△
老年期 (60〜)	生きがい 精神的健康観 自己・人生を愛する	自己・人生	●	−	−	○	▲		●	○	△	▲

*健康学習の場・方法における重要性は，以下の記号によって表わされている。
　「重要性が高い　←●○▲△→　重要性が低い」
出典／健康社会学研究会，島内憲夫編著：「健康」ライフワーク論；生涯健康学習のすすめ，垣内出版，1989，p.15．

なく，個人を取り巻く環境，たとえば家族，学校，職場，近隣住民への働きかけが必須であり，まさにヘルスプロモーションの考え方が基盤となる。

B 健康教育（学習）に関連する理論

人が学習をするうえでは，どのような目標をもつか，そしてその目標に向かってどのように行動していくかという動機づけが重要であり，それが主体的・積極的に学習する意欲につながっていく。以下，健康教育（学習）に関連する理論を紹介する。

1. ペダゴジー，アンドラゴジー，ジェロゴジー

ノールズ（Knowles, M. S.）は，成人には独自の学習者としての特性があり，その学習支援論をアンドラゴジーと命名し，従来の伝統的なペダゴジーと2分法でとらえることを提唱した。近年，これらは連続したモデルとして扱われるようになり，その後，レーベル（Lebel, J.）が，成人学習にあやかって高齢者の特性を生かした学習支援論としてジェロゴジーを提唱した。

ペダゴジー，アンドラゴジー，ジェロゴジーは分化・独立したものではなく，必要に応じて，それぞれの発達段階の要素を含んだ学習を取り入れるなど，対象に応じた柔軟な活用が求められる。

1 ペダゴジー

ペダゴジー（pedagogy）は，ギリシャ語の paid（子ども）と agogus（指導）の合成語であり，子どもを教育する技術，科学と定義されている。7世紀から12世紀末，ヨーロッパの修道会の学校において，幼い子どもに簡単な読み書きを教える技能をモデル化したことから発展した。

ペダゴジーの考え方では，子どもにとっての学習とは，のちの人生に役立つと思われるまとまった教科（知識や技能）の蓄積のプロセスであり，教科中心の枠組みで教育活動に参加させることとしている。また，社会的な経験が少ない子どもにとって，学習の動機づけとして，褒美や罰による外発的動機づけが必要であるとしている。

2 アンドラゴジー

アンドラゴジー（andragogy）は，ギリシャ語の aner（成人）と agogus の合成語であり，成人の学習を援助する技術，科学と定義される。アメリカの教育学者であるノールズが成人教育における主要な概念として発展させた。

ノールズの理論では，成人の学習特性は以下の4つの考え方から成り立っているとしている。

①自己概念と学習への動機づけ：成人の自己概念は，依存的なパーソナリティーから自己

決定的なものになっていく。つまり，成人は自己決定をして，その結果に立ち向かうことができ，自分自身の生活を管理できるものとして自分自身を見るようになり，自ら興味・関心を抱くなど内発的な動機づけにより学習は促進される。

②経験の役割：成人には，失敗も含めた様々な経験が蓄積され，これが学習の豊かな資源となっていく。

③学習へのレディネス（readiness）＊：成人の学習のレディネスは，子どもの頃の生理的・精神的成熟から，社会的役割へと向けられていく。

④学習への方向づけ：子どもの学習は教科（知識，技術）を蓄積するプロセスであるが，成人の学習は，自分たちが直面している生活上の課題に取り組む能力を向上させるプロセスである。つまり，教科中心から課題中心へ変化する。

これまで，ノールズの著作『成人教育の現代的実践；ペダゴジーからアンドラゴジーへ』[2]（原著1975年）は，様々な議論の的になってきたが，近年，子どもと成人において，教育（学習）方法の違いがなくなってきていると考えられている。アンドラゴジーは成人のみを対象とするものではなく，子どもの1つの教育法としても取り入れられるようになってきている。

3 ジェロゴジー

ジェロゴジー（**gerogogy**）は，ギリシャ語のgeron（老年）とagogusの合成語であり，高齢者の特性を生かした学習支援法として体系化されている。高齢期は生理的機能の低下や社会的役割の縮小などが生じるが，これまでの経験による知恵が蓄積されている時期でもある。また，自分の時間ができると同時に，人生の終末を意識する時期でもあることから，人生の意味や目的を再考することが高齢者の特性と考えられている。今後はますます高齢者への学習支援が求められる。

2. プリシード・プロシードモデル

プリシード・プロシード（**PRECEDE-PROCEED**）モデル（MIDORIモデル）は，1991年にグリーン（Green, L. W.）とクロイター（Kreuter, M. W.）によってWHOのヘルスプロモーションの実践のための健康教育モデルとして開発され，吉田[3]によってわが国に紹介された。

このモデルは，QOLを出発点とし，5段階（第1～5段階）のプリシード（診断プロセス）と，3段階（第6～8段階）のプロシード（実施，評価のプロセス）で構成されている。各段階に，診断やアセスメントのための言葉を用い，上位の目標を達成するための下位目標を設定しており，確実に評価できるようになっている（図2-1）。また，個人の健康課題だけでなく，政策，法規，組織など意識しにくい部分についての情報も整理できるため，政策の視点を含むヘルスプロモーションの遂行に適している。

＊**レディネス**：学習が効果的に行われるための準備（知能，知識，技能，体力，興味など）が整っていること。

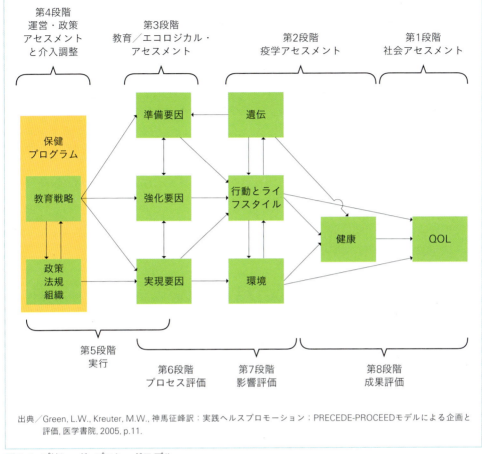

図2-1 プリシード・プロシードモデル

また，準備要因，強化要因，実現要因は，生活習慣や保健行動に影響を及ぼす要因として行動科学に基づいて整理されたものである。

▶ **準備要因** 行動を起こすために必要な知識，態度，価値観
▶ **強化要因** 行動に力を与える自己効力感や周囲からのサポート
▶ **実現要因** 行動を補助する技術，設備，受け皿

グリーンは，上位の目標達成のために必要な条件を段階的に考えることが重要と述べている。また，8段階に沿っていなくても一部を適応することで，その病態に影響を及ぼす要因を構造化して検討することができる。さらに，対策を検討するときの優先順位のつけ方も示しており，改善できたときに期待される適応が大きく，かつ改善可能性が高いことに取り組むべきとしている。

プリシード・プロシードモデルは，わが国では，健康日本21に基づく各自治体の保健計画を策定する際に多くの自治体で用いられた。

II ヘルスプロモーションのための健康教育

健康教育とヘルスプロモーション

1. 健康教育の歴史的変遷

健康教育の歴史をさかのぼると、1910年代後半、アメリカにて"health education"という言葉が公に使用されるようになった。1932年にアメリカの健康教育学者のターナー（Turner, C. E.）が"Principles of Health Education"を出版した。1936年に来日したターナーは、「健康教育の目標は、健康に関する習慣、態度、および知識の進歩である」[4]と述べている。

現在、健康教育の目標は、自らがいきいきと健康な生活へと主体的に行動を変容するよう支援することであるといえるが、これは、直接的な目標であり、究極的な目標としては、QOLの向上であると考えられる。

また、日本の健康教育の歴史としては、1976年に日本医師会が健康教育委員会を設立し、その理念として、「健康教育は、生命の尊厳を前提とし、人々が人類生存の基本的価値である健康の意義を十分に理解し、健康生活に対する意欲と能力を高め、個人、家族、地域の生活集団などの責任と連帯において生涯にわたる包括的な健康生活を実践し、人間としてのすべて活動の基礎を固めることを目的とするものである」[5]とした。

2. 健康教育の発展とヘルスプロモーション

1986年、WHOの21世紀の健康戦略としてヘルスプロモーションに関するオタワ憲章が出され、健康教育がヘルスプロモーションの中核であることが明確に打ち出された。そして、健康教育のねらいが、QOLを改善し、健康なライフスタイルを身につける方向へと向けられていった。ヘルスプロモーションという健康に対する新しい概念が提唱されたことから、健康教育も新たな変遷を遂げている。

ヘルスプロモーションのモデルとして開発されたプリシード・プロシードモデルの創案者であるグリーン（Green, L. W.）らは、1980年に「健康教育とは、健康によい行動が、自発的にとれるように計画的にあらゆる学習機会を組み合わせることである」[6]と定義した。この定義の「自発的に」とは、学習者主体（中心）の健康教育を表している。

3. 健康教育とは

現在、健康教育について様々な定義がなされているが、日本健康教育学会は、「健康教育とは、一人一人の人間が、自分自身や周りの人々の健康を管理し向上していけるよう

に，その知識や価値観，スキルなどの資質や能力に対して，計画的に影響を及ぼす営みです。この営みは，学校，地域，産業などの様々な場面で，また，教諭，養護教諭，栄養教諭，医師，歯科医師，薬剤師，保健師，助産師，看護師，管理栄養士，栄養士，歯科衛生士などの様々な職種の人がかかわり，食事，運動，喫煙，ストレス，病気やけがなどの様々なテーマに関して行われます」[7]と説明している。したがって，健康教育とは，様々な生活の場で，保健医療従事者をはじめとした健康を司る職種の人によって，多岐にわたる健康のテーマに関して行われるということを意味している。

4. 健康教育の視点から考えるヘルスプロモーション

このように，長い歴史のなかで発展を遂げてきた健康教育であるが，ヘルスプロモーションという新しい概念が提唱されたことでどのような意味をもち，現在の健康教育にどのように結びつくのかを検討する必要がある[8]。

1つには，ヘルスプロモーションは，「健康教育」と「政策・法規・組織の充実」からなるという考え方がある。健康教育的な働きかけは，当事者にとって環境を整備するために当事者を取り巻く環境を対象に行われるという考え方であり，政策・法規・組織づくりの過程を健康教育から切り離して考えるという立場である。ただし，健康教育はヘルスプロモーションという枠組みなしには有効に機能し得ないものとされている[8]。

一方で，健康教育の対象は必ずしも当事者に限る必要はなく，専門家や周囲の人も含まれるとする考え方がある。専門家や周囲の人は学んだことを政策・法規・組織づくりに生かすことを主たる役割とするところに特徴があり，当事者は自己の問題解決を中心に行動の変容をし，さらに政策・法規・組織づくりにも貢献するようになる。したがって，教育的働きかけと政策・法規・組織づくりの過程は互いに密接にかかわっているということを意味している。

5. 健康を獲得するということ

そもそも最初の疑問として，健康は教育すべきなのであろうか。日本健康教育学会は，「健康教育は，単に健康について教える教育ではありません。なぜなら，健康は，学ぶことにも意義があるでしょうが，獲得することにより大きな意義があるからです」[7]としている。そして，「健康を獲得することはすべての人の基本的な権利といえますが，健康自体，それぞれの人の生き方と強く結びついています。したがって，他人から与えられるのではなく，自分自身で，あるいは自分たちで求め獲得することが基本となります」[7]と示している。そう考えると，健康になるか否かは，人間の自由ではないのか，もしかしたらお節介なのではないかという考えも生じてくるだろう。われわれ医療者は，健康を司る一員として，健康を獲得するということと，健康を教育するということをいつも考えながら支援していく必要があるのかもしれない。

B 健康教育のアプローチと方法

1. 個人と集団に対するアプローチ：健康増進法に基づく事業としての健康教育

　健康教育は様々な場面で展開されているが，**健康増進法**においては，第17条第1項に基づく健康増進事業と位置づけられている[9]。健康増進事業は，①健康手帳の交付，②健康教育，③健康相談，④機能訓練，⑤訪問指導，⑥総合的な保健推進事業の6事業である。このうちの健康教育は，集団健康教育と個別健康教育の2つに分けられる。

1　集団健康教育（表2-2）

　実施方法としては，健康教育の知識や経験を有する医師や歯科医師，薬剤師，保健師，

表2-2　集団健康教育

1. 目的
　生活習慣病の予防その他健康に関する事項について，正しい知識の普及を図ることにより，「自らの健康は自らが守る」という認識と自覚を高め，健康の保持増進に資することを目的とする
2. 種類
　一般健康教育，歯周疾患健康教育，ロコモティブシンドローム（運動器症候群）健康教育，慢性閉塞性肺疾患（COPD）健康教育，病態別健康教育，薬健康教育
　なお，市町村において，地域の実情その他保健事業の実施状況などを勘案し，上記に掲げるもののうちから重点課題を選定して実施することができる
3. 対象者
　当該市町村の区域内に居住地を有する40歳から64歳までの者。ただし，健康教育の内容や対象者の状況によっては，対象者に代わってその家族などを対象とすることができる
4. 内容
　1）一般健康教育
　　生活習慣病の予防のための日常生活上の心得，健康増進の方法，食生活のあり方，そのほか健康に関して必要な事項について
　2）歯周疾患健康教育
　　歯科疾患の予防および治療，日常生活における歯口清掃，義歯の機能およびその管理などの正しい理解について
　3）ロコモティブシンドローム（運動器症候群）健康教育
　　骨粗鬆症・転倒予防を含めたロコモティブシンドロームに関する正しい知識，生活上の留意点について
　4）慢性閉塞性肺疾患（COPD）健康教育
　　慢性閉塞性肺疾患（COPD）に関するリスクや正しい知識，問診票や簡易型を含むスパイロメーターを活用した肺年齢測定，禁煙支援など
　5）病態別健康教育
　　肥満，高血圧，心臓病などと個人の生活習慣との関係および健康的な生活習慣の形成について
　6）薬健康教育
　　薬の保管，適正な服用方法などに関する一般的な留意事項，薬の作用・副作用の発現に関する一般的な知識について

出典／厚生労働省ホームページ：健康増進事業実施要領．http://www.mhlw.go.jp/file/05-Shingikai-10901000-Ken koukyoku-Soumuka/14.pdf（最終アクセス日：2018/7/15）を参考に作成．

管理栄養士，歯科衛生士などが担当し，市町村保健センター，健康増進センター，老人福祉センター，公民館などで行い，他の保健事業との同時実施，特別の教材の使用など方法を工夫して，保健学級，健康教室，講演会，学習会などを開催するとともに，必要に応じ有線放送などを活用する。

なお，評価は，市町村が健康教室，講演会などの参加者に対しアンケート調査などを行い，方法や内容が適切なものであったかどうかを検討し，その後の改善に努める。

また，教材も必要で，健康教室，講演会などではスライド，ビデオ，映画などの視聴覚教材や食事バランスガイド，アクティブガイドなどを十分に活用し，その効果を上げるよう工夫する。そのため，都道府県，保健所は，教材の効率的利用の観点から，映画，スライドなどの集中管理および相互利用の調整などを行い，市町村への便宜を図る。

実施にあたっての留意事項として，市町村の実情に応じ，独自に実施方法の工夫を行い，実効を上げるよう努める。特に，集団健康教育は単なる知識の伝達ではなく，質問票を用いて自らの生活習慣の状況や健康状態を確認することなどをとおして，自らの健康管理に対する主体的な実践を促すよう配慮する。また，特定保健指導や個別健康教育などと適切に連携することにより，具体的な生活習慣の改善がもたらされるよう，総合的な取り組みに配慮するとともに，同じ病態を共有する者に対する集団的な指導を通じて，共通の目的に向けて対象者が主体的に取り組めるよう工夫する。

病態別健康教育，ロコモティブシンドローム（運動器症候群）健康教育，慢性閉塞性肺疾患（COPD）健康教育などは地域の医師会など関係団体，歯周疾患健康教育は地域の歯科医師会など関係団体，薬健康教育は地域の医師会，薬剤師会など関係団体の協力を得て，講師の確保などに配慮する。

2 個別健康教育（表2-3）

実施方法としては，食生活運動調査および各種指導は，医師や保健師，管理栄養士などが担当し，市町村保健センター，医療機関，健康増進センターなどで実施する。

また，市町村は，実施体制などから判断して適当と認められる実施機関（以下，受託実施機関）に個別健康教育の実施を委託することができ，受託実施機関は，個別健康教育の質の向上を図るよう努める。

評価は，個別健康教育の実施担当者が対象者ごとの記録票に，氏名，年齢，特定健診などの結果，個別健康教育の指導状況（日時，指導内容，設定目標の要点など），検査結果の推移などを記録し，市町村は，受託実施機関の協力も得て，実施人数，被指導者の年齢，指導内容，結果の推移などについて分析し，質の向上に資するよう努める。

市町村のこうした取り組みについて，都道府県は，保健所の機能なども活用し，必要に応じて技術的な助言・支援を行う。

実施にあたっての留意事項として，対象者の特性および実施意欲に十分配慮し，画一的な指導とならないようにし，医療機関の十分な協力体制を得るとともに，必要な場合には，

表 2-3　個別健康教育

1. 目的
　疾病の特性や個人の生活習慣などを具体的に把握しながら，継続的に健康教育を行うことにより，生活習慣行動の改善を支援し，生活習慣病の予防に資することを目的とする
2. 種類
　高血圧個別健康教育，脂質異常症個別健康教育，糖尿病個別健康教育，喫煙者個別健康教育
3. 対象者
　市町村の区域内に居住地を有する40歳から64歳までの者（現に特定保健指導または健康増進法施行規則〔平成15年厚生労働省令第86号〕第4条の2第5号の保健指導の対象となっている者を除く）
1）高血圧個別健康教育
- 特定健康診査または健康増進法施行規則第4条の2第4号の健康診査，その他市町村の実施する（以下，特定健診等の）血圧測定において，
  ・収縮期血圧が130mmHg以上140mmHg未満かつ拡張期血圧が90mmHg未満である者
  ・収縮期血圧が140mmHg未満かつ拡張期血圧85mmHg以上90mmHg未満である者
  ただし，血圧を下げる薬の服用者を除く
- 特定健診等の血圧測定において，収縮期血圧が140mmHg以上または拡張期血圧90mmHg以上の者，もしくは血圧を下げる薬を服用している者のうち，医師が必要と判断した者

2）脂質異常症個別健康教育
- 特定健診などの血中脂質検査において，
  ・中性脂肪150mg/dL以上300mg/dL未満かつHDLコレステロール35mg/dL以上かつLDLコレステロール140mg/dL未満である者
  ・HDLコレステロール35mg/dL以上40mg/dL未満かつ中性脂肪300mg/dL未満かつLDLコレステロール140mg/dL未満である者
  ・LDLコレステロール120mg/dL以上140mg/dL未満かつ中性脂肪300mg/dL未満かつHDLコレステロール35mg/dL以上である者
  ただし，コレステロールを下げる薬を服用している者を除く
- 特定健診などの血中脂質検査において，中性脂肪300mg/dL以上またはHDLコレステロールが35mg/dL未満またはLDLコレステロール140mg/dL以上，もしくは脂質異常症の治療に係る薬剤を服薬している者のうち，医師が必要と判断した者

3）糖尿病個別健康教育
- 特定健診などの血糖検査において，空腹時血糖100mg/dL以上126mg/dL未満またはヘモグロビンA1c 5.6%（NGSP値）以上6.5%（NGSP値）未満の者（ただし，インスリン注射または血糖を下げる薬を服用している者を除く）
- 特定健診などの血糖検査において，空腹時血糖126mg/dL以上またはヘモグロビンA1c 6.5%（NGSP値）以上であるか，インスリン注射または血糖を下げる薬を服用している者のうち，医師が必要と判断した者

4）喫煙者個別健康教育
　喫煙者（喫煙本数がこれまでに合計100本以上，または6か月以上吸っていて，かつ，この1か月間に，毎日もしくは時々吸っている者で，禁煙の実行を希望している者を対象とする）

4. 内容
1）高血圧，脂質異常症および糖尿病個別健康教育
（1）食生活運動調査（質問票やフードモデル，食事バランスガイドなどを用いて，対象者の食生活，運動習慣その他の生活習慣の状況について，個人面接により聴取する）
（2）検査（食生活運動調査の実施後，4回程度実施。検査項目：高血圧個別健康教育〔血圧測定および尿検査（尿中ナトリウム，カリウムおよびクレアチニン）〕，脂質異常症個別健康教育〔血液化学検査（LDLコレステロール，HDLコレステロールおよび中性脂肪）〕，糖尿病個別健康教育〔血糖検査およびヘモグロビンA1c検査とする〕）
（3）面接による保健指導（（1）（2）の結果を踏まえ，前回面接時に設定した生活習慣改善目標の達成度の確認，健康教育教材などを用いた説明，対象者の特性や実施意欲を踏まえた生活習慣改善目標の設定などについて，個人面接を実施。面接は，各回の検査の後速やかに行うとともに，必要に応じて回数を追加。1回の面接時間は約20分）

2）喫煙者個別健康教育
（1）初回指導（質問票を用いて対象者の喫煙状況などを把握し，検査〔呼気中一酸化炭素濃度および尿中ニコチン濃度の測定〕後，健康教育教材などを用いた説明や禁煙実施に関する指導を個人面接により実施。面接時間は約20分）
（2）禁煙の実行に関する指導（初回指導後，禁煙の準備や実行などに関して必要な指導を禁煙開始の前後および禁煙開始後おおむね1か月ごとに実施し，個人面接または電話もしくはこれに準ずる方法により行う。最終の指導を面接により実施する場合には，初回指導時と同様の検査を実施することが望ましい）

出典／厚生労働省ホームページ：健康増進事業実施要領，http://www.mhlw.go.jp/file/05-Shingikai-10901000-Ken koukyoku-Soumuka/14.pdf （最終アクセス日：2018/7/15）を参考に作成．

速やかに医療機関への受診を指導する。また，個別健康教育の実施者に対し集団健康教育，訪問指導その他の保健事業の活用や，自主グループの育成・支援など，地域の実情に応じて効果的と思われる方法により，適切な指導が継続して行われるよう配慮する。そして，都道府県は，すべての市町村が個別健康教育を導入することができるよう，事業の普及のための担当者の配置や講習会の開催などの所要の措置を講じ，個別健康教育の計画的な普及を図ることが望ましい。

2. ポピュレーションアプローチとハイリスクアプローチ

1 定義

ポピュレーションアプローチ（population approach）とは，対象を一部に限定せず集団全体にアプローチすることで集団全体の健康度を上げていく手法をいう。**ハイリスクアプローチ**（high risk approach）とは，対象を一部に限定し，疾患を発生しやすい高いリスクをもった人に対して，リスクを下げようとする手法をいう。

2 地域保健活動におけるポピュレーションアプローチとハイリスクアプローチの歴史的変遷

2006（平成18）年度の医療制度改革により，2008（平成20）年度から40歳以上の被保険者および被扶養者に対する糖尿病などの生活習慣病対策として，健診・保健指導が医療保険者に義務づけられた。これにより，市町村においては，従来，老人保健事業として一般衛生部門が行ってきた生活習慣病予防対策が，制度上は地域住民全体に対する健康教育・健康相談・健康づくりのための住民の組織活動など（ポピュレーションアプローチ）と，国保部門が国民健康保険の被保険者を対象に行う健診・保健指導（ハイリスクアプローチ）に制度的には分断されて実施されることとなった。

これにより，市町村においてはポピュレーションアプローチを所管する一般衛生行政部門と，ハイリスクアプローチを担当する国保部門の協働が鍵となってくる。両部門の協働の具体的な方法にはいろいろなパターンが考えられるが，それぞれの自治体において関係者が協議することが重要である[10]。

3 ポピュレーションアプローチ，ハイリスクアプローチの効果的な予防活動の取り組み事例

❶島根県安来市の取り組み

地域でポピュレーションアプローチ，ハイリスクアプローチおよび治療中の患者を含めた体制を構築して，効果的な予防活動に取り組み，糖尿病の医療費の伸びを抑えた事例として，島根県安来市の取り組みが「市町村保健活動の再構築に関する検討会報告書」で紹介されている[11]。

対策の概要は，①糖尿病管理協議会の設置（医師会，患者会，保健所などと連携），②患者登録管理の仕組みづくり（糖尿病手帳，友の会など），③ハイリスク者への対策（イエローカードの発行，フォロー教室），④一般住民への啓発活動と地区組織活動の推進（健康ウォーク，地区組織育成）などである。

安来市の成功の鍵は，ポピュレーションアプローチ，ハイリスクアプローチに加えて治療中の患者を対象とした糖尿病の自然史に沿った切れ目のないシステムを地域に構築したことと，市民・患者の参画といえる[10]。

❷ 山口県岩国市の取り組み

保健師中央研修会において，ポピュレーションアプローチの事例として山口県岩国市における事例「地域づくりとしての健康づくり―糖尿病になっても安心して暮らせる岩国市」が示されている[12]。

岩国市では，糖尿病対策を医師会などと連携して提供側主導で実態把握，患者登録管理システムの構築，重症化防止の基本健康診査要指導者対策，人間ドック事後指導などのハイリスクアプローチを実施した。しかし，知識の伝達に終わりがちで，指導期間中の生活習慣の変容はあっても指導後の継続がみられず，加齢に伴う重症化も進み効果は薄かった。その後，健康づくり計画を市民と協働して推進するなかで市民がどうありたいのかをとらえ，市民と共に取り組むアプローチを展開している。その際にも，保健指導を実施し，ハイリスクアプローチとの連携を図っている。

このように，住民との健康づくり計画の策定の経験を踏まえ，生活習慣病予防のハイリスクアプローチにおいても，「対象者がどのように検診結果や自らの生活習慣，体調を受け止めているのか」「対象者はどのような生活を行いたいと思っているのか」を尊重する保健指導を重要視していることが特徴で，地域の健康状態を市民に随時フィードバックし，市民がそれぞれの立場で考え，語り合い，互いにできることを表明し行動する地域のネットワークを基盤としたポピュレーションアプローチを展開し，年1回の健診・保健指導とともに，地域で日常的に健康状態をチェックすることができる環境づくり（簡易血糖検査，BMI，腹囲測定など）を市民と協働している。

C 教育技術

病院や地域・職場・学校など，様々な場面で行われる健康教育は，「知識の習得→健康にとって望ましいライフスタイルへの変容→well-being，QOLの向上」を目指す。健康教育は，ヘルスプロモーションの5つのプロセス戦略のなかの能力形成（build capacity），そして，5つの活動の方法のなかの個人技術の開発と主に関係し，指導型の健康教育から学習援助型，住民参加型の健康教育へと変遷をたどる。看護師や保健師など保健医療従事者が実施する健康教育を効果的に展開するためには教育的アプローチが重要となる。

1. ニーズアセスメント

　健康教育の計画づくりを考える際，まずニーズアセスメントをすることとなる。健康教育におけるニーズアセスメントとは，家庭や地域，学校，職場，医療機関，国や地方の健康政策局において，個人や住民の健康を回復，維持，改善，向上させるために個人と環境に対して適切で有効な支援活動を行うための情報を収集し分析することである[13]。ニーズには種類があり，対象者のニーズ，専門家のニーズ，関連諸科学のニーズがあげられ，この3つのニーズが総合的に組み合わさることが望ましい。また，だれがニーズアセスメントするのか，だれのためのニーズアセスメントかということに留意する必要がある。

2. 目的・目標

　目的（goal）とは，最終的に達成したい状態，すなわち最終目標であり，目標（objective）とは，目的の実現のために，起こしたい具体的な変化のことである。教育の目標領域には，認知領域（知識・理解／思考・判断），情意領域（関心・意欲・態度），神経運動領域（行動・習慣化）の3領域があり，これら3つの視点から目標を設定する。

3. 内容

　基本的要素としては，5W1H ① Who（だれが），② Whom（だれに），③ What（何を），④ When（いつ），⑤ Where（どこで），⑥ How（どのように）を検討することとなるが，対象者の置かれている現在の状況や，目指すべき状態，目指すべき状態になるためにはどのようにすれば最も効果的かを念頭に設定する。

4. 方法

　教育目標や教育場面に視点を当てた教育方法について表2-4，5に示す。

表2-4 教育場面に視点を当てた教育方法の種類

指導者中心型	共同学習型	学習者中心型
講義，講演，一斉指導	グループ学習，討論（バズ法，6・6メソッド，パネルディスカッション，フォーラム，シンポジウム）	ワークショップ，ロールプレイング，ディベート，ブレインストーミング

表2-5 教育目標に視点を当てた教育方法の種類

目的	方法
知識・スキルの伝達（知識）	講義・実習
	個別指導・通信教育
態度変容の支援（態度）	カウンセリング・ディスカッション
擬似的な体験（行動）	ロールプレイ・シミュレーション

5. 評価

1 企画評価

ニーズアセスメント（対象者・地域の特性，健康課題，優先度，社会資源，関係機関との状況，目的・目標設定の妥当性），プログラム企画（企画の立て方，対象選定，プログラム構成，投入された資源，媒体など），評価計画（評価の観点・指標，評価方法，評価体制など）。

2 実施評価

形成的評価（講座など実施中に結果をフィードバックし，現在進行中の健康教育を改善する），プロセス評価（教育プログラムがすべて終了した時点で，このプログラムが適切に実施されたかどうかを検討する）がある。

3 結果評価

評価指標に関するデータを収集・解析し，到達基準に達したか，あるいは，ほかの教育プログラムと比較して相対的に良い結果が得られたかどうかを検討する。

4 総合評価

すべての評価結果の相互関係についての検討となる。目標は達成されたか，対象者にとってどうかなど，総合的に評価する[14]。

5 評価の測定方法

アンケート（質問紙，面接）やグループインタビュー，参加観察，記録（会議録，事業記録，訪問記録など），各統計資料，健診など各種検査データ分析，事実情報（自主組織の新結成，利用可能サービスの量的な増加，質的向上など）を用いて測定する。

D 健康教育のツール

健康教育は，保健活動のなかで主要な位置を占めている。健康教育をプランニングするには，対象者の健康問題の把握とニーズをアセスメントし，目標を設定し，方法を決めることから始まる。多くの場合，プログラム内で伝えたい情報をより効果的に伝えるためにポスターやパンフレットなどの教材・教育媒体を活用する。この教材・教育媒体を「ツール」とよぶ。

ツールは，興味を駆り立て，学習したいと思わせるために大切である。教材には5用件（①具体性：具体的にイメージができたり，実際に調べたり，体験できるもの，②意外性：対象者はそうだと思っているが，実は間違っていたり，曖昧で正確に理解していないものやまったく頭に入っていないもの，③現実性：

対象者の生活や生き方と深く結びついているもの，④発展性・関連性：関連する問題にも波及でき，より真実を明らかにしていくことができるもの，⑤検証可能性：なるほどと実証できるもの）があり，具体性，意外性，現実性は対象者の興味づけをすることに，発展性・関連性，検証可能性は思考力を高めることにかかわっている。

　パンフレットやポスターなどの教材の作成やデザインの考案から検討することもある。現在は，情報化社会であり，各健康課題における健康教育を実践するために必要な教育媒体をインターネット上などでも入手することができる。

E　ITの活用と健康教育

　現在では，スマートフォンなどの**情報技術**（information technology：**IT**）の発達によって，様々な健康情報を容易に獲得できるようになった。また，実際にアプリ（application software）や携帯電話のメール機能を活用して健康教育を実践している例がたくさんある。一例をあげると，ヘルスケア・コミッティーは，個人の健康状態に合った健康情報・健康教育情報の提供や，管理栄養士による生活習慣改善指導のプログラムを提供している。QUPiOというシステムで健診・問診・レセプトデータなどを管理し，これを通じて健保からのお知らせや健康アドバイス，健康教育・情報発信なども行っている[15]。このように，パソコン・携帯電話・電子メール・インターネットなどの情報通信の方法を健康教育の主要なツールとして活用し，生活習慣改善や疾病予防を支援する取り組みが増えてきている。たとえば，糖尿病においても，看護師らが主体となり，電話やFax，ITを活用した療養指導，患者教育の普及も進んでいる[16]。

　また，地域や職場の保健師らが主体となり，健康教育を展開するにあたってITを活用することによるメリットは，データ管理の効率化・プログラムの個別化があり，特に地域では働きかける住民層の広がりもあげられる。一方，IT健康教育導入を妨げる要因は，予算・マンパワー・利用できるプログラムの不在ということもあり，今後の課題である。したがって，現場の実態やニーズを踏まえた，対象者にとって望ましいプログラムの研究開発などがITを用いた健康教育の推進につながる。

　こうした取り組みは今後さらに増えていき，われわれは気軽に健康教育を実践することができるようになるであろう。

III ライフサイクルにおける健康教育

A ライフサイクル上の発達課題と健康問題

1. ライフサイクルとは

ライフサイクル(life cycle)は,一般に個人の出生から死に至るまでの周期的な変化を表す過程として用いられ[17],次の世代へ生活様式が受け継がれて繰り返されていくことである。予防活動においてライフサイクルの視点をもつ意義として,「健康生活上の問題は,ライフサイクルの進行に伴って変化し,ライフサイクルを捉えることで早い時期からの対応策を講じることができる」[18]といえる。

2. ライフサイクルにおける発達課題と健康問題

1 エリクソンの発達段階と発達課題

オーストリアの精神科医フロイト(Freud, S.)の心理性的発達理論を基礎に,エリクソン(Erikson, E. H.)は人生を8つの段階に分け,それぞれで解決すべき発達課題があるとし[19],それぞれの発達課題のポジティブな側面とネガティブな側面をあげている(表 2-6)。

2 ライフサイクル上の健康問題

以下,乳児期,幼児期,学童期,青年期,成人前期,成人後期,老年期に分けて健康問題と健康教育について解説する。

❶ 乳児期,幼児期の健康問題と健康教育

(1) 乳児期の発達の特徴

乳児期は,外界への急激な環境の変化に対応し,著しい心身の発達とともに,生活リズ

表2-6 エリクソンの発達段階と発達課題

年代	発達課題 ポジティブな側面:ネガティブな側面	導かれる要素
Ⅰ. 乳児期(生後1年まで)	基本的信頼:基本的不信	希望
Ⅱ. 幼児前期(2~3歳)	自律性:恥,疑惑	意思
Ⅲ. 幼児後期(遊戯期)(4~5歳)	積極性(自発性):罪悪感	目的意識
Ⅳ. 学童期(6~12歳)	生産性(勤勉性):劣等感	適格性
Ⅴ. 青年期(思春期~青春期)	同一性:同一性拡散(役割の混乱)	忠誠心
Ⅵ. 成人前期(前成年期)	親密さ:孤独	愛
Ⅶ. 成人後期(壮年期)	生殖性:停滞	世話
Ⅷ. 老年期	自我の完全性:絶望	英知

ムの形成を始める時期である。特に，視覚，聴覚，嗅覚などの感覚は鋭敏で，泣く，笑うなどの表情の変化や，からだの動き，「あーうー」「ばぶばぶ」といった喃語（まだ言葉にならない段階の声）により，自分の欲求を表現する。保護者など特定の大人との継続的なかかわりにおいて，愛され大切にされることで，情緒的な絆（愛着）が深まり情緒が安定し，人への信頼感をはぐくんでいくが，特にスキンシップが大きな役割を果たすといわれている。乳児は，この基本的な信頼感を心の拠りどころとし，徐々に身近な人に働きかけ，歩行の開始などとともに行動範囲を広げていく。

(2) 幼児期の発達の特徴

幼児期になるにつれ，身近な人や周囲の物，自然などの環境とのかかわりを深め，興味や関心の対象を広げ，認識力や社会性を発達させていくとともに，食事や排泄，睡眠など基本的な生活習慣を獲得していく。また，子ども同士で遊ぶことなどを通じ，豊かな想像力をはぐくむとともに，自らと違う他者の存在や視点に気づき，相手の気持ちになって考えたり，時には葛藤をおぼえたりする。このように，自分の感情や意志を表現しながら，協同的な学びを通じ，十分な自己の発揮と他者の受容を経験していく。こうした体験から，道徳性や社会性の基盤がはぐくまれていく。

(3) 乳幼児期の発達課題

現在のわが国における乳幼児期の子育てを取り巻く状況については，様々な課題が指摘されている。たとえば，少子化や都市化の影響から，家庭や地域において，子どもが人や自然と直接に触れ合う経験が少なくなり，この時期の子どもにふさわしい生活リズムを獲得しにくいことなどがあげられる。さらには，家族や地域社会のあり方が変化するなかで，不安や悩みを抱える保護者が増加していること，また保護者の養育力の低下や児童虐待の増加なども指摘されている[20]。

これらを踏まえて，乳幼児期における子どもの発達において，重視すべき課題として，以下の点があげられている。

- 愛着の形成
- 人に対する基本的信頼感の獲得
- 基本的な生活習慣の形成
- 十分な自己の発揮と他者の受容による自己肯定感の獲得
- 道徳性や社会性の芽生えとなる遊びなどを通じた子ども同士の体験活動の充実

(4) 乳幼児期の健康教育

乳幼児期の健康教育では，子どもの気持ちを受け止め，子どもが安心できる人間関係や環境をつくることが重要である。乳児期は子どもが泣いていることに対して，おむつの交換，授乳，抱くなどのニーズを満たすこと，幼児期は子どもとのスキンシップ，一緒に食事をする，本を読み聞かせる，公園に行くなどをとおして，家庭が安心できる環境（基本的信頼に基づく環境）であることを子どもが体感することが求められる。

幼児は不慮の事故死が多いので，風呂や洗濯機，コンセント，ボタン電池やたばこの吸

殻などに注意し，安全な環境を整えると同時に，これらが危険であると教える安全教育や，食事，排泄などの基本的生活習慣に対する教育が必要となる[21]。

❷ 学童期，青年期の健康問題と健康教育

学童期は一般に小学生の時期を指し，疾病罹患率が低い時期である。青年期（思春期～青春期）は，第2次性徴が出現し，ホルモンの変化により精神的に不安定になりやすい時期である。この時期は大人への移行期と考えられており，アイデンティティの獲得に向けて模索している。アイデンティティの形成においては，人が一人前の大人として出ていく準備期間が大変重要な役割を果たすとしている。形成する前の模索段階として，自分の進路などの決定についてや，社会的な責任・義務を果たすことを猶予された期間をモラトリアムという。これは青年期の特徴である。学童期，青年期は心身の成長・発達が著しい時期であり，社会的関係も親や家庭から学校の教師や友達へと広がっていく。青年期は，性的欲求が高まり，喫煙や飲酒への誘惑も多くなる[21]。

学童期，青年期の健康教育としては，以下の点がポイントとなる[22]。

(1) 子どもとよく話をする

認知能力などが発達途上で，人生経験が浅いこともあり，何が起こるのかを予測することが困難である。話をすることによって何がストレスなのか，どうしてほしいのかがわかるため，子どもとよく話をすることが大切である。

(2) 健康にとって望ましい知識を理解させる

自分の身体に関心をもつ時期であるため，性行為，過食やダイエット，喫煙，飲酒，麻薬などを含め，行動のもつ意味や行動がもたらす結果などをよく説明し，健康に関する知識を理解させる。

(3) 運動など熱中できることをさせる

精神的に不安定になりやすい時期なので，運動や趣味などに熱中し，ストレスを発散させる。

(4) 規則正しい食事や生活をさせる

心身の成長が著しい時期であるため，規則正しい食事や生活が必要である。子どもが一人で食事をする回数を少なくする。

(5) 様々な体験をさせる

子どもは失敗を恐れずに様々な体験をすることが必要であり，克服体験はその後のストレス対処のためにも重要である。

❸ 成人前期の健康問題と健康教育

成人前期（前成年期）は精神的，身体的な機能が充実し，「健康な家庭」をはぐくむ大切さを学び，実践する時期でもある。今までの家庭や学校を中心とした環境から自立していく時期であり，就職，結婚，出産，子育てなどにより，生活形態が大きく変化し，社会的に最も活動的である。

一方，仕事，育児などに多忙で，自らの健康への意識が低下する時期であり，ほかのラ

イフステージより朝食欠食の割合および野菜をほとんど食べない割合が高くなる。また，運動をする人としない人がはっきり分かれ，ストレスを感じている人が多くなる。また，喫煙習慣や飲酒習慣をもつ人が多く，同様にう歯も多く，歯周病が急増する。特に女性は，出産前後の歯および口腔ケアが不十分になる場合があり，注意が必要である。

　成人前期の健康教育としては，以下の点がポイントとなる。

- 朝食をしっかり摂り，飲食の量や質，時間に注意し，自分の適正体重を知り，無理なダイエットや不必要なダイエットをしない。
- 週1回以上，運動する習慣を身につけ，日常生活で歩数を増やしたり，時間や場所に関係なく手軽にできる自分に合った運動の機会をもつように心がける。
- 自分に合ったストレスへの対処法を身につけ，心身の疲労を回復させ，充実したゆとりの時間をもつことや睡眠がとれるように心がける。
- 仕事や家事，育児だけでなく，生きがいをもち，心の悩みを感じたら，一人で悩まずだれかに相談できるよう，相談機関なども確認しておき，心の不調に早めに気づくようにする。

❹ 成人後期の健康問題と健康教育

　成人後期（壮年期）は，精神的，身体的な機能が徐々に低下していき，健康について気になり始める時期であり，更年期による体調の変化や退職などによる生活環境の変化など，身体的，精神的，社会的に大きく変化を迎える。また，老年期に向けて自らの健康や生活の設計を考え始めると同時に，社会における重要性（責任）が増す時期でもある。

　成人前期同様，結婚，出産，子育てなどにより生活形態が大きく変化し社会的に最も活動的であるが，親の介護などをとおして自らの老後に向けて健康を考え直す時期でもある。また，QOLを維持し，豊かに暮らせるよう社会との交流を図り，社会的役割をもつことが大切な時期である。

　健康問題としては，疾病の指摘を受ける割合が高くなり，体力低下，筋量減少，栄養過多，運動不足などから生活習慣病になりやすく，また，最もストレスのたまりやすい時期である。歯の喪失が始まり，咀嚼機能の低下が始まる。生活習慣病の指摘を受ける人が多くなり，健康診査やがん検診などの受診率が低く，病気の重症化もみられてくる。

　成人後期の健康教育としては，以下の点がポイントとなる。

- 適正体重を維持できるよう飲食の量や質，時間に注意し，野菜の摂取を意識し，主食，主菜，副菜を組み合わせて食事を摂り，外食の利用や食品の購入の際に栄養成分表示などを参考にすることを心がける。
- 健康のために「身体を動かそう」という気持ちをもち，歩く習慣を身につけ日常生活における歩数を増やしたり，自分に合った運動に取り組み，週1回以上，運動する習慣を身につける。
- 自分に合ったストレスへの対処法を身につけ，疲労を回復させるために，充実したゆとりの時間や睡眠をとるようにする。

❺ 老年期の健康問題と健康教育

　老年期は，社会的には人生の完成期で，生きがいをもって余生を楽しむ時期である一方，精神的，身体的な老化が進み，健康問題が大きくなり，寝たきりや認知症などの介護を必要とする人が増加する。また，豊かな人生経験と，それまで培ってきた知識などを地域社会で生かすなどの取り組みが可能となり，QOL を維持し豊かに暮らせるよう社会との交流を図り，社会的役割をもつことが大切となる。

　健康問題としては，低栄養となりやすく，外出機会が減り，孤独な生活を送る人が増え，歯の喪失が急増し，咀嚼機能および嚥下機能の低下がみられる。嚥下機能の低下により口腔内が不衛生になりやすいため，誤嚥による肺炎や窒息の危険性が高まり，生活習慣病の発症および重症化が増加する。

　老年期の健康教育としては，以下の点がポイントとなる。

- 食事が簡素化しやすくなるため低栄養状態に注意し，量より質を大切にした食事が重要であることを伝え，主食，主菜，副菜を組み合わせ，良質なたんぱく質やビタミン，ミネラルを十分に摂取し，家族や友人との食事の時間を楽しむよう支援する。
- 健康のために「身体を動かそう」という気持ちをもち，買い物や散歩など，積極的に外出することで日常生活における歩数を増やし，過度の負担にならない，自分に合った運動に取り組み，身体を動かすことを続けられるようにする。
- 家庭内外の危険な場所をチェックし，転倒防止を心がける。
- 地域で社会的な活動などに参加し，人との交流を図り生きがいのある生活を送る。豊かな人生経験や，それまで培ってきた知識などを生かし，地域活動に貢献し，QOL を維持し，社会との交流のなかで生きがいをもって豊かに暮らせるよう支援する。

B エイジズムと健康

　パルモア（Palmore, E. B.）は，**エイジズム**（ageism）を「ある年齢集団に対する否定的もしくは肯定的偏見または差別」[23]と定義した。すなわち，エイジズムは年齢に根ざした抑圧や排除を示す用語であり，実際に高年齢層への差別や偏見を指し示す傾向にある。そこで，高齢者を画一的，固定的にとらえるこのエイジズムの観念を崩していく必要がある[24]。エイジズムの克服は，高齢者の権利擁護にかかわってくる。「年寄りは厄介だ」「生きていても意味がない」「認知症になったら何もわからない」などの考えが，介護放棄などの虐待につながる可能性さえある。

　人はだれもが自分らしく生きたいと願っているが，高齢になると，まだ能力があるのに能力を発揮する機会が減り，あきらめてしまう傾向がある。生きる気力が乏しく，日頃から家族に依存しがちで，自分が使う介護サービスについて尋ねられても，「息子か嫁に聞いてくれ」と決定をゆだね，家族の意見に従って行動する人が多い。

　ふだんから自らの考えに基づいて行動し意思表示をしていれば，権利侵害を受けること

も少なくなり，受けたときに発言でき，虐待の予防につながる。高齢者がエンパワメントすること，すなわち自信を回復し，もてる力を発揮する手段の一つとして，要介護高齢者のボランティア参加などが考えられる。たとえば，身体が弱ってもできることをしたいと望み，足が不自由で手押し車を押しながら独居高齢者らに安否確認の電話をかける活動をする女性や，マスコット作りや古切手整理をするために特別養護老人ホームから通ってくる女性もいる。このように，年齢を重ねても社会に参加し，だれかの役に立ちたい，生きがいをもちたいと願う人たちがいる。その願いが実現できる社会になれば，エイジズムも少しずつ解消されていくと考える。

IV 健康行動に必要な理論

A 健康行動とは

健康行動とは，実際の健康状態のいかんにかかわらず，自らの健康の保持・増進のために行うあらゆる行動を指すが，これには客観的にみて効果がある場合もない場合もある[25),26)]。具体的にいえば，「保健行動の維持・回復・増進に関連する行動パターン，外部からの観察が可能な行為や習慣であるとし，信条や期待，動機，価値や知覚などの個人の属性や人格や感情などの外部から観察ができない認知的要因も関連する明確な行動パターンと習慣である」[27)]と定義されている。また，健康の維持・回復のために不適切な行動を望ましい行動に改善することを行動変容という。

このように，健康行動は個人の行為だけでなく，集団や組織の行為を指し，こうした行為の決定因子，関連性，結果をも意味している。この結果には，社会変化，政策の計画と実施，対処技術の向上，QOLの改善が含まれている[28)]。

B 健康行動理論

1. 健康信念モデル（ヘルスビリーフモデル）（図2-2）

健康信念モデルは，**保健信念モデル**あるいは**ヘルスビリーフモデル**（health belief model）ともよばれる健康行動理論の一つであり，1960年代に提案され，現在も広く活用されているモデルである。このモデルは，人が病気の予防や早期発見のプログラムに参加しない理由を解明しようとしたことから始まったが，その後，実践的に研究が積み重ねられ，予防行動だけでなく，疾病の治療や管理なども含まれる健康行動に拡大・発展してきたものである。

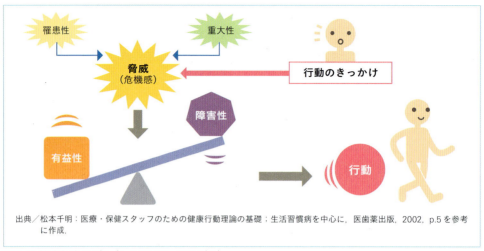

出典／松本千明：医療・保健スタッフのための健康行動理論の基礎；生活習慣病を中心に，医歯薬出版，2002，p.5 を参考に作成．

図2-2 健康信念モデル（ヘルスビリーフモデル）

健康信念モデルでは，人が健康に良いとされる行動をとるには，脅威を認識すること（危機感を感じること）と行動のメリット（プラス面）とデメリット（マイナス面）のバランスの2つを必要条件としてあげている。

1 脅威の認識

脅威の認識とは，「こわい！　何とかしなきゃ！（このままではまずい）」と感じることである。人は，罹患性と重大性の2つを感じることで脅威を認識する。罹患性とは，自分は病気や合併症になる可能性がある（「病気になるかも…」）と感じることであり，重大性とは，病気や合併症になることは重大なことだ（「大変なことになるかも…」）と感じることである。このどちらか一方だけでは，脅威の認識は高まらない。

たとえば，「このままの食生活を送っていたら糖尿病になってしまう（罹患性）」と感じていても，「糖尿病になってもどうってことない（重大性）」と思っていると脅威の認識は高まらない。同様に「糖尿病になったら大変だ（重大性）」と感じていても，「自分は糖尿病にはならないだろう（罹患性）」と感じていれば脅威の認識は高まらない。この両者をともに感じることで脅威を認識する。

2 行動のメリットとデメリットのバランス

人は，その行動をとることによるメリットとデメリットを照らし合わせて行動している。メリットは健康信念モデルでは「有益性」といわれ，「間食をやめて減量すれば，糖尿病になるリスクが減る」や「禁煙すれば肺がんのリスクが減る」など，その行動をとることで脅威の認識が低下すると感じることを示している。デメリットは「障害性」といわれ，「間食をやめると楽しみがなくなる」「たばこを止めるとストレスがたまる」など，楽しみや時間，費用などが障害となって，その行動をとることの妨げとなることを示している。

3 行動のきっかけ

上記2つの条件に加え，健康信念モデルでは行動のきっかけが影響を及ぼすとされている。行動のきっかけは，自分で症状などを自覚する内的きっかけと，保健医療従事者や家族，友人からの勧めや，マスメディアからの情報などの外的きっかけがある。同じ出来事であっても，本人がそれをどうとらえるかによってきっかけとなるかどうかが違ってくるものである。

4 支援のポイント

以上のように，健康信念モデルでは，罹患性，重大性，有益性，障害性が重要な要素である。これらはすべて，その状況を本人がどう感じるかということである。すなわち，患者の行動変容につながる健康教育には，患者がその健康行動をどのように感じているかをとらえ，その行動をとることにメリットが感じられるよう支援する必要がある。

2. 変化のステージモデル

変化のステージモデル（**transtheoretical model**）は，プロチャスカ（Prochaska, J. O.）とディクレメンテ（DiClemente, C. C.）によって開発されたモデルである。このモデルは，1980年代前半に禁煙の研究から導かれたものであったが，その後，食生活や肥満など幅広い健康行動に拡大・発展してきたものである。

1 行動変容のステージ

変化のステージモデルでは，行動変容は1つのプロセスであると考え，健康行動に対する本人の考えや実行状況によって，5つのステージに分類されている（図2-3）。

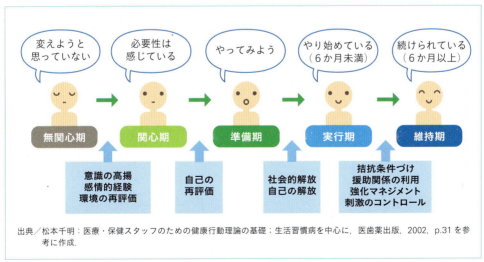

出典／松本千明：医療・保健スタッフのための健康行動理論の基礎；生活習慣病を中心に，医歯薬出版，2002, p.31を参考に作成．

図2-3 ステージに応じた支援

①無関心期：6か月以内に行動を変える意思がない時期
②関心期：6か月以内に行動を変える意思がある時期
③準備期：1か月以内に行動を変える意思がある時期
④実行期：行動が変化してから6か月未満の時期
⑤維持期：行動が変化してから6か月以上の時期

　人の行動は，これらのステージを通過して変化し，それを維持していく。しかし，通過するプロセスは一方向ではなく，どのステージからもプロセスに入ることができ，前のステージに戻ることや，打ち切られる場合もある。支援者は対象者が現在どのステージにいるかを把握し，そのステージから次にうまく進むことができるよう支援する。

2 行動変容のプロセス

　対象者が次のステージに進み，維持できるようになるために10の変容プロセスがある。①〜⑤は認識や感情に関するプロセスであり，⑥〜⑩は行動に関するプロセスである。無関心期や関心期などの早い段階のステージでは認識や感情に関する支援が行われ，行動に関する支援が後のステージに行われると有効であるといわれている。そのため，支援は対象者のステージに合わせて行う（図2-3）。

①意識の高揚（気づきを得る）：健康問題に関する情報を集めて理解し，自分の問題行動を意識する。

②感情的経験（ドキッとする，「まずい」と感じる）：問題行動を変えないことによって引き起こされる健康への脅威を感じて，ネガティブな感情（恐怖，不安，心配など）を経験する。

③環境の再評価（周囲への影響に気づく）：問題のある行動を続けることや，健康のために行動を変えることが，身近な人や社会的・物理的な環境にどのような影響を与えるかについて考え，再評価する。

④自己の再評価（自分の将来をイメージする）：問題行動を続けることや，健康行動をとることが自分にとってどういう影響を及ぼすかをイメージして，再評価する。

⑤社会的解放（社会の動きを知る）：健康的な行動が評価される社会であることや，行動を起こしやすい社会であることに気づき，社会や環境が変化していることを知る。

⑥自己の解放（コミットメント）（決意して宣言する）：行動を変えることを選択・決意し，その行動ができると自分の能力を信じ，その決意を周囲に表明する。

⑦拮抗条件づけ（代替行動を学習する）：問題行動の代わりになる健康的な考え方や行動を取り入れる。

⑧援助関係の利用（サポートを得る）：健康行動をとるためのソーシャルサポート（社会的支援）を求めて利用する。家族や友人などのインフォーマルな支援も含む。

⑨強化マネジメント（褒美，報酬を得る）：行動を変えたことに対して自分自身に褒美を与えることや，他人から褒美をもらう。

⑩刺激のコントロール（きっかけをコントロールする）：健康行動のきっかけにつながることを

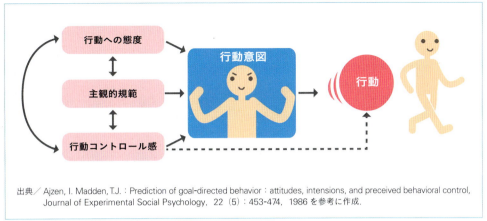

出典／Ajzen, I. Madden, T.J.：Prediction of goal-directed behavior：attitudes, intensions, and preceived behavioral control, Journal of Experimental Social Psychology, 22（5）：453-474, 1986 を参考に作成.

図2-4 計画的行動理論の概略図

増やし，問題行動のきっかけになる刺激を避ける。

3. 計画的行動理論

計画的行動理論（theory of planned behavior）は，フィッシュバイン（Fishbein, M.）とエイゼン（Ajzen, I.）が1975年に提唱した合理的行動理論を発展させた理論であり，どちらの理論においても，人が行動を起こすには「その行動をやろう」と思う行動意図が最も重要であるとしている（図2-4）。

行動意図は，本人の行動への態度と，周囲の期待に従おうと思う主観的規範によって影響され，さらにその行動をコントロールすることができると思う行動コントロール感も影響する一因となる。計画的行動理論は，合理的行動理論に行動コントロール感を加えたものである。行動意図を高め，行動につなげていくためには，以下の3つの要素（行動への態度，主観的規範，行動コントロール感）を高められるよう支援していくことが重要である。

▶ **行動への態度** その行動に対しての個人的な評価である。その行動をとることが，自分にとってメリットがあると感じられるかどうか，行動をとった結果が自分にとって価値があると感じられるかどうかの評価である。

▶ **主観的規範** 周囲の人がその行動をするべきと思っていると感じる，またその人たちの気持ちにこたえたいと思うという社会的な人間関係のなかで生じる要素である。

▶ **行動コントロール感** 自分はその行動をとることができると思うことであり，その行動をとることにつながる知識や技術をもっており，それらがその行動を簡単にしてくれると感じられることである。

計画的行動理論を用いた支援の例

1. 事例紹介

Aさん，60歳，男性，喫煙歴：1日10本×40年。

今まで何度か禁煙しようと思ったが，特に自覚症状もなく，禁煙するとイライラするので，数日で再喫煙していた。Aさんは妻と息子夫婦

と同居しており，最近孫が生まれた。息子から「孫の健康に悪いからたばこを吸った後は近寄らないでほしいし，やめてほしい」と言われた。最近受けた健康診断で呼吸機能の低下を指摘され，階段の上り下りで息切れを感じていた。

健康診断後の面接で，Aさんから「禁煙すれば少しは息苦しさが良くなりますか？　孫も生まれたので，孫が大きくなるまでは元気なおじいちゃんでいたいのですが，今からでも禁煙すれば何か良い効果はありますか？　受動喫煙もからだに悪そうですね。ただ，禁煙はまた失敗しそうで心配です」という発言があった。

2. Aさんの今の状態

Aさんは「禁煙をしてみよう」という行動意図が芽生えてきている。禁煙がからだに良いと思っているが，実際にどのような状態になるのかが明確ではなく，行動への態度は，そこまでポジティブになっていない。禁煙に対しては，失敗した経験から不安を訴えており，行動コントロール感は低い状態といえる。

一方で，孫の誕生により自分が禁煙することを家族が期待していると感じており，Aさんもその期待にこたえたいという思いがあることから，主観的規範は高まっているといえる。

3. Aさんに対する支援

健康診断後の面談でかかわった看護師は，Aさんに禁煙によって改善される呼吸機能のデータやそのほかの健診結果，健康状態との関連を説明した。禁煙は，Aさんの自覚症状の改善や，今後，孫の成長を見守っていきたいという願いをかなえることにつながるというメリットを伝え，行動への態度がポジティブになるよう支援した。禁煙の方法については，禁煙に失敗したときに何が問題になったか，どんなことが難しいと感じているかを話し合い，ニコチン依存によって生じるイライラ感に対する薬の処方や禁煙サポートを受けられる禁煙外来を紹介し，Aさんの行動コントロール感を高めた。

Aさんは「サポートを受けながらなら禁煙できると思いますし，これからも元気なおじいちゃんでいられるよう今日から禁煙しようと思います」と発言した。

4. 自己効力感

自己効力感（self-efficacy）は，バンデューラ（Bandura, A.）が 1990 年代に提唱した概念で，「自分はうまくやることができる」という行動への自信をいう。バンデューラは，社会的認知理論（社会的学習理論の発展）のなかで，人間の行動は，個人的要因と環境，行動が相互に影響し合っており，そのなかでも個人的要因である「その行動に対する自分自身の能力のとらえ方」を重視した。

バンデューラは，人間の行動は，「自分の行動が望ましい結果をもたらす」という結果予期と，「自分はその行動をうまくやることができる」という効力予期の 2 つが重要な決定要因になるとしている。たとえば「運動をすると減量につながる」という結果予期が高められていても，「運動を続ける自信がない」という効力予期が低ければ運動を続けるという行動を起こす可能性は低くなる。反対に運動は続けられる（効力予期）と思っていても，減量にはつながらない（結果予期）と思っていると，減量目的での運動にはつながらない。両者がそろうと行動を起こす可能性が高まるが，結果予期より効力予期を高める働きかけのほうが有効であるといわれている（図 2-5）。

自己効力感は，表 2-7 の 4 つの情報源（遂行行動の達成，代理的経験，言語的説得，生理的・情動的状態）によって生み出される。これらの情報源を組み合わせながら支援していくことで自己効力感を高めることができる。

▶ **遂行行動の達成**　うまくできた経験を積み重ねる。

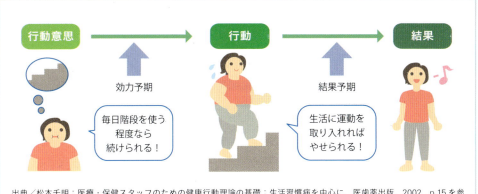

出典／松本千明：医療・保健スタッフのための健康行動理論の基礎；生活習慣病を中心に，医歯薬出版，2002，p.15を参考に作成．

図2-5 結果予期と効力予期

表2-7 自己効力感に影響する4つの情報源と方略

	自己効力感を高める情報	自己効力感を下げる情報	方略
遂行行動の達成	・自分で行動し達成できたという成功体験の累積	・失敗体験の累積 ・学習性無力感	・行動形成（シェイピング法） ・ステップバイステップ法
代理的経験（モデリング）	・自分と同じ状況で，同じ目標をもっている人の成功体験や問題解決法を学ぶ	・条件のそろっている人ができているのを見聞きする	・モデリングの対象を選ぶ ・方法論を教える
言語的説得	・専門性に優れた魅力的な人から励まされたり褒められたりする ・きちんと評価される ・言葉や態度で支援され，「信じられている」「認められている」と感じる ・課題となっている行動を推奨する文化（社会的雰囲気）がある ・自己暗示をかける	・やっていることを認めてもらえない ・一方的に叱責される ・無関心を示されたり無視されたりする	・契約書（相互契約の確認書）を取り交わす ・患者自身がアクションプランを立てるのを援助する ・アドボカシー ・自己強化
生理的・情動的状態	・課題を遂行したときに，生理的・情動的に良好な反応が起こり，それを自覚する ・「できない」という思い込みから解き放たれる	・疲労，不安，痛み，緊張，空腹 ・マイナスの思い込み	・気づきを高める ・思い込みを論破する ・リラクセーション ・ポジティブシンキング ・リフレイミング

出典／安酸史子：糖尿病患者のセルフマネジメント教育；エンパワメントと自己効力，改訂2版，メディカ出版，2010，p.113より改変．

支援方法：「できた」という体験が得られるよう小さな目標を積み重ねる（ステップバイステップ法）など．

▶ **代理的経験（モデリング）** ほかの人がうまくやるのを見る．

支援方法：対象者の能力や状況が似ているモデルを提示する．

▶ **言語的説得** 「あなたならできる」と言ってくれる周囲の人がいる．

支援方法：言葉で称賛したり認めたりする．

▶ **生理的・情動的状態**　「楽しかった」「さっぱりした」などのポジティブな体感をもつ。
支援方法：良い行動をしたときに感じたポジティブな感情を認知できるよう引き出す。

C　ナッジの考え方

　2010年にイギリスで，行動経済学の立場からナッジ（nudge）の考え方が提案され，近年，政府の報告書に採用されるなど，欧米やわが国での健康政策に導入されている。

　ナッジとは，人に強制することなく，自ら意思決定して望ましい行動に誘導するという手法である。たとえば，食品や外食のメニューに栄養成分を表示する，社員食堂での定食に野菜料理を必ずセットする，食品産業の協力を得て加工食品中の塩分を減らす，歩道や自転車道を整備する，たばこの箱にたばこの害を訴える写真付きの警告表示を入れる，がん検診や禁煙治療の無料クーポンを配布するなどがある。

　ナッジの考え方では，介入レベルを8つに分類した「介入のはしご」という枠組みを用いている（表2-8）。介入レベルは，レベル1が最も高く，レベル8が最も低くなっており，はしごを1段ずつ上るような目標設定になっている。

　以下，ナッジを採用して，たばこ対策を検討した報告を紹介する[29]。すなわち，何もしないレベル8から，教育・啓発普及（たばこのパッケージに肺がん患者の写真を入れ警告するなど）のレベル7，選択できる禁煙プログラムを提供するレベル6，禁煙できないことを意思表示するレベル5，金銭的なインセンティブを与えるレベル4，たばこ税を引き上げるレベ

表2-8　介入のはしご（a ladder of interventions）

レベル1	選択させない：選択肢から完全に除去するべく規制する 例）ある種の薬物の禁止
レベル2	選択を制限する：人々が選ぶことのできる選択肢を制限する 例）公共の場所での喫煙を禁止する
レベル3	逆インセンティブにより選択を誘導する：金銭的あるいはその他の逆インセンティブにより人々をある行動をさせないように影響を行使する 例）たばこ税の引き上げ
レベル4	インセンティブにより選択を誘導する：金銭的あるいはその他のインセンティブにより人々をある行動をさせるように誘導する
レベル5	デフォルトを変えることによる選択を誘導する：より健康な選択肢をデフォルトとして人々がそれを選択しやすいようにする 例）臓器移植における臓器提供をオプトインではなくオプトアウトとする 例）サイドディッシュとしてサラダをデフォルトにする
レベル6	選択を可能とする：選択を可能とするよう環境を整えるなど 例）無料の禁煙プログラムを提供する 例）サイクリング用のレーンを設ける 例）食品の栄養成分表示やレストランでメニューにカロリーの情報をつける
レベル7	情報を提供する：教育・啓発普及
レベル8	何もせずに現状モニターする

介入レベルはレベル1で最も高く，レベル8で最も低い。
出典／大島明：たばこ対策におけるナッジ（Nudge）の採用とその限界，保健の科学，55（5）：321-325，2013．（英国公衆衛生白書の図2.1と英国上院委員会の報告書の表1を合成して大島が作成）

ル3，公共の場で喫煙を制限するレベル2，選択させないレベル1の段階となっている。

D 危機理論

危機理論（crisis theory）は，1940年代から1960年代にかけてリンデマン（Lindemann, E.）やカプラン（Caplan, G.）らによって構築された理論で，心理的危機的状況をとらえ，**危機**（crisis）に陥っている人に対する援助の方向性を示した。この理論で示される危機とは，習慣的に用いている問題解決法では対処しきれないほどの困難な状態をいう。カプランは，「危機とは不安の強度な状態で，喪失に対する脅威，あるいは喪失という困難に直面してそれに対処するには自分のレパートリーが不十分で，そのストレスを対処するのにすぐ使える方法をもっていない時に経験するものである」[30]と述べている。

1. 危機の段階

人は人生において重要な目標達成を妨げる**危機的状況**に直面したとき，いつも行っている習慣的な解決方法を用いてこの事態を乗り切ろうとする。しかし，いつもの解決方法によって克服できず努力が報われなかった場合，不安や抑うつ状態となり精神的な健康が失われ，最終的に不適応状態となる。これは決してまれなことではなく，日常生活の場面で多く発生することである。

危機となる出来事は，危機に陥る数日前から数週間前に起こっているといわれている。危機的状況にある人は混乱状態にあり，不快な感情をもち，援助を求めようとする。心理的バランスを崩しているときは他人からの影響を受けやすく，動揺しやすい状態であるため，医療者としてかかわる場合，そのことを十分に理解しておく。

2. 危機の種類

危機には発達的危機と状況的危機がある。状況的危機は，社会的危機と偶発的危機に分けられる。

1 発達的危機

人は発達段階においてそれぞれ課題をもっている。その課題に適応しようとして**ストレス**（stress）が高まり，危機的状況に陥るが，その課題をクリアすることで危機を乗り切り，次の段階へと進み，成熟していく。エリクソン（Erikson, E. H.）は人生を8つの段階に分け，その時期の発達課題を示している[31]（表2-6，p.90参照）。

2 状況的危機

状況的危機には，様々なライフイベント（別離，離婚，失業，借金など）による社会的危機と，地震，噴火，津波などの自然災害や，事故，犯罪被害などの人的被害による偶発的危

機があり，こうした出来事によって身体的，心理的に安定した状態が脅かされる。

❶社会的危機

個人の心理的均衡や家族の恒常性を乱すような状況をいい，失業，離婚，別離，喪失，身体疾患の発症・悪化などのライフイベントによる危機的状態である。こうした日常生活のなかでの心理的な悩みやいらだちなどを日常いらだち事という。ホームズ（Holmes, T. H.）らは，配偶者の死を100とした場合，離婚73，夫婦別居65，刑務所などへの収容63，近親者の死亡63，本人の大きなけがや病気53など，それぞれのライフイベントに対するストレス度（評定値）を表している[32]。

❷偶発的危機

地震，大洪水，火事，事故，犯罪の犠牲者になるなど，自分の責任の及ばない，思いがけなく遭遇する状況による危機をいう。

3. 危機モデル

1 カプランによる危機モデル

カプランは，危機には以下の4段階があると述べている[33]。

❶第1段階

刺激の衝撃からくる最初の緊張の高まりにより，習慣的な問題解決反応が起こる。

❷第2段階

問題解決に成功しなかったり，刺激が持続したりすることによって緊張の高まりや混乱，無気力となる。

❸第3段階

さらに緊張が続くと，内的・外的様々な方法で緊急の問題解決を試みる。問題は解決されるかもしれないし，されないかもしれない。

❹第4段階

問題が持続し，解決することも回避することもできない場合，緊張はさらに境界を超えて高まり，負担が増大して破滅点にまで達し，破綻や病的パターンが生じる。

2 アギュララによる危機モデル

アギュララ（Aguilera, D. C.）の危機モデルでは，危機は一般的に4～6週間の経過をたどることから，危機調整活動の期間を平均4週間程度としている。このモデルにおける目標は直面する危機を解消することで，個人が危機の前の機能遂行レベルまで回復していけることとしている。

❶危機調整活動

一般的アプローチと個別的アプローチがあり，それらは相互に補完し合っている。一般的アプローチが，特定の種類の危機がたどる特有の経過に焦点を当てているのに対し，個

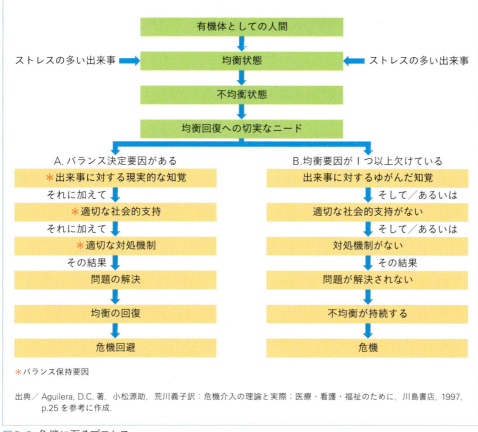

図2-6 危機に至るプロセス

別的アプローチは危機にある個人のプロセスを重視している。個別的アプローチは個人とその問題の評価，治療的な調整活動の計画立案，調整活動の実施，危機の解消と予期的計画立案という段階で行われる。

❷ **危機に至るプロセス**（図2-6）

アギュララは，人がどのようにして危機に至るのかというプロセスを提示した[34]。また，バランス保持要因として，ストレスを生じる出来事に対する知覚，活用できる社会的支持，対処機制という3つをあげ，この要因がそろっている場合には危機回避が可能だが，そろっていない場合に危機に至ると述べている。

3 フィンクの危機モデル

フィンク（Fink, S. L.）は，外傷性脊髄損傷によって機能不全に陥った事例をもとに，突然の環境変化や突発的な衝撃にさらされ，通常の対処機制では軽減できない危機に際して，4段階のプロセスを経て，適応に至る過程を理論化した。フィンクの説では，危機にさらされると，①衝撃，②防御的退行，③承認，④適応の4段階のプロセスを経て収束する[35]。

IV 健康行動に必要な理論

❶ **第1段階：衝撃**

　最初の心理的ショックの時期で，危険や脅威によって自己の存在が脅かされたときに感じる心理的衝撃の段階である。強烈な不安，パニック，無力感を示し，思考が混乱して，計画や判断，理解することができなくなる。また，胸苦しさ，頭痛，悪心・嘔吐，失神などの急性の身体症状を呈する。

❷ **第2段階：防御的退行**

　危機に対し自らを守る時期で，危機や脅威を感じさせる状況が直接的・現実的に直面するにはあまりに恐ろしく圧倒的なために，現実逃避，否認，抑圧のような対処機制を用いて自己の存在を維持しようとする。これによって不安は軽減し急性の身体症状も回復する。

❸ **第3段階：承認**

　危機の現実に直面する時期で，現実を吟味し始め，もはや変化に抵抗できないことを悟り，自己イメージの喪失を体験する。無感動，あるいは怒りを伴った抑うつ，苦しみや強度の不安などを示し，再度混乱を体験するが，しだいに新しい現実を知覚し自己を再調整していく。しかし，この状況が圧倒的すぎると自殺を企てることがある。

❹ **第4段階：適応**

　建設的な方法で積極的に状況に対処する時期である。**適応**は危機の望ましい成果であり，新しい自己イメージや価値観を築いていく過程である。現在の能力や資源でも満足するという経験が増え，しだいに不安が減少する。

4. 危機の予防と危機介入

　危機的状態にある個人や家族は，適時に的確に支援を受けなければならない。危機は急性のもので，短時間である程度の決着がつくものであるが，その決着の方向がその後のパーソナリティーの発達や人間関係の展開に重大な意味をもっている。危機への支援（**危機介入**）として，以下の3つのアプローチがある。

1 予防的な働きかけ

　発生が予想される危機的状態について，事前にその特徴や対処方法などの知識を与え，心の準備をさせる。例として，性教育や婚前カウンセリング，親になる人のための教育，更年期や定年を迎える人への準備講座，術前の患者へのインフォームドコンセント，新入生オリエンテーションや新人社員の研修には，危機を予防する内容が含まれている。

2 間接的な働きかけ

　危機的状況にある個人や集団に日常的に直接かかわりをもつ人を通じて，危機に関する専門家が間接的に支援する。コンサルタントや資源のオーガナイザー（主催者，まとめ役）の役割が期待される。

3 | 直接的な働きかけ

狭義の危機支援法であり，危機セラピーとよばれることもある。精神科の医師や臨床心理士が，他の専門家と共に危機的状況にある人やそのリスクの大きい集団に直接介入する方式である。そのため，できるだけ早期に支援の対象者を見定めなければならない。

E ストレスと対処

1. ストレス

ストレス学説で有名なセリエ（Selye, H.）は，「ストレスとは生体のなかに起こる生理的心理的な歪みであり，このストレスをつくるものが外から加えられたストレッサーである」[36]と述べている。そして外部からの有害な刺激（ストレッサー）が，生体のなかにある共通したストレス状態をつくることに注目し，これを汎適応症候群（general adaptation syndrome）と名づけた。また，ストレッサーが加えられた生体の反応を警告反応期，抵抗期，疲憊期の3期に分けた[36]。疲憊期は過剰なストレッサーが長く続き，それ以上のストレッサーに生体が耐えられなくなる時期である。

ストレッサーとしては，物理的なもの（暑さ，寒さ，騒音など），科学的なもの（大気汚染，過度の飲酒や喫煙など），生物的なもの（細菌，カビ，ウイルスなど），心理社会的なもの（心理的な悩み，葛藤，人間関係など）があげられる。最近では，心理社会的ストレッサーと内的なストレス状態を区別することが難しいことから，両者を共にストレスとよぶこともある。

2. ストレス対処方法（コーピング）

コーピング（coping）は，「問題をうまく処理する」という意味の cope からきている言葉で，外部から来た刺激や，自分自身のなかで生じた欲求によって引き起こされた心理的ストレス反応を軽くすることを目的とした**対処方法**のことである。ラザルス（Lazarus, R. S.）とフォルクマン（Folkman, S.）の心理学的ストレスモデルにおけるコーピングの定義では以下の3点があげられている。

①コーピングは，その行動の結果にかかわらず，ストレスフルな状況に処理しようとする努力を意味する。ストレスフルな状況に対して適応的であるものも適応的でないものも含まれる。

②コーピングは，ストレスフルな状況に対する意識的努力である。すなわち，防衛機制のような無意識的な反応は含まれない。

③コーピングは，状況により変化するプロセスである。

ラザルスとフォルクマンは，コーピングの焦点をどこに当てるのかというコーピングの目標の視点から，問題焦点型コーピング，情動焦点型コーピングの2つに分けた。問題焦

点型コーピングは，ストレスフルな状況に直接働きかけて変化を促そうとするものであり，情動焦点型コーピングはストレスフルな状況そのものの変化ではなく，本人のとらえ方を変えて情緒的安定を図るという認知的再評価である。

コーピング方略（ストレスへの対処法）としては，「接近-回避」というコーピングの方向性軸と，「問題焦点-情動焦点」という目標軸，「行動的-認知的」というコーピング表出軸による，3次元のコーピングモデルがあり，これらの組み合わせによる8つのコーピング方略が提示されている[37]。

生きる力と強さに着目したヘルスプロモーション

1. レジリエンス

心的外傷のダメージとして，ストレスへの脆弱性だけでなく，困難な経験から立ち直ることを意味する**レジリエンス（resilience）**という概念が注目されるようになってきた。レジリエンスとは，ストレスを跳ね返すしなやかさと持続性をもった力のことであり，苦難に耐えて自分自身を修復する心の回復力のことである。

ウォーリン（Wolin, S. J.）らは，レジリエンスには洞察，独立性，関係性，イニシアティブ，創造性，ユーモア，モラルの7つがあり，自分のなかにあるレジリエンスをどれか1つでも見つけることで，人は強くなれると述べた[38]。

❶**洞察**
難しい問題について考え，誠実に答えを出す習慣をいう。それには問題を感じとることも必要である。

❷**独立性**
問題のある家族や人間関係と自分自身の間に境界を引くことである。つまり，情緒的かつ身体的な距離をおくことや，いくつものせめぎ合う要求のなかから，できる限り最善の取り引きをすること，すべての人を幸せにすることはできないと知ることである。

❸**関係性**
他者との密接で満足いく絆をいう。ギブアンドテイクのバランスのとれた関係をつくり維持する能力や，自分と他者の幸せへの成熟した配慮も含む。

❹**イニシアティブ**
問題に立ち向かうことによって自分自身を強化していこうとする傾向をいう。すなわち，自ら環境をコントロールしようとする決意をもつことである。

❺**創造性**
想像力をもって，何でもないことを価値ある何かにしていく力をいう。つらい経験や痛ましい感情の混沌に秩序，美しさ，目的を持ち込むことや，苦しみを力強さに，痛みを喜びに，敗北を勝利や遊びに変えることである。

❻ **ユーモア**

悲劇のなかにもおかしさを見つけることである。深刻なことを取るに足りないことにしていく力をいう。

❼ **モラル**

良い人生を送りたいと願うことであり，さらにその願いを他者へと拡大して考えることができること，自分だけでなく世界をも修復しようとすることをいう。

2. リカバリー

精神障害者の**リカバリー**（**recovery**）が注目されたきっかけは，1980年後半のアメリカの「脱施設化」政策からである。その後，精神障害者が地域で暮らすようになったが，すぐに病状が悪化し，入院せざるを得ない状況になっていった。このような処遇に関して，精神障害者自身が，地域でQOLを保ちながら暮らしたいという当たり前の権利を求めるようになり，リカバリーの概念が提唱され始めた。

「リカバリーとは従来の"回復"といった意味ではなく，そのたびそのたび主体的に人生を新たに生きなおす，または人生を歩いていくことを意味します。その中で，絶えず刻々と変わる状況の中で悩み，編み換えていくものだと思います。そのため，リカバリーは精神障害者だけの特別なものではなく，広く人全体に言える現象ではないかと思います」[39]。このように，リカバリーとは，疾病や障害，あるいは災害などによって失ったものを自ら取り戻し，新たに作り上げていくことを意味している。リカバリーを促進するための看護職者のかかわりとして，以下ポイントをあげる。

- 患者とのパートナーシップを形成する。
- 患者のストレングスを見いだし，それを伝える。
- 患者が希望に向かっていくために何ができるのかを一緒に考え，計画を立案する。
- 患者が実践していることを見守り，時にアドバイスをする。一緒に失敗もする。

3. ストレングス（強み）

ストレングス（**strength**）は「強み」と訳され，だれもがもっていてプラスに変化させていく力をいう。ストレングスには，個人的因子（希望，能力，自信）と環境因子（資源，社会関係，機会）がある。1998年，ラップ（Rapp, C. A.）らが精神障害者に対するケアマネジメントの一類型として体系化した理論である[40]。それ以前では，支援者は精神障害者の個人・家族・地域社会の病理，欠陥，問題，異常，犠牲および障害に着目するアプローチを行っていた。すなわち，患者個人とその環境の問題点を抽出し，それを改善することを中心に行っており，患者の主体性を重要視していなかった。精神障害者に対して，「障害や疾病による問題がある人」から「強みをもっている人」と支援者がパラダイムシフト（見方を変える）することを提唱したのがストレングスモデルである。

「ストレングスモデルとは，リカバリーという精神障害者の生活や人生の再建と創造を

目的に開発された支援技法」[41]である。ストレングスモデルは，精神障害者のストレングスに着目することで，彼らのリカバリーを促進し，その人らしい生活や人生を送ることができるように支援するための理論である。

4. エンパワメント

エンパワメント（empowerment）は「権限を与えること，権限を委譲すること」という意味である。1950年代に，社会的な差別や抑圧によって様々なパワーを奪われた人たちが，自らをコントロールするためのパワーを取り戻すプロセスという意味で，アメリカの公民権運動の理念として用いられるようになった[42]。エンパワメントという概念は，様々な次元で用いられ，いろいろな言葉で表されている。しかし，どのような場合にも共通して，すべての人間の潜在能力を信じ，その潜在能力の発揮を可能にするような人間尊重の平等で公正な社会を実現する価値に根ざしている。そして，個人レベルから家族，集団，組織，コミュニティなど様々な側面において展開される。

エンパワメントを構成する要素には，物理的な力や武力，経済力，知識や情報などのパワーと，それを生む源であるリソースがある。これらの要素によってエンパワメントが起こるには，まず基本的ニーズが充足され，続いてリソースの選択，アクセスなどを自己決定できること，つまりパワーをコントロールしてその感覚をもつというプロセスをたどる。さらに組織やコミュニティにおいて展開されるエンパワメントの場合，その構造的な問題についての意識化や意思決定への参加を経て，パワーのコントロールに至る[43]。

近年，精神障害者および患者とかかわりをもつ人にとって，リカバリーの概念が注目を浴びている。それは単に病気がなくなるということではなく，病気があったとしても，希望をもって毎日を生活していくことを意味する。リカバリーの概念は，希望やストレングスなどとともにエンパワメントの体験によってたどり着く，あるいはエンパワメントの過程がリカバリーであると考えられている。すなわち，エンパワメントは，リカバリーへの道をたどるために欠かせないものといえる。

G ソーシャルネットワーク

人はふだんから，自分を取り巻く家族，近隣住民，学校や職場，趣味などのたくさんの人とつながりをもって生活している。そして，ほかの人とつながりをもつことで，情報を交換したり，同じ気持ちになったりする。さらに，物のやりとりがあったり，同じ行動をしたりすることもあるだろう。

一方で，世の中には一人で暮らす人や一人のほうが好きだという人もいるが，そういった人でも，他者とまったくかかわらずに生活することはできない。最近，「ひきこもり」「閉じこもり」「孤独死」などが話題になっているが，これらに当てはまる人は，その人を取り巻く人と人とのつながりが十分でなかったため，生活に課題が出ていたと推測される。

このように，人は，たくさんの人とつながりをもって生活している。個人と周囲の人との間にみられる特定の結びつきを**ソーシャルネットワーク**（social network）という。

H ソーシャルサポート

1. ソーシャルサポートの提供者

ソーシャルサポート（social support）とは，個人が周囲の人から得られる有形・無形のサポートを指す。ソーシャルサポートには，**インフォーマルサポート**として生活の基盤を共有する家族や，同じ価値観をもち交流する友人や近隣住民から得られる支援，**フォーマルサポート**として公的機関や専門職による制度に基づくサービスや支援がある。

1 インフォーマルサポート

親や兄弟姉妹は家のなかで生活を共にしている。これらの家族の単位では，互いに家事や育児などを分担しながら生活しており，助け，助けられる単位の基本となる。また，友人は，同じ価値観をもち，交流する人として存在する。友達付き合いでは，いろいろな話をし，時には一緒にご飯を食べたり，旅行に行ったりして日常的に交流を深めている。また，近隣住民とは，地域で共に掃除をしたり，お祭りなどの行事をしたりということがあるだろう。このように，ふだん親しく付き合っている人の存在は，人と人とのつながりで大きな割合を占めている。

また，困り事が生じた場合には，家族，友人，近隣住民と共に解決策を考え，物やお金のやりとりがあるかもしれない。こうしたことが，より快適に生活を送ることにつながっているのは間違いないだろう。

2 フォーマルサポート

ソーシャルサポートには，専門職による支援も含まれている。たとえば，看護職者が入院中の患者に対し，日常生活に関する相談や介護の相談を受ける場合，看護職者は入院患者や家族のソーシャルサポートの一つである。ほかにも，患者が在宅療養をするときには，訪問看護をはじめ，様々な在宅サービスが提供される。このように，対象となる人ができないことを代わって実施し，専門的な視点から支援する関係もソーシャルサポートの範囲に含まれる。

2. ソーシャルサポートによる支援の内容

ソーシャルサポートによって，人は精神的にも物質的にも支援を受ける。たとえば，気持ちに関する支援として情緒的サポートがある。だれでも，人と話をしているときには「この人は私のことをわかってくれている」「私に興味をもってくれている」と感じること

があるだろう。さらに評価的サポートとして,「良かったね」「こうしたらどうでしょうか」と言われることもサポートといえる。また,具体的な支援として,情報的サポートがある。問題の解決に必要なアドバイスをもらったり,サービスを受けたりすることは日常生活で多くある。道具的サポートとして「困っているなら私が代わりましょう」と提案されたり,「物を貸してあげる」といった,形のあるものや具体的な支援をもらうこともある。

3. ソーシャルサポートと健康

ソーシャルサポートは,ストレスを軽くし,健康を保持する働きがあるといわれている。

1 ストレスの影響を緩和する

人は生活するうえで,何かしらストレスを受けている。もし,ストレスに直面しても,周りの人からサポートを受けることができれば,ストレスのマイナス面だけでなく良い面に気づくことができ,より適切にストレスに対処することができるようになる。

2 健康に良い行動を続けやすくする

悪い生活習慣を変えることは難しい。健康に良い新たな習慣,たとえば早寝早起き,食習慣の変更,運動,禁煙などを続けていくうえで,周囲の人から様々なサポートを受けることで,それらの行動が長続きしやすくなる。

4. ソーシャルサポートの変化

ソーシャルサポートは,様々な恩恵をもたらす人と人とのつながりであるが,新たにつくられたり失われたり,変化するものである。

1 ソーシャルサポートがつくられるとき

人は生活していくなかで,自宅の近辺や職場や学校などで,自然発生的に人と人とのつながりができていく。また,時々は,取り巻く人の入れ替えがあり,新しいつながりができることもある。たとえば,病気になり患者の立場になったときに,医療者や福祉関係者など,新たな人間関係ができる。これらの関係は作為的・人為的ではあるが,人と人とのつながりによって療養生活のストレスを軽減し,その人の生活の状態を維持・向上する役割を果たす。

このように,ソーシャルサポートでは,自然発生的にも人為発生的にも新たな関係が常に起こり得る。

2 ソーシャルサポートが失われるとき

たとえば,引っ越しをすると,これまでなじんできた近所の人や,職場や学校の仲間と

離れることにより，これまで続いていた人とのつながりが途切れる。また，離婚や死別などもソーシャルサポートが失われる機会となる。

引っ越しのように物理的に人と人とが離れる以外にも，ソーシャルサポートが失われる機会はある。たとえば，お金がなくて家に閉じこもっている場合や，高齢や疾患により身体機能が低下し外出ができない場合，うまく話すことができずコミュニケーションがとれない場合も，ソーシャルサポートが失われる。また，事件や事故によって今まで付き合ってきた周りの人がいっせいに離れてしまうこともある。しかし，このような出来事によって本当にサポートしてくれる人がはっきりすることもある。

5. ソーシャルサポートを看護に生かす

看護職者として，患者のソーシャルサポートの状況をとらえることは，看護に生かすことにつながる。患者の多くは疾病があり，生活支援を必要としている。人と人とのつながりによって患者を支援するソーシャルサポートは，患者にとってはなくてはならないものである。看護職者は，患者を取り巻く他者はだれなのか，どのようなサポートをする関係であるのかを把握し，患者だけでなくサポートする人へも支援を広げていく必要がある。

V ヘルスリテラシー

A ヘルスリテラシーとは

WHOは，**ヘルスリテラシー**（**health literacy**）とは，人が良好な健康状態を維持・促進するのに必要な情報にアクセスして理解し，利用するための個人の意欲と能力を決める認知的社会的スキルと定義している[44]。また，ヘルスリテラシーは，個人のライフスタイルや生活条件を変えることで，個人や地域の健康を改善するための知識，個人的スキル，自信を有していることを意味し，パンフレットなどの情報を読んで予定を立てること以上のものである。ヘルスリテラシーは，人々の**健康情報**へのアクセスを向上させ，効果的に使用する能力を高める，エンパワメントするために不可欠なスキルである。当然ながら，ヘルスリテラシーは，リテラシー（識字・読解力）に依存している。低い識字・読解力は，個人的・社会的・文化的発展を阻むだけでなく，ヘルスリテラシーの発達を妨げ，人々の健康に直接影響を与える。

ヘルスリテラシーの概念を提唱したシドニー大学のナットビーム（Nutbeam, D.）は，ヘルスリテラシーは個人またはある人口集団の資産であるが，変わらないものではなく，教育や学習により増えることや形成することができる点を強調し，また，ヘルスリテラシースキルは測定することができるとした[45],[46]。このヘルスリテラシーの資産とは，能力や

スキルと解釈できる。

B ヘルスリテラシースキルの構成

ナットビームによるヘルスリテラシーのスキルは，機能的（functional），相互作用的（interactive），批判的（critical）の3つのレベルのヘルスリテラシーで構成されている[45], [46]。

1. 機能的ヘルスリテラシー

ヘルスリテラシースキルの基本的レベルで，個人が自分のために十分な健康情報を入手し，一定の活動範囲でその知識を応用するなどのスキルをいう。機能的ヘルスリテラシースキルをもつ個人は，健康リスクに関する情報と医療保健システムの利用に基づいた教育とコミュニケーションを応じることが一般的良好である。また，個人が利益を得るだけでなく，場合によっては人口集団（地域など）の便益にもつながる（たとえば，予防接種の実施やスクリーニングテストの勧奨）。一方で，このアプローチは双方向性のコミュニケーションではなく，獲得可能なスキルの開発や，自らの重大な健康関連事項に関して意思決定ができない場合もある[46]。

2. 相互作用的ヘルスリテラシー

機能的ヘルスリテラシースキルより高度なレベルであり，伝達的（communicative）ヘルスリテラシーともいわれている[47]。個人が健康情報を抽出し，異なる形式のコミュニケーションから意味を導き出し，変化する環境に新しい情報を適用し，ほかの人との仲介を行い，利用可能な情報を広げて決定を下すことを可能にするスキルである。

相互作用的ヘルスリテラシースキルをもつ個人は，個人的スキルの発達とともに，独立して行動するための能力の向上に重点を置いた教育とコミュニケーションに対応する立場にある。また，その方法は動機づけと情報を得る自信を高めることである。このタイプの健康教育は，一般に双方向性のものであり，しばしば構造化された教育環境（たとえば，学校の健康教育，よく設計された双方向性のウェブサイトなど）を通じて提供される。これらのスキルは，様々な高いレベルで情報源と良好な相互作用をもつことが可能である（たとえば，臨床医，看護師，保健師，管理栄養士などの保健医療従事者からアドバイスを受けることによって，より効果的な相互作用的スキルを獲得することできる）[46]。

3. 批判的ヘルスリテラシー

ヘルスリテラシースキルのなかで最も高度なレベルである。批判的ヘルスリテラシースキルをもつ個人は，幅広い情報源から得た情報を分析し，より広範囲な健康の決定要因に関連する情報を批判的に分析することができる。これらの情報を使用して，健康に影響を及ぼす生活イベントおよび状況をより詳細に制御することができる。これは個人の健康

リスクに関する情報だけでなく，社会的，経済的，環境的な健康の決定要因も含まれる。批判的ヘルスリテラシーは，個人の利益とともに，人口集団（地域など）の便益に結びつく可能性がある[46]。

C ヘルスリテラシースキルの測定

海外では，1990年代から患者を測定するツールとして，REALM[48]（Rapid Estimate of Adult Literacy in Medicine）とTOFHLA[49]（Test of Functional Health Literacy in Adults）が発表された。これ以来，特定の患者集団（たとえば，がん患者，糖尿病患者など）や健常者，また国（言語）ごとに対応した測定ツールが多く開発されてきた[50]。近年では，ヨーロッパで開発されたHLS-EU-Q47[51]（European Health Literacy Survey Questionnaire）が注目されている。HLS-EU-Q47はヘルスケア，疾病予防およびヘルスプロモーションを含めた統括モデルで，一般健常者集団を測定でき，日本も含めてアジア諸国でも国際的比較などの研究が期待されている[52), 53)]。

日本においても，ヘルスリテラシー尺度に関する研究が多く発表された。東京大学の石川らが開発した慢性疾患患者を対象としたFCCHL（Functional, Communicative, and Critical Health Literacy）尺度[47), 54)]と一般健常者を対象としたCCHL（Communicative and Critical Health Literacy）尺度[47), 55)]は，わが国の代表的な測定ツールである。

1. FCCHL尺度

FCCHL尺度は，3つの下位尺度である機能的ヘルスリテラシー（1～5項目），伝達的（相互作用的）ヘルスリテラシー（6～10項目），批判的ヘルスリテラシー（11～14項目）で構成されている（表2-9）。それぞれ下位尺度の項目を，1～4点の得点で算出する。

2. CCHL尺度

CCHL尺度は，5項目で構成された伝達的（相互作用的）・批判的ヘルスリテラシー尺度である（表2-10）。一般健常者の伝達的・批判的ヘルスリテラシーを測ることができる。5項目を，1～5点の得点で算出する。

D 健康情報に基づいた意思決定とヘルスリテラシー

意思決定は，個人あるいは組織や団体がある特定の目標を達成するために，複数の方法のなかから最善の方法を決定するプロセスである。健康・医療分野では，国，都道府県，市町村，職場など団体組織の場合，健康や医療に関する政策，計画，プロジェクトについて具体的に何をもって推進するかは，政策決定者により意思決定される。個人の意思決定が必要となる場面としては，健康診断や人間ドック，がん検診の受診行動，喫煙，飲酒，

表2-9 FCCHL（Functional, Communicative, and Critical Health Literacy）尺度

あなたは，この1年間に，病院や薬局からもらう説明書やパンフレットなどを読む際，次のようなことがありましたか
【選択肢：1（全くなかった），2（あまりなかった），3（時々あった），4（よくあった）】
1) 字が細かくて，読みにくい（メガネなどをかけた状態でも）
2) 読めない漢字や知らない言葉がある
3) 内容が難しくて分かりにくい
4) 読むのに時間がかかる
5) 誰かに代わりに読んで教えてもらう

【○○（疾患名）】と診断されてから，【○○（疾患名）】やその治療・健康法に関することについて，以下のようなことをしましたか
6) いろいろなところから知識や情報を集めた
7) たくさんある知識や情報から，自分の求めるものを選び出した
8) 自分が見聞きした知識や情報を，理解できた
9) 病気についての自分の気持ちや考えを，医師や身近な人に伝えた
10) 見聞きした知識や情報をもとに，実際に生活を変えてみた
11) 見聞きした知識や情報が，自分にもあてはまるかどうか考えた
12) 見聞きした知識や情報の信頼性に疑問をもった
13) 見聞きした知識や情報が正しいかどうか聞いたり，調べたりした
14) 病院や治療法などを自分で決めるために調べた

出典／福田洋, 江口泰正編著：ヘルスリテラシー；健康教育の新しいキーワード, 大修館書店, 2016, p.49.

表2-10 CCHL（Communicative and Critical Health Literacy）尺度

あなたは，もし必要になったら，病気や健康に関連した情報を自分自身で探したり利用したりすることができると思いますか
【選択肢：1（全くそう思わない），2（あまりそう思わない），3（どちらでもない），4（まあそう思う），5（強くそう思う）】
1) 新聞，本，テレビ，インターネットなど，いろいろな情報源から情報を集められる
2) たくさんある情報の中から，自分の求める情報を選び出せる
3) 情報を理解し，人に伝えることができる
4) 情報がどの程度信頼できるかを判断できる
5) 情報をもとに健康改善のための計画や行動を決めることができる

出典／福田洋, 江口泰正編著：ヘルスリテラシー；健康教育の新しいキーワード, 大修館書店, 2016, p.50.

運動，栄養・食習慣，睡眠などの生活習慣にかかわる行動変容，病気など異常があるときの医療機関の利用，病気と診断された後の治療方法の決定，職場復帰などがある。個人の健康に関する意思決定プロセスは，個人だけでなく，周辺の人の支援（家族，専門家，友人，同僚，上司など），環境要因（法令・政策，健康情報，居住地，医療資源など），そして個人の社会経済的要因（教育，収入，性格など）と関連することが知られている。健康に関する意思決定プロセスは，「健康情報の収集→目標を達成する方法の作成→選択する」という過程をたどり，健康情報が中心的な役割であることがわかる。

21世紀に入ってから，情報通信技術（information and communication technology；ICT）が日進月歩で発展し，健康情報が簡単に手に入る時代となった。ほしい情報が，いつでもどこででも入手できる一方で，その情報源は，複数化，不確実化，複雑化という性質をもっている。どの健康情報へアクセスするか，そして，情報への理解と情報の収集，選別

して最終的意思決定するには，ヘルスリテラシースキルが重要となってくる。わが国では，機能的ヘルスリテラシースキルよりも，相互作用的（伝達的）および批判的ヘルスリテラシースキルに課題が大きいといわれている。

VI ヘルスコミュニケーション

健康には，病気の治療だけでなく，患者を取り巻く周囲の人との関係，患者本人の心のもち方などがかかわってくる。周囲との関係を良好に保ち，健全な心を維持するにはコミュニケーションが不可欠である。アメリカ保健福祉省作成の健康増進と疾病予防のための国家的指針「ヘルシーピープル2010」では，**ヘルスコミュニケーション**（health communication）に関する個別の目標が設定されている。そこでは，調査と評価を含めたヘルスコミュニケーション関連の活動を増やすことが，2010〜2020年の活動目標として盛り込まれている。

ヘルスコミュニケーションとは

1. ヘルスコミュニケーションの定義

アメリカ国立がん研究所および疾病予防管理センターは，ヘルスコミュニケーションを「個人およびコミュニティが健康増進に役立つ意思決定を下すために必要な情報を提供し，意思決定を支援する，コミュニケーション戦略の研究と活用」[56]と定義している。また，クレプス（Kreps, G. L.）らによれば，ヘルスコミュニケーションとは「健康に関する情報を求め，理解し，共有する方法」[57]である。すなわち，ヘルスコミュニケーションとは，広義では医療・公衆衛生分野を対象としたコミュニケーションのことであり，狭義では，人間のQOLを上げ，身体的，精神的に健康に過ごせるようになるためのコミュニケーションといえる。

2. ヘルスコミュニケーションの歴史的変遷

ヘルスコミュニケーション学，または医療コミュニケーション学は，アメリカでは1960年代から始まる心理学，医学，社会学に関連する急成長中の学問である。ヘルスコミュニケーション学は，健康と癒しの中心にコミュニケーションがあると気づいた研究者や実践者が中心となり，分野横断的に発展してきた。日本でも，2009年に日本ヘルスコミュニケーション学会の学術集会が初めて開催され，以後，医療系のみならず心理学，哲学など様々な研究者が学際的にヘルスコミュニケーションを研究している。

表2-11 ヘルスコミュニケーションの種類と例

分類	例
対人コミュニケーション	・医療者-患者間コミュニケーション ・医療者-医療者間コミュニケーション ・医療関係者（医療通訳者など）-患者間コミュニケーション
組織コミュニケーション	・医療機関内外のコミュニケーション ・医療専門機関-一般市民のコミュニケーション ・ヘルスキャンペーン

3. ヘルスコミュニケーションの種類

ヘルスコミュニケーションと聞くと，多くの人は医療者と患者間のコミュニケーションを想像するが，チーム医療などの医療者間のコミュニケーションや，医療消費者（患者）間のコミュニケーションもヘルスコミュニケーションである．また，対人のみでなく，メディアや組織同士のコミュニケーションもヘルスコミュニケーションに入る（表2-11）．

4. ヘルスコミュニケーションの要素

人は，個人として自分を取り巻く環境から影響を受け，また同時に周囲に影響を与えている．他者とやりとりをするうえで，様々なメッセージを発し，受け取っている．メッセージは言葉だけでなく，言い方や声のトーン，服装やにおい，表情などの非言語的メッセージも無意識に相手に影響を与えている．また，メッセージは1つの要素だけでなく，複数の要素の組み合わせで成立している．人はコミュニケーションにおいて，メッセージの送り手であると同時に受け手であり，言葉以外でも常にメッセージを送り，受け取っている．

対人コミュニケーションに関して，医療者-患者間コミュニケーションを例に考えてみよう．医療者-患者間コミュニケーションを困難にしているのは，医療知識の教育レベルの差に起因する医療に対する考え方の違いや臨床経験などである．これらの違いを超えて理解し合うには，それぞれの立場や知識の違い，医療上のゴールの違い，コミュニケーションスタイルの違いを認識することが重要となる．医療者-患者間コミュニケーションがスムーズになると，患者の満足度が上がり，健康上のアウトカムも良好になる．

医療機関のなかの医療者同士のコミュニケーション（チーム医療など），医療者以外の医療通訳者などの関係者を介した場合の，医療関係者との良好なコミュニケーションも，治療のアウトカムに影響を与える重要な要素である．

また，組織コミュニケーションに関しては，医療機関同士，行政を含む医療機関内外のコミュニケーションや，医療専門機関-一般市民のコミュニケーション，そしてヘルスキャンペーンがあげられる．

5. ヘルスコミュニケーションの効果

近年,ヘルスコミュニケーションが医療・公衆衛生分野で重要視されている。その理由として,まず治療目標の達成にはコミュニケーションが重要な役割を果たすこと,そして情報をわかりやすく伝えることが,医療を施される側が行動変容や健康行動をとるために必要であるということがあげられる。さらに,医療機関を離れた場所で患者が健康行動を実践するうえで,ヘルスコミュニケーションは患者の自信やコーピング能力を培う重要な要素である。

医療者にとっても,良好なコミュニケーションにより患者との信頼関係を確立することで,患者の声に耳を傾け充実したケアを提供することができる。また,組織にとっては,医療訴訟を防ぎ,医療機関の運営コストを下げるという側面もある。良好なヘルスコミュニケーションを追求することは,患者だけでなく,医療者,組織にとって重要なのである。

B 健康に関する意思決定に影響するコミュニケーション

健康に関する考えは,時代の流れとともに変化してきた。近年は,疾病を治療することから予防や健康を維持することへと関心が移っている。また,患者像は治療が必要な人から人格をもつ人へと認識が変化した。変化する世界のなかで,病気を治療するというよりも自分の健康を「つくりあげる」という意識に変化しており,医療者の提供するケアにもこの変化に応じた対応が必要になっている。

健康行動に必要な理論については,第2章-Ⅳを参照されたい(p.95)。本項では健康に関する意思決定に影響を与える解釈モデルのうち,生物医学的モデル,生物心理社会的モデル,社会文化的モデルの3つを紹介する。

1. 生物医学的モデル

生物医学的モデル(biomedical model)は,過去100年間の西洋医学のもととなった西洋医学の原理である。病気を症状に従い客観的に定義し,科学的根拠のある医学的処置によって健康は取り戻せるという考えで,このモデルでは人間の身体は機械装置で病気は機械の故障というとらえ方をしている。治療とは機械の修理のようなもので,コミュニケーションは,診療に必要な情報交換に限定される。専門家である医療者が,非専門家である患者に対し,体調や病気に関する質問をし,診断結果を一方的に説明するというコミュニケーションが典型的なものである。

このモデルは確実性と能率を重視する反面,患者の感情や社会的な側面を無視しがちなため患者満足度の低下につながると考えられている。

2. 生物心理社会的モデル

生物心理社会的モデル（biopsychosocial model）は，患者の身体の状態だけでなく，考えや信念などの心理学的要因や社会学的要因も含めてみるという考え方である。患者の感情や考え方，これまでの経験が，病気に影響するという考え方で，ケアでは治療を超えたサービスを行うようにみえるため患者に感謝されるが，時間の制限された医療現場でこのモデルに基づくケアを実現するのは，時として医療者にとって大きな負担となり困難である。

このモデルでは，健康は，感情，健康に対する考え，生活に影響されるという考えで，医療上の目標達成には病気の治療のみでなく，患者の考えやライフスタイルなど複数のアプローチで迫る考え方であり，必要なケアはその人によって異なる。

3. 社会文化的モデル

社会文化的モデル（sociocultural model）では，健康は，様々な要素が複合的にからみあっている社会的なものであると考える。健康は，貧富の差，医療アクセス，生活環境，文化などに影響される。

例として，2人のやせた女性の写真があるとする。1人はアフリカ系，1人は日本の女性である。2人とも痛々しいほどやせているが，飢餓と拒食症というまったく異なる原因をもっている。拒食症は1980年代からアジア諸国で広まり，日本でも深刻な問題になっている。拒食症が起こった社会的背景には，女性が外見で判断されることや身体に対する自意識が強いということがある。拒食症に罹患する患者は90％が女性であり，スリムなからだが美しいという脅迫観念が一因であることが知られているが，このような考え方は昔からあったわけではない。日本では，昔はやせは貧乏の象徴であった。トンガなど一部

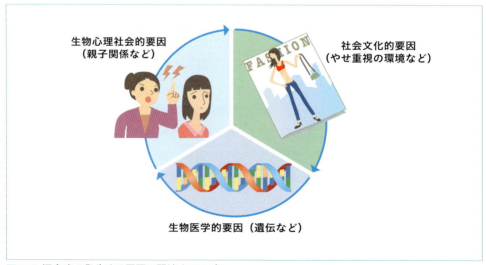

図2-7 拒食症の発生する原因に関連するモデル

の国では，現在も豊満な女性が美しいと考えられている．何を美しいとするかは，時代や国によって異なる．また，拒食症は社会文化的要因のほかにも，親からの過度な期待や個人の心理的な癖，遺伝的な要因など様々な要因が複雑にからみあって発症すると考えられている．

　生物医学的モデルが身体的原因を追及する狭い考え方であるのに対し，生物心理社会的モデルと社会文化的モデルは心理的・社会的側面を含めたより広い考え方である（図2-7）．しかし，どのモデルが正解であるとはいえず，目的に合わせて使い分ける必要がある．治療上の目標達成のためには，様々なモデルを理解したうえで場面に応じたアプローチができることが重要である．

C 意思決定に役立つ健康情報の伝達方法

　適切なコミュニケーションの概念を用いて，健康に関する意思決定を行ううえで役立つ健康情報をわかりやすく伝える方法には，対個人と対集団の2種類の場合がある．個人の場合の方法として**コーチング**（coaching），集団に伝える方法として**ヘルスキャンペーン**がある．

1. コーチング

　コーチングとは，「本人特有の感情や思考の働きを行動の力に変えることで，目標達成や自己実現を促すコミュニケーション技術」[58]である．相手の話をよく聴き（傾聴），感じたことを伝えて承認し，質問することで，自発的な行動を促す．

　コーチングの目的は，相手が自発的かつ継続的に目標を達成し成長していく状態をつくることである．コーチングの語幹である英語のコーチ（coach）という単語は，もともと馬車を表していた．現在でもイギリスなどでは長距離バスをコーチとよぶ．野球のコーチのように指導するというよりも，馬車の両輪としてコーチとコーチングを受ける人（クライアント）が共に歩むというイメージのほうが，コーチングの本来の意味に近いと考えられる．

　キムジーハウス（Kimsey-House, H.）ら[59]は，コーアクティブコーチング（co-active coaching）を提唱している．コーアクティブとは，「協働的」という意味をもつ造語であり，コーチとクライアントの双方が積極的に協力し合いながら関係を築いていく対等なパートナーシップをいう．健康に対する考え方や行動パターン，情報処理の仕方は個人によって異なるため，コーチングは基本的に1対1で行う．ティーチング（teaching）のように全員に画一的な方法で教えても，必ずしも同じ効果が得られないため，個別の対応が必要になる．

　コーチングに必要なスキルの基本は傾聴，質問，承認であり，沈黙を恐れずに相手に心を向けて傾聴し，適切な質問をし，相手を承認することが原則である．**表2-12**にコーチ

表2-12 コーチングとティーチングの利点と不利な点,適した場面

	コーチング	ティーチング
利点	・個別に対処が可能 ・相手のニーズに合わせられる ・相手の個性を生かせる	・一度に大人数に対処が可能 ・時間的な効率がよい ・同じ方法で指導できる
不利な点	・時間がかかりすぎる ・基本的な知識がないときは自分で考えることができない	・指導者の知識で結果が変わる ・教えられる側が受け身になる ・一度限りの指導で持続性が弱い
適した場面	・自発的な行動を促したい場合 ・行動を持続させたい場合 ・答えに至るプロセスを教えたい場合	・基本的な知識を注入したい場合 ・大人数を指導する場合 ・緊急に教える必要がある場合

ングとティーチングそれぞれの利点と不利な点,適した場面を示す。

ティーチング,コーチングおのおのの利点や不利な点を考慮に入れ,相手の状況をみながら効果的なアプローチを選択し,実行する。

2. ヘルスキャンペーン

ヘルスキャンペーンは,健康に関する情報を複数の対象に向けて発信する際に用いられる方法である。効果的なキャンペーンを実施するためには,伝える対象に合わせて,受け入れてもらえるようなメッセージをつくることが重要となる。メッセージを考える際には,対象のニーズ,ある健康行動を行った際のメリット,キャンペーンのゴール,伝える媒体を決める。メッセージの伝え方には様々な種類があるが,論理的,感情的,肯定的,否定的など,対象に合わせた方法を選択する。

1 効果的なメッセージの伝え方

カンザス大学のCenter for Community Health and Developmentでは,効果的なヘルスコミュニケーションキャンペーンの特徴として,目的の設定,対象者の設定,メッセージの作成,事前テストによるメッセージと資料の修正,キャンペーンの効果的な展開をあげている。

例として,ピンクリボン活動で説明する。ピンクリボンは,乳がん啓発活動を表す世界共通のシンボルマークで,1980年代にアメリカで始まり,2000年頃から日本でも盛んになってきた。乳がん検診の早期受診を呼びかけることを目的として,行政,市民団体,企業などが独自のピンクリボンマークを掲げ,様々な活動を行っている。日本対がん協会などが主催する「ピンクリボンフェスティバル」もその1つである。このキャンペーンの対象は,乳がんの好発年齢である40～60歳代の女性であると考えられる。ピンクリボンフェスティバルでは,セミナー,シンポジウム,ウォーキングイベント,グッズ販売など様々な活動を通じて乳がん啓発活動を実施してきた。また,毎年10月は乳がん月間として,集中的に様々なイベントを行い,乳がん啓発活動を実施している。東京都庁,東京タワー,東京スカイツリーなどのランドマークタワーは,その間ピンク色にライトアップさ

れ，乳がん検診の認知を推進してきた。女性らしいピンク色のロゴや，クマのマスコットなどを使用して，メッセージを発信している。

2 ソーシャルマーケティング

キャンペーンは複数の活動から構成されている。対象の年齢層や行動特性に合わせて，伝え方や伝える場所，活動内容を変えることが重要である。健康に関するメッセージを伝えるためのキャンペーンを立案する際には，ソーシャルマーケティング（social marketing）やプリシード・プロシードモデル（第2章-I-B，p.78参照）などの計画の枠組みを用いると効果的である。

ソーシャルマーケティングは，商業マーケティングの手法を用いて対象者の行動変容を促すことである。営利目的ではない点で，商業マーケティングと異なる。ソーシャルマーケティングで重要とされている概念は，4つのP（プライス，プロダクト，プロモーション，プレイス）である。プライス（price）はキャンペーンを行うことによる対象者の代償（お金，時間，信念の変容など），プロダクト（product）はプログラムにより対象者が得られるもの，プロモーション（promotion）は対象者への訴求方法，プレイス（place）は対象者にアクセスするための方法を指す。

ソーシャルマーケティングでは，望ましい健康行動を強制するのではなく，対象者が何を求め，必要としているのかに基づいてキャンペーンを立案することが重要とされている。

D ヘルスコミュニケーションを行動変容に結びつけるには

健康に関する知識を習得しただけでは，行動変容には至らない。ヘルスコミュニケーションを行動変容に結びつけるためには，実地調査，文献検索，質的研究，量的研究などを通じて対象を深く理解する必要がある。対象のもつインセンティブと行動変容には強いつながりがある。

1. 健康行動理論，ソーシャルサポートの活用

計画的行動理論では，3つの主要な概念がインセンティブを決めると考えられている[60]。1つ目はある行動をすることで望ましい結果が得られるとどれほど強く信じているか（行動への態度），2つ目はその行動をすることで自分にとって大切な人がそれをどう思うか（主観的規範），3つ目は自分がその行動をとることができると思うこと（行動コントロール感）である（図2-4，p.99参照）。人が健康な生活にとって望ましい行動をとる仕組みを知るためには，第2章Ⅳで紹介した健康行動に必要な理論が活用できる。

こうした理論は時代とともに変遷し，知識の普及からQOLの充実へと変わっていった。1990年代以降は，学習援助の時代として，専門家の指導という一方的な知識注入型から，対象者のエンパワメントに変化している。2018年現在は，主役はあくまでも対象

表2-13 説得のためのコミュニケーションに必要な5つの要素

要素	メッセージ発信源の信頼性	メッセージのデザイン	伝達手段	対象者	対象となる行動
具体的な問い	公的機関，全国紙のような信頼できる発信元であるか？	対象者の年代，志向に合わせたデザインか？	対象者がメッセージを受け取れる場所で，対象者の志向に合わせた手段で発信しているか？	対象者は広すぎず，狭すぎず，目的に対して適切に設定されているか？	対象となる行動変容は，実現可能で適切なものか？

者であり，彼ら自身が自ら情報を得て取捨選択し，問題解決のための自己決定ができるようになるための環境を整えサポートをする（ソーシャルサポート），というかかわり方である。

ソーシャルサポートのうち，フォーマルサポート（公的機関や専門職による制度に基づくサービスや支援）のみならず，インフォーマルサポート（家族，友人，近隣住民などによる支援）も重要な要素である。サポートを有効に実施するためには，理論の仕組みを理解したうえで，対象が現在どの行動変容ステージにいて，対象にとって何が利点で何が障害となっているかを知ることが必要である。そうすることで彼らの真の望みにこたえるようなメッセージをつくり，行動変容に結びつけていくことが可能になる。

2. 説得のためのコミュニケーションに必要な5つの要素

マグワイヤ（McGuire, W. J.）[61]によれば，メッセージを確実に伝えるためには，メッセージ発信源の信頼性，メッセージのデザイン，伝達手段，対象者，対象となる行動という5つのコミュニケーションの要素すべてが適切である必要がある（表2-13）。この手順に沿ってメッセージを作成し，適切な対象者に伝えていくことで，対個人および対集団のヘルスコミュニケーションにおいてメッセージが受け入れられ，行動変容に結びついていく。

また，1つのプロジェクトが終了したときには，客観的な指標を用いて評価をする。費用，人的資源，対象者，活動方法などを評価しデータとして記録することで，データが蓄積され将来より有効な活動を立案・実施していく手助けになる。

ヘルスコミュニケーションのこれから

1. ヘルスコミュニケーションの今後の課題

現在ヘルスコミュニケーションは，理論に基づき実践的で政策決定にも影響を与え得るものとみられている。ヘルスコミュニケーションにより解決が可能と思われる現在の医療関連の問題には，高齢化や医療における異文化理解，医療保険制度の変化，オンライン相談や遠隔医療（telemedicine）などがある。医療技術の発展により，平均余命は延び，以前は治せなかった病気も治るようになった。しかし，適切な医療をすべての人に届けて，

疾病を予防・管理し，健康上の問題を防ぐにはまだ解決すべき問題がある。

　新しいコミュニケーションの技術により，医療機関は電子カルテなど診療に関する情報を簡単に入手することができるようになった。また患者も，健康情報を得たり，ほかの患者や医療者と触れ合い，医療上の相談ができるようになった。これらの技術の発達により，データの蓄積や診療時間の短縮などの利点が生じた。さらに，遠隔医療により遠隔地にいる医療者が協力して患者の治療に当たることが可能になり，インターネットを通じて世界各地でヘルスキャンペーンを展開できるようになった。しかし，これらの技術の進歩の一方で，文化や教育，経済，法律上の障害はいまだ残っている。これらの問題を解決する方法を見つけることが，ヘルスコミュニケーションのこれからの課題になるだろう。

2. チーム医療の重要性

　現代のように時代の変化が速くなると，広い視野をもち新しい発想に柔軟に対応できることやチームワークが重要となってくる。**チーム**とは，同じ目標を達成するための個人の集合であり，効果的なヘルスコミュニケーションでは，多くの人を巻き込むことになる。互いがチームの一員として十分に機能するためには，共通の治療目標を設定し，皆が同じ認識や知識のうえに立って行動しているかを常に確認し，目標達成のためのそれぞれの役割を明確に認識する必要がある。そのためには，まずお互いを知り，摩擦を恐れずコミュニケーションをとり続けていかなければならない。

　健康には個人の考えが大きく影響し，患者自身が医療で果たす役割も大きい。また医療者同士のコミュニケーションも，治療目標の達成のために欠かせない。21世紀はヘルスコミュニケーションの時代であるといえる。

国家試験問題

1 成人の学習の特徴として正しいのはどれか。　　(102回AM44)

1. 学習者のこれまでの経験が資源となる。
2. 外的動機づけによって学習が促進される。
3. 自己評価よりも他者による評価が重要である。
4. 課題中心の学習よりも講義形式による学習の方が効果が高い。

2 自己管理を行う上で自己効力感を高める支援として最も適切なのはどれか。
　　(104回PM76)

1. 自己管理の目標はできるだけ高くする。
2. 必要な知識をできるだけ多く提供する。
3. 自己管理の方法で不適切な点はそのたびに指摘する。
4. 自己管理で改善できた点が少しでもあればそれを評価する。
5. 対象者が自己管理できない理由を話したときは話題を変える。

3 フィンク,S.L.の危機モデルの過程で第3段階はどれか。　　(107回PM33)

1. 防衛的退行
2. 衝撃
3. 適応
4. 承認

4 適切でない組合わせはどれか。　　(86回AM28)

1. 学童期　──────　モラトリアム
2. 思春期　──────　登校拒否
3. 壮年期　──────　ワーカホリック
4. 老年期　──────　喪失体験

▶答えは巻末

文献

1) 健康社会学研究会,島内憲夫編著:「健康」ライフワーク論;生涯健康学習のすすめ,垣内出版,1989,p.15.
2) Knowles, M.S.著,堀薫夫,三輪建二監訳:成人教育の現代的実践;ペダゴジーからアンドラゴジーへ,鳳書房,2002.
3) 吉田亨:プリシード/プロシードモデル,保健の科学,34:870-875,1992.
4) 金永安弘:健康教育の潮流,教育医事新聞社,1987.
5) 宮坂忠夫,他編著:健康教育論〈最新保健学講座 別巻1〉,メヂカルフレンド社,2006,p.6.
6) Green, L.W., et al.:Health education planning:A daiagnostic approach, p.xiv, Mayfield Publishing, Polo Alto, 1980.
7) 日本健康教育学会ホームページ:健康教育とは,http://nkkg.eiyo.ac.jp/hehp.html(最終アクセス日:2018/7/15)
8) 前掲書5),p.77.
9) 厚生労働省ホームページ:健康増進事業実施要領,http://www.mhlw.go.jp/file/05-Shingikai-10901000-Kenkoukyoku-Soumuka/14.pdf(最終アクセス日:2018/7/15)
10) 伊藤雅治:地域保健の新たな潮流と今後の課題,公衆衛生,73(2):96-100,2009.
11) 厚生労働省ホームページ:市町村保健活動の再構築に関する検討会報告書,http://www.mhlw.go.jp/shingi/2007/03/s0330-8.html(最終アクセス日:2018/7/15)
12) 厚生労働省ホームページ:「ポピュレーションアプローチ」事例,https://www.mhlw.go.jp/bunya/kenkou/seikatsu/pdf/hs-e.pdf

（最終アクセス日：2018/7/15）
13) 日本健康教育学会編：健康教育；ヘルスプロモーションの展開, 保健同人社, 2003, p.24.
14) 武藤孝司, 福渡靖：健康教育・ヘルスプロモーションの評価, 篠原出版新社, 1994.
15) 日本版PHRを活用した新たな健康サービス研究会：個人が健康情報を管理・活用する時代に向けて；パーソナルヘルスレコード（PHR）システムの現状と将来, 2008, http://www.meti.go.jp/policy/mono_info_service/service/downloadfiles/phr_houkoku_honbun.pdf（最終アクセス日：2018/7/15）
16) 日本糖尿病学会編：科学的根拠に基づく糖尿病診療ガイドライン2013, 南江堂, 2013, p.295-306.
17) 髙橋秀治, 他：生活習慣病予防に向けて学校・企業と連携した市町村保健師のライフサイクルの視点と活動内容, 千葉看護学会会誌, 23（1）：81-89, 2017.
18) 宮崎美砂子, 他編：最新公衆衛生看護学総論, 第2版, 日本看護協会出版会, 2015.
19) Erikson, E.H., 他著, 朝長正徳, 他訳：老年期；生き生きしたかかわりあい, 新装版, みすず書房, 1997
20) 文部科学省ホームページ：子どもの発達段階ごとの特徴と重視すべき課題, http://www.mext.go.jp/b_menu/shingi/chousa/shotou/053/shiryo/attach/1282789.htm（最終アクセス日：2018/7/15）
21) 筒井真優美, 他編：小児看護学〈やさしく学ぶ看護学シリーズ〉, 日総研出版, 1997.
22) 日本健康心理学会編：健康教育概論〈健康心理学基礎シリーズ〉, 実務教育出版, 2003.
23) Palmore, E.B.：Ageism；Negative and Positive, 2nd ed, Springer Publishing Company, New York, 1999.
24) 佐瀬美恵子：高齢期を元気に生きるには, 紙上特別講義, 朝日新聞, 2008年1月19日, http://www.asahi.com/edu/university/kougi/TKY200801180227.html（最終アクセス日：2018/7/15）
25) 若狭衛, 他編著：保健社会学；理論と現実, 垣内出版, 1983, p.17.
26) 島内憲夫, 助友裕子編：ヘルスプロモーションのすすめ；地球サイズの愛は, 自分らしく生きるために！, 垣内出版, 2000, p.40.
27) 畑栄一, 土井由利子編：行動科学；健康づくりのための理論と応用, 南江堂, 2003, p.2.
28) Glanz, K., 他著, 曽根智史, 他訳：健康行動と健康教育；理論, 研究, 実践, 医学書院, 2006, p.12.
29) 大島明：たばこ対策におけるナッジ（Nudge）の採用とその限界, 保健の科学, 55（5）：321-325, 2013
30) Caplan, G. 著, 山本和郎訳：地域精神衛生の理論と実際, 医学書院, 1968.
31) Erikson, E.H., Erikson, J.M. 著, 村瀬孝雄, 近藤邦夫訳：ライフサイクル, その完結, 増補版, みすず書房, 2001, p.153.
32) Holmes, T.H., Rahe, R.H.：The social readjustment rating scale, Journal of Psychosomatic Research, 11（2）：213-218, 1967.
33) Caplan, G. 著, 新福尚武監訳：予防精神医学, 朝倉書店, 1970.
34) Aguilera, D.C. 著, 小松源助, 荒川義子訳：危機介入の理論と実際；医療・看護・福祉のために, 川島書店, 1997, p.25.
35) 小島操子：危機理論発展の背景と危機モデル, 看護研究, 21（5）：378-385, 1988.
36) Selye, H. 著, 杉靖三郎, 他訳：現代社会とストレス, 法政大学出版局, 1988.
37) 神村栄一, 他：対処方略の三次元モデルの検討と新しい尺度（TAC-24）の作成, 教育相談研究, 33：41-47, 1995.
38) Wolin, S.J., Wolin, S. 著, 奥野光, 小森康永訳：サバイバーと心の回復力；逆境を乗り越えるための七つのリジリアンス, 金剛出版, 2002.
39) 原田幸一：私にとってのリカバリー, 精神科臨床サービス, 10（4）：464-465, 2010.
40) Rapp, Charles. A.：The strengths model；Case management with people suffering from severe and persistent mental illness, Oxford University Press, NY, 1998.
41) 田中英樹：ストレングスモデルでアウトリーチがうまくいく, 精神看護, 16（3）：19-23, 2013.
42) 稲沢公一：エンパワメント, 精神科臨床サービス, 3（4）：423-427, 2003.
43) 久保田純：エンパワーメントとは何か, 現代のエスプリ, 376：10-34, 1998.
44) WHO：The WHO Health Promotion Glossary, 1998 version, http://www.who.int/healthpromotion/about/HPG/en/（最終アクセス日：2017/3/1）
45) Nutbeam, D.：Defining and measuring health literacy：what can we learn from literacy studies?, International Journal of Public Health, 54（5）：303-305, 2009.
46) Nutbeam, D.：Health literacy as a population strategy for health promotion, 日本健康教育学会誌, 25（3）：210-222, 2017.
47) 福田洋, 江口泰正編著：ヘルスリテラシー；健康教育の新しいキーワード, 大修館書店, 2016, p.48-50.
48) Davis, T.C., et al.：Rapid assessment of literacy levels of adult primary care patients, Family Medicine, 23（6）：433-435, 1991.
49) Parker, R.M., et al.：The test of functional health literacy in adults：a new instrument for measuring patients' literacy skills, Journal of General Internal Medicine, 10（10）：537-541, 1995.
50) A database of health literacy measures, http://healthliteracy.bu.edu/all（最終アクセス日：2017/3/1）
51) Sørensen, K., et al.：Measuring health literacy in populations：illuminating the design and development process of the European Health Literacy Survey Questionnaire（HLS-EU-Q）, BMC Public Health, 13：948, 2013.
52) Nakayama, K., et al.：Comprehensive health literacy in Japan is lower than in Europe：a validated Japanese-language assessment of health literacy, BMC Public Health, 15：505, 2015.
53) Duong, T.V., et.al.：Measuring health literacy in Asia：Validation of the HLS-EU-Q47 survey tool in six Asian countries, Journal of Epidemiology, 27（2）：80-86, 2017.
54) Ishikawa, H., et al.：Measuring functional, communicative, and critical health literacy among diabetic patients, Diabetes Care, 31（5）：874-879, 2008.
55) Ishikawa, H., et al.：Developing a measure of communicative and critical health literacy：a pilot study of Japanese office workers, Health Promotion International, 23（3）：269-274, 2008.
56) 米国立がん研究所編, 中山健夫監, 高橋吾郎, 他監訳：ヘルスコミュニケーション実践ガイド, 日本評論社, 2008, p.3-7, 205-215.
57) Kreps, G.L., Thornton, B.C.：Health communication：theory and practice, 2nd ed., Prospect Heights, Waveland Press, Illinois, 1992, p.5-41.
58) 日本コーチ連盟ホームページ：コーチングとは, http://www.coachfederation.jp/（最終アクセス日：2017/1/19）

59) Kimsey-House, H., et al. 著，CTI ジャパン訳：コーチング・バイブル；本質的な変化を呼び起こすコミュニケーション，第3版，東洋経済新報社，2012，p.22-37.
60) Ajzen, I., Fishbein, M.：Understanding attitudes and predicting social behavior, Englewood Cliffs：Prentice-Hall, 1980.
61) McGuire, W.J.：Public communication as a strategy for inducing health-promoting behavioral change, Preventive Medicine, 13（3）：299-319, 1984.

参考文献

- 堀薫夫：高齢者教育学の存立基盤に関する一考察，大阪教育大学紀要，64（1）：209-216, 2015.
- 村橋陽三，森田英嗣：放送大学の学習センターに自主的に通う高齢者学生に見る学び，教育実践研究，9：7-20, 2015.
- 髙木若菜：職域におけるプリシードプロシードモデルを基にした歯科保健行動に影響を与える要因の検討，平成27年度順天堂大学大学院スポーツ健康科学研究科修士論文，2015.
- Glanz, K., 他編，曽根智史，他訳：健康行動と健康教育；理論，研究，実践，医学書院，2006.
- 松本千明：医療・保健スタッフのための健康行動理論の基礎；生活習慣病を中心に，医歯薬出版，2002.
- 福田吉治，他監：一目でわかるヘルスプロモーション；理論と実践ガイドブック，国立保健医療科学院，2008，https://www.niph.go.jp/soshiki/ekigaku/hitomedewakaru.pdf（最終アクセス日：2018/7/15）
- Bandure, A. 編，本明寛，他訳：激動社会の中の自己効力，金子書房，1997.
- Rosenstock, I. M.：Historical origins of the health belief model, Health Education Monographs, 2（4）：328-335, 1974.
- Prochaska, J.O., et al.：The transtheoretical model and stages of change〈Glanz, K., et al. eds.：Health behavior and health education；theory, research, and practice, 4th ed, Jossey-Bass, San Francisco 2008, p.97-121.〉
- Ajzen, I.：Attitudes, personality, and behavior, Dorsey Press, Chicago, 1988, p.112-145.
- Bandura, A.：Self-efficacy；toward a unifying theory of behavioral change, Psychological Review, 84（2）：191-215, 1977.
- Bandura, A.：Self-efficacy；the exercise of control, W.H.Freeman, New York, 1997, p.79-115.
- Maguire, L. 著，小松源助，稲沢公一訳：対人援助のためのソーシャルサポートシステム；基礎理論と実践課題，川島書店，1994.
- Cohen, S., et al. 編著，小杉正太郎，他訳：ソーシャルサポートの測定と介入，川島書店，2005.
- 本間正人，松瀬理保：コーチング入門，第2版，日本経済新聞出版社，2015, p.36-52.
- 山崎啓支：NLPで最高の能力が目覚めるコーチングハンドブック；知識と経験を最大化するセンスの磨き方，日本能率協会マネジメントセンター，2016, p.46-68.
- Atkin, C., Marshall, A.：Health communication〈Salwen, M.B., Stacks, D.W. eds.：An integrated approach to communication theory and research, Routledge, Mahwah, 1996, p.93-110.〉
- du Pré, A.：Communicating about health：Current issues and perspectives, 5th ed., Oxford University Press, NY, 2016, p.7-17.
- Kotler, P., Roberto, E.L.：Social marketing：Strategies for changing public behavior, Free Press, New York, 1989.
- Community Tool Box：Section 1. Understanding Social Marketing：Encouraging Adoption and Use of Valued Products and Practices, http://ctb.ku.edu/en/sustain/social-marketing/overview/main（最終アクセス日：2017/1/19）

第 **3** 章

生活習慣における ヘルスプロモーション

この章では

- 食と生活の関連について理解する。
- 近年の身体活動および運動の動向と課題を理解する。
- わが国の活動・休息の現状と近年の取り組みについて理解する。
- 排泄の意義と課題を理解する。
- 清潔と身体の健康について理解する。
- 清潔行動とヘルスプロモーションについて理解する。
- 歯科口腔保健法について理解する。
- 口腔機能向上プログラムとオーラルフレイルについて理解する。

I 栄養・食生活

A わが国の現状と課題

1. 食生活の意義

食事は生命の維持や健康の保持という大きな役割があり，特に乳幼児や小児にとっては成長と発達のために欠かせないものである。また，食事は家族など多くの人とかかわる手段でもあり，**食生活**は社会的，文化的な営みの一つといえる。

2. 日本人の食事摂取量

厚生労働省は，国民の身体状況や栄養摂取状況などを明らかにするために，健康増進法に基づき，毎年，国民健康・栄養調査を実施している。日本人の健康な食事摂取量の基準は5年ごとに提示され，現行のものは2019（令和元）年に策定された「**日本人の食事摂取基準（2020年版）**」[1]である。一例として，推定エネルギー必要量を表3-1に示す。

3. 年代による栄養摂取の特徴

食事摂取基準で栄養摂取量の基準が提示されているが，食事は，個人差の大きいものでもある。たとえば，成長・発達段階によって食事の摂取内容は異なる。新生児期は3時間おきの授乳が必要であり，幼児では午前と午後の2回の間食も食事とみなされる。

成人では，生活環境など労作量によって栄養必要量が異なる。また，夜間に作業をする人では，食事の摂取時間が異なってくる。朝食の欠食率は，男性15.4％，女性10.7％となっており，ここ10年間ほとんど変化はみられない。年齢別にみると，男女共に20歳代で高く，男性は37.4％，女性は23.1％となっている[2]。

高齢者では，残歯の状況や咬合力などによって，成人と同じ硬さの食品が摂取できなくなり，軟らかい食品や流動食を選択することもある。また，疾患や障害の影響により，中心静脈栄養などの手段で栄養を補給する場合もある。

4. 食習慣

日本人の**食習慣**の基本は，朝食，昼食，夕食の3食と間食で成り立っている。

日本型食生活は，米飯と，だしを基本にしょうゆやみそで味つけされたおかずや汁物からなる「和食」である。しかし，日本では，「和洋中」という言葉で表されるように，様々な文化を背景にした食材や調理法による多様な食事を摂っている。また，特別な行事やお祝いがあると，通常より豪華な食事を準備し，食する文化がある。

表 3-1 推定エネルギー必要量（kcal/日）

性別	男性			女性		
身体活動レベル[1]	Ⅰ	Ⅱ	Ⅲ	Ⅰ	Ⅱ	Ⅲ
0〜5（月）	−	550	−	−	500	−
6〜8（月）	−	650	−	−	600	−
9〜11（月）	−	700	−	−	650	−
1〜2（歳）	−	950	−	−	900	−
3〜5（歳）	−	1300	−	−	1250	−
6〜7（歳）	1350	1550	1750	1250	1450	1650
8〜9（歳）	1600	1850	2100	1500	1700	1900
10〜11（歳）	1950	2250	2500	1850	2100	2350
12〜14（歳）	2300	2600	2900	2150	2400	2700
15〜17（歳）	2500	2800	3150	2050	2300	2550
18〜29（歳）	2300	2650	3050	1700	2000	2300
30〜49（歳）	2300	2700	3050	1750	2050	2350
50〜64（歳）	2200	2600	2950	1650	1950	2250
65〜74（歳）	2050	2400	2750	1550	1850	2100
75以上（歳）[2]	1800	2100	−	1400	1650	−
妊婦（付加量）[3] 初期				+50	+50	+50
中期				+250	+250	+250
後期				+450	+450	+450
授乳婦（付加量）				+350	+350	+350

[1] 身体活動レベルは，低い，ふつう，高いの 3 つのレベルとして，それぞれⅠ，Ⅱ，Ⅲで示した。
[2] レベルⅡは自立している者，レベルⅠは自宅にいてほとんど外出しない者に相当する。レベルⅠは高齢者施設で自立に近い状態で過ごしている者にも適用できる値である。
[3] 妊婦個々の体格や妊娠中の体重増加量および胎児の発育状況の評価を行うことが必要である。

注 1）活用に当たっては，食事摂取状況のアセスメント，体重および BMI の把握を行い，エネルギーの過不足は，体重の変化または BMI を用いて評価すること。
注 2）身体活動レベルⅠの場合，少ないエネルギー消費量に見合った少ないエネルギー摂取量を維持することになるため，健康の保持・増進の観点からは，身体活動量を増加させる必要がある。

資料／厚生労働省：「日本人の食事摂取基準（2020 年版）」策定検討会報告書，2019，p.84．

学校保健の場においては，子どもの成長・発達に必要な栄養をだれもが平等に受けられる学校給食制度がある。2016（平成 28）年度における国公私立学校における完全給食（主食，おかずおよびミルクからなる給食）率は，小学校で 98.6％，中学校で 83.7％ である[3]。

5. 日本人の栄養摂取における課題

1 食塩摂取量

厚生労働省の国民健康・栄養調査による 1 歳以上の 1 日当たりの食塩摂取量は，1975（昭和 50）年は 14.0g であったが，毎年徐々に減り続け，2012（平成 24）年では 10.0g，2015（平成 27）年は 9.7g となっている[4]。

塩分摂取量が増えると高血圧になりやすいため，これまでも塩分摂取を抑える活動がなされてきた。日本人の塩分摂取量は低下傾向にあるが，さらなる減塩に取り組むよう提言がなされている。たとえば，厚生労働省による「日本人の食事摂取基準（2020 年版）策定

Ⅰ　栄養・食生活

検討会」報告書によると，18歳以上の男性は1日当たり7.5g未満，18歳以上の女性は1日当たり6.5g未満が推奨されている[1]。また，健康日本21における1日の塩分摂取量目標値は，2022年度で8gとなっている[5]。

2 | 肥満とやせ

肥満とやせの判定尺度として，BMI（body mass index）が使用されている。BMIは「体重（kg）÷身長（m）^{2}」で示され，日本肥満学会の定義では，BMI 18.5未満をやせ，BMI 25以上を肥満としている[4]。

男性では中高年の肥満，女性では若年層のやせが課題となっている。2016（平成28）年の国民健康・栄養調査では，肥満者（BMI≧25）の割合は男性31.3％，女性20.6％，やせ（BMI＜18.5）の割合は男性4.4％，女性11.6％である。男性では，40歳代の34.6％，50歳代の36.5％で肥満者の割合が高くなっている。女性では，20歳代の20.7％がやせとなっている[2]。

3 | 糖尿病

厚生労働省が行った患者調査によると，2014（平成26）年の糖尿病の総患者数は316万6000人であった[6]。

糖尿病は，死亡の直接的な原因疾患として多くはないものの，脳血管障害や心疾患などの誘因となる。また，糖尿病腎症は透析の導入理由の1位であり，糖尿病は視覚障害の主な原因となっている（糖尿病網膜症）。これらのことから，糖尿病治療は健康管理として重要な役割をもち，健康日本21での主な目標として取り上げられている。

糖尿病の治療には食事療法，運動療法，薬物療法がある。食事療法では，自分の身長と標準体重をもとに1日エネルギー量を算出し，それに労作の程度である身体活動量をかけたエネルギー摂取量（1日の摂取カロリー）を基準に食事管理を行う。

6. 食に関する情報管理

食品表示に関する規定を整理・統合し，包括的かつ一元的な制度を創設するものとして食品表示法が策定された。生鮮食品や加工食品などにおいて，具体的な表示のルールが食品表示基準に定められている。

7. 食品衛生・食中毒

日本では，食品衛生法に基づいて，食品の安全性が規定されている。この法律では，食品や添加物だけでなく，残留農薬や放射性物質，健康食品，また器具や容器包装なども対象となる。また，飲食業の営業許可や，食品の監視，**食中毒**に関することも含まれる。

衛生状態の良い日本でも，2017（平成29）年の食中毒の患者数は16464人と報告されている[4]。毎年，ノロウイルスやカンピロバクターによる食中毒があとを絶たず，腸管出血

性大腸菌による食中毒などでは死者も出ている[4]。

B ヘルスプロモーションの取り組み

1. 食育基本法

食育基本法は，生涯にわたって健全な食生活を実現することを目的に，2005（平成17）年に制定された。具体的には，5年ごとに食育推進基本計画が策定され，それに基づいて**食育**に関する活動が行われている。

2016（平成28）〜2020年は，第3次食育推進基本計画が進行中である。5つの重点課題として，①若い世代を中心とした食育の推進，②多様な暮らしに対応した食育の推進，③健康寿命の延伸につながる食育の推進，④食の循環や環境を意識した食育の推進，⑤食文化の伝承に向けた食育の推進があげられている。

2. 食事バランスガイド

2005（平成17）年，厚生労働省と農林水産省が**食事バランスガイド**を提示した（図3-1）。食事バランスガイドは，健康な人が1日に「何を」「どれだけ」食べたらよいかをイラストで提示したものである。食育に関する教材として，小中学校での家庭科や総合学習の資料として，また青壮年の健康教育の資料として活用されている[7]。

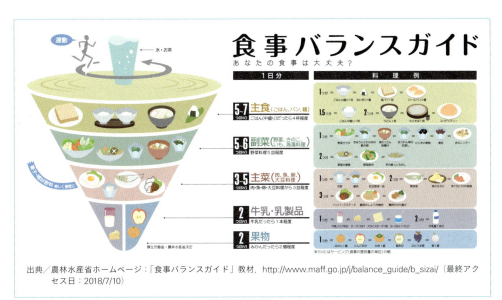

出典／農林水産省ホームページ：「食事バランスガイド」教材，http://www.maff.go.jp/j/balance_guide/b_sizai/（最終アクセス日：2018/7/10）

図3-1 食事バランスガイド

3. 嗜好品としてのたばこ・アルコール

1 たばこ

　喫煙は，様々な生活習慣のなかで，健康に悪影響をもたらすことが実証されており，呼吸器疾患，循環器疾患，がんなど多くの疾病のリスクを増大させる。20歳以上の習慣的に喫煙している者の割合は，男性30.2%，女性8.2%である。また，喫煙者のうち，男性で25.4%，女性で35.0%が喫煙をやめたいと考えている[2]。

　喫煙では，喫煙者本人だけでなく，喫煙者の煙を間接的に吸う受動喫煙も問題となっている。2002（平成14）年に施行された健康増進法で，受動喫煙の防止として，公共施設や鉄道など公共機関における分煙が進められた。

　現在，病院での禁煙治療を中心に，様々な禁煙への支援が実施されている。また，小学生など子どもへの禁煙教育は効果的であるとされている。

2 アルコール

　飲酒は，生活習慣病やアルコール性精神疾患，うつ病の要因になることがある。日本において，生活習慣病のリスクを高める量を飲酒している者の割合は，男性14.6%，女性9.1%である[2]。

　健康日本21では，節度ある適度な飲酒として，1日平均純アルコールで20g程度の適正飲酒を勧めている。この量は，ビール中びんで1本，日本酒で1合に当たる（図4-16, p.190参照）。

II 運動

A わが国の現状と課題

1. 運動と身体活動量

　運動は，生活習慣病の予防のほか，筋力の維持・向上や気分転換，自己実現にもつながっていくものである。健康日本21では，運動は「余暇時間に行うものであり，疾病を予防し，活動的な生活を送る基礎となる体力を増加させるための基本的な身体活動である」[8]とされ，運動習慣者とは「週2回以上，1回30分以上，1年以上，運動をしている者」と定義されている[8]。しかし，運動習慣のある者は男性35.1%，女性27.4%であり，生活習慣病対策として推進されつつも，ここ10年を比較しても有意な増加はみられていない

(図3-2)[2]。

　近年，運動習慣だけでなく，生活活動を含む身体活動による効果が明らかになっており，運動も含めた**身体活動量**を重視するようになってきた。身体活動とは，安静にしている状態よりも多くのエネルギーを消費するすべての動作を指し，日常生活における労働，家事，通勤，通学，趣味などの「**生活活動**」と，体力（スポーツ競技に関連する体力と健康に関連する体力を含む）の維持・向上を目的とし計画的・意図的に実施される「**運動**」の2つに分けられる[9]。この考えをもとに策定されたものが「健康づくりのための運動基準2006」である[9]。この指針は，生活習慣病の予防の観点から「身体活動」の基準と「運動」の基準を定めており，この基準をさらに改定し現在推奨されているものが「健康づくりのための身体活動基準2013」[10]である。この基準では，個人の**身体活動量**について，18〜64歳の身体活動量（生活活動・運動）の基準は「強度が3メッツ*以上の身体活動を23メッツ・時/週行うこと」，運動量の基準は「強度が3メッツ以上の運動を4メッツ・時/週行うこと」としている（表3-2）。さらに「プラス10（テン）」として，「今より10分多くからだを動か

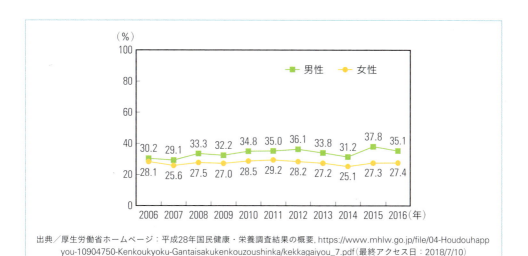

出典／厚生労働省ホームページ：平成28年国民健康・栄養調査結果の概要, https://www.mhlw.go.jp/file/04-Houdouhappyou-10904750-Kenkoukyoku-Gantaisakukenkouzoushinka/kekkagaiyou_7.pdf（最終アクセス日：2018/7/10）

図3-2 運動習慣のある者の割合の年次推移（20歳以上）

表3-2 3メッツ以上の「生活活動」と「運動」

3メッツ以上の「生活活動」	3メッツ以上の「運動」
普通歩行（3.0メッツ）	ボウリング（3.0メッツ）
犬の散歩（3.0メッツ）	ゴルフ（3.5〜4.3メッツ）
掃除をする（3.3メッツ）	ラジオ体操（4.0メッツ）
速歩きをする（4.3〜5.0メッツ）	ウォーキング（4.3メッツ）
子どもと活発に遊ぶ（5.8メッツ）	ゆっくりとした平泳ぎ（5.3メッツ）
階段を速く上る（8.8メッツ）	ハイキング（6.5メッツ）

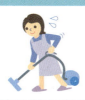
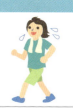

＊**メッツ（METs）**：metabolic equivalents の略で，運動や身体活動の強度の単位である。安静時を1としたときと比較して何倍のエネルギーを消費するかを示している。普通歩行3メッツは，横になったり座ったりしている安静時に比べて3倍のエネルギーを消費していることを表している。

そう」と，身体活動を促す啓発活動が行われている。

2. 身体活動・運動の現状と課題

1 身体活動・運動の効果

　身体活動・運動の効果は，各ライフステージによって様々である。小児期の身体活動は体力や運動能力の向上だけでなく，健康なからだの育成，意欲的な心の形成，社会適応能力の発達，認知的能力の発達につながる[8), 11)]。成人期では，青年期でピークを迎え徐々に低下する身体機能に対する筋力低下の予防や生活習慣病の予防，メンタルヘルスへの効果があり，老年期では，フレイルやサルコペニア（第4章-Ⅲ，p.219参照）の予防，身体活動をとおした社会参加や生きがいへの効果が期待されている[8)]。

2 身体活動・運動の現状と目標項目

　2016（平成28）年の報告では，2010（平成22）年に比べ65歳以上の歩数や運動習慣者は増加しているものの，20〜64歳の運動習慣者は男女共に減少している現状がある[12)]。特に女性の運動習慣者は19.0％と2割にも満たない。運動不足を感じている者は「20〜40歳代女性」が最も多く，運動をしない理由としては「仕事や家事が忙しいから」が最も多い[13)]。

　健康日本21（第2次）では，身体活動・運動の目標項目として「日常生活における歩数の増加（1200〜1500歩増加）」「運動習慣者の割合の増加（約10％増加）」「住民が運動しやすいまちづくり・環境整備に取り組む自治体数の増加（47都道府県）」があげられており[14)]，個人の生活習慣の改善と環境の両面のアプローチが掲げられている（表1-8，p.21参照）。

3 身体活動・運動の課題

　近年，女性の社会進出が増加する一方で，女性は男性に比べ妊娠・出産・育児，介護などの負担が大きくなりやすい傾向があり，身体活動・運動に費やす時間の確保が難しくなっている。女性はエストロゲンの低下により，骨粗鬆症や生活習慣病発症のリスクが高いため，若年のうちから身体活動・運動の増加を習慣づけることが重要となる。仕事をもっている人は生活の大半の時間を職場で過ごすため，職場での空き時間に行える運動への取り組みが効果的である。職場で提供する女性に対する運動促進プログラムの推進が今後の課題である。

　子どもの体力は近年，低下の傾向がみられ，その原因は運動量の低下によるといわれている。生活環境の整備などにより屋外でからだを動かす機会が減ったこと，保護者の意識のなかで，子どもの外遊びやスポーツの重要性を学力に比べて軽視する傾向が進んだことが原因といわれている[15)]。

　子どもがからだを動かすことが楽しいと思えたり励みとなったりするような取り組みや

スポーツ広場などの整備，子どもを見守り指導できる指導者の育成が必要である。

4 身体活動・運動推進への取り組み

　個人の身体活動を促すための環境からのアプローチとしては，まずは安全で効果的な運動プログラムの作成と運動できる施設や環境の整備があげられる。運動プログラムを実践・指導する運動指導士や健康運動実践指導者の養成が行われ，フィットネスクラブや病院，学校関係などで幅広く活躍している[16]。また，適切な施設基準を満たした運動施設を「健康増進施設」として認定し，認定を受けた健康増進施設で医師の処方に基づいた運動療法を実施した場合，一定の条件のもと，施設利用料を医療費控除の対象とするなどの取り組みが行われている[17]。

　以上のように，身体活動・運動は，特に環境の整備が個人の生活習慣の改善に結びついているといえる。保健医療従事者だけでなく，運動の専門家，行政など分野を超えた協働により，個人の力の強化と環境づくりの両面でアプローチすることが重要である。

B ヘルスプロモーションの取り組み

　身体活動・運動を続けるには，気軽に参加できる環境と「楽しさ」が重要となる。健康日本21（第2次）には，「住民が運動しやすいまちづくり・環境整備に取り組む自治体数の増加」が目標項目としてあげられており，自治体の取り組みとして，ウォーキングマップの作成や道路の整備が行われている[10]。しかし，運動は生活習慣のなかで最も実施者が少ない習慣であり，また獲得された運動習慣の継続は難しいといわれている。保健医療従事者がどのように支援していけばよいかが健康教育の重要な課題の一つである。

　ここで，将来看護職を目指す学生が実際に自分たちで健康行動を実践する体験を通じて健康教育について考える取り組みを紹介し，身体活動・運動量の増加を促す支援を検討していきたい。

　A大学では，ヘルスプロモーションの授業のなかで，学生に自ら50日間健康行動を実践してもらい，実施・評価するという取り組みを行っている。この取り組みでは「ヘルシーバトル—健康にいいことをやってみよう」というテーマのもと，グループや実践内容は学生が自ら決めて行っている。実践の際には，表3-3を基本姿勢としている。この基本姿勢は，すでにソーシャルサポート，自己効力感，計画的行動理論など健康行動理論の要素を含んでいるが，さらに学生には自分たちでも健康行動理論を用いて実践するよう促している（健康行動理論の詳細は第2章-Ⅳ，p.95参照）。

　50日間のチャレンジを終えた学生は，実施内容と結果（目標の評価），感想をレポートにまとめる。実践した健康行動のうち，身体活動・運動を実践した学生の感想を表3-4に示す。感想のなかで最も多かったのは，互いを励まし合い切磋琢磨する仲間の存在，ソーシャルサポートの重要性であった。

表3-3 ヘルシーバトルを実践する際の基本姿勢

- 自分が本当にしたいこと，すべきと思えることから始める
- 楽しくできることをする
- 複数人で行い，50日のうちにまめに経過や気持ちなどを連絡し合う
- 行ったことの評価は，客観的評価項目と主観的評価項目を入れる
- ほぼ毎日記録をつけ，正直な気持ちを綴る

表3-4 ヘルシーバトルを終了した学生の感想（抜粋）

- 仲間と声をかけ合うことで続けることができた
- がんばっている仲間の姿をみて自分もやらなければと思った
- 明確な目標があることで続けられた
- ご褒美を目指して続けることができた
- 毎日モニタリングし効果を感じると続けられた
- 明確な目標が必要だとわかった

こうした経験によって，患者（健康教育の対象者）の気持ちや行動変容の難しさを感じ，健康行動理論の実践方法や効果を知ることができ，自らが行う健康教育につながることを期待している。保健医療従事者が自ら健康行動の実践を経験することは，支援方法を見つめ直す良い機会になると思われる。

III 活動・休息

A わが国の現状と課題

私たちは，毎日一定時間活動し，一定時間眠っている。この毎日の繰り返しがリズムとなり，人の心とからだをすこやかな状態に保つポイントとなっている。**睡眠**は，「比較的無意識および随意筋が活動しない生理的状態で，周期的に必要になるもの」[18]と定義されている。睡眠は，全身のエネルギー消費を抑え，身体を休めるための睡眠（レム睡眠）から発生し，その後，生物の進化，特に大脳の発達に伴い，脳の休息のための睡眠（ノンレム睡眠）が発生した。レム睡眠は，新生児では全睡眠の約50%を占めるが，成人では約20%まで減少する。高齢者ではレム睡眠の割合がより少なくなる。

人のからだには，**概日リズム**（**サーカディアンリズム**）がある。「概日」とは，「だいたい1日」という意味で，約24時間の周期リズムをもつ現象を指す。概日リズムをもつものには，睡眠，覚醒，体温，ホルモンの分泌などがある。

日本人は，国際的にみて睡眠時間が短く[19]，1日の平均睡眠時間が最も長い南アフリカと比較すると80〜100分も短い（図3-3）。アメリカと比較しても40〜80分も睡眠時間

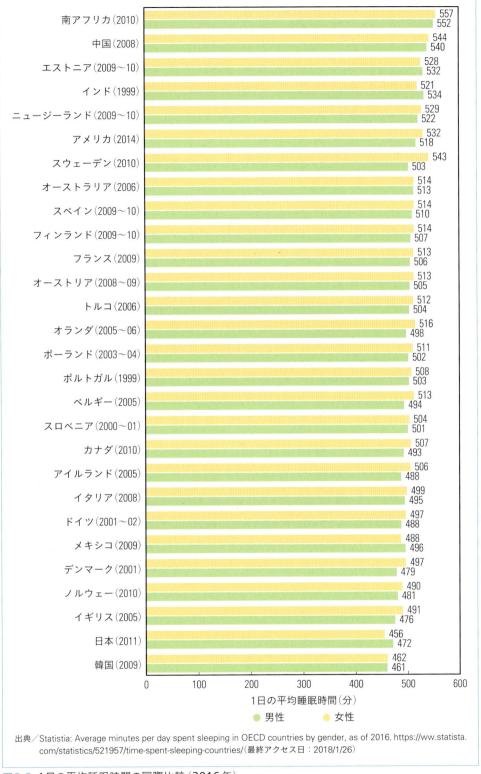

図3-3 1日の平均睡眠時間の国際比較（2016年）

表3-5 睡眠12箇条

> ❶良い睡眠で、からだもこころも健康に
> ❷適度な運動、しっかり朝食、ねむりとめざめのメリハリを
> ❸良い睡眠は、生活習慣病予防につながります
> ❹睡眠による休養感は、こころの健康に重要です
> ❺年齢や季節に応じて、ひるまの眠気で困らない程度の睡眠を
> ❻良い睡眠のためには、環境づくりも重要です
> ❼若年世代は夜更かし避けて、体内時計のリズムを保つ
> ❽勤労世代の疲労回復・能率アップに、毎日十分な睡眠を
> ❾熟年世代は朝晩メリハリ、ひるまに適度な運動で良い睡眠
> ❿眠くなってから寝床に入り、起きる時間は遅らせない
> ⓫いつもと違う睡眠には、要注意
> ⓬眠れない、その苦しみをかかえずに、専門家に相談を

出典／厚生労働省ホームページ：健康づくりのための睡眠指針2014. http://www.mhlw.go.jp/stf/houdou/0000042749.html （最終アクセス日：2018/1/25）

が短い。日本人の睡眠時間が短い理由は、通勤や就労時間の長さ、子どもにおいては夜間の学習や習い事での夜更かしによる。これに加えて、近年ではスマートフォンの普及による影響が問題になりつつある。

厚生労働省は、こうした現状に対して、「健康づくりのための睡眠指針2014」[20]を示した。指針では、「睡眠12箇条」が示されている（表3-5）。

1. 子どもの睡眠

「健康づくりのための睡眠指針2014」では、子どもの遅寝が増えていることが指摘されている。日本小児保健協会の調査[21]では、幼児の睡眠習慣について、「夜10時以降に就寝する子ども」の割合は、1歳6か月で30％、2歳児で35％、3歳児で31％、4歳児で26％、5，6歳児で25％と、どの年代でも3割程度が22時以降に就寝している。10年前の調査結果よりは改善されているが、睡眠時間の減少と、子どもの生活時間の夜型化が懸念される。筆者らの幼児の睡眠に関する調査[22]においても、3割が22時以降の就寝であり、同様の結果であった。また、同調査では、早く子どもに寝てほしいと考えている親の子どもは、そうでない親の子どもよりも遅寝が有意に少ないという結果が示されており、子どもの遅寝には、親の就寝時間や睡眠に対するかかわりが影響していることも示唆された。

2. 遅寝の影響（図3-4）

遅寝の影響として、まずは、睡眠時間そのものが短くなるということがある。睡眠時間が短くなると、翌日の日中に眠気が残り、活動に支障が出る。睡眠時間が短いとすっきりと起床できず、朝食が摂れないなどの不適切な食生活につながりやすくなる。

成長ホルモンは入眠後、2時間程度で分泌のピークを迎えるが、睡眠時間の減少により、入眠後のピークがみられなくなるなど、分泌のリズムに影響を与えることも指摘され

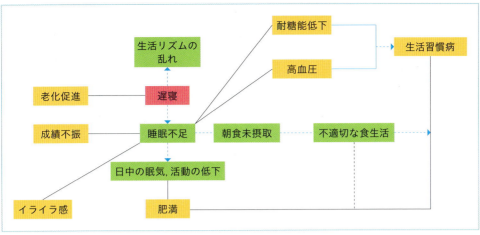

図3-4 遅寝の影響

ている。

　睡眠-覚醒リズムに影響を与えるメラトニン*は、暗くなると分泌が増加し、起床前に減少する。しかし、夕方から夜にかけて強い光を浴びると、メラトニンが十分分泌されず、入眠しにくい状態となり、「遅寝→遅起き」という悪循環に陥る可能性がある。朝、しっかりと太陽光を浴びることでメラトニン分泌のリズムがリセットされ、日が沈み夜になるとメラトニンの分泌に伴い入眠しやすい状態になる。

　そのほか、遅寝や睡眠不足は、耐糖能低下、高血圧、イライラ感、老化促進などと関係があり、生活習慣病につながる可能性もある。遅寝は、子どもだけの問題ではなく、将来の健康を考えたうえでも悪い習慣といえる。

3. 成人期の睡眠

　わが国の勤労者は、他国に比較して労働時間が長い傾向にあり、それに伴い睡眠時間は短い。勤労者の睡眠は、日本人の平均に比べ、どの年齢層においても男女共に少ないことがわかっている。また、成人期の睡眠においては、入眠困難や中途覚醒、睡眠の質の悪さを実感している人もあり、約1割が何らかの問題を感じているといわれている。睡眠困難の理由には、トイレで起きること、仕事上の問題、健康上の問題、悩み事などがある。

　仕事の効率化の観点からみても、勤労者の睡眠は重要であり、メンタルヘルスにも影響することから、組織管理者は、職員の睡眠状況にも関心をもつことが重要である。企業のなかには、短時間の昼寝を取り入れているところもある。

4. 老年期の睡眠

　睡眠と概日リズムの調整機能は、加齢とともに変化する。新生児期の多相性睡眠（1日

＊メラトニン：松果体で作られ分泌される物質で、眠気を誘う作用、老化防止、性成熟の抑制作用がある。

に複数回寝たり起きたりを繰り返す睡眠）が，生後3〜4か月頃から単相性（1日1回の長い睡眠）へと移行し，学童期以降は完全に単相性となり，老年期には再び多相性となる。

睡眠時間も短くなり，入眠困難や中途覚醒の増加，徐波睡眠（深い睡眠）の減少などが報告されている。高齢者の約3割が不眠を訴えるという統計もあるが，本人は睡眠障害があると気づかず，医療機関へ相談しない場合も多い。

B ヘルスプロモーションの取り組み

1. 睡眠習慣の重要性

子どもの生活習慣の乱れに対する国の政策として，文部科学省は2006年度から「子どもの生活リズム向上プロジェクト」をスタートした。また，同年に民間主導で「早寝早起き朝ごはん」運動も開始された。これは，**睡眠習慣**と朝食摂取を促すだけの取り組みではなく，子どもの生活習慣全体を見直すためのプロジェクトである。この運動は，子どもに対しての取り組みにとどまらず，企業や家庭，地域で取り組む運動として，啓発活動が展開された。現在では，全国で100以上の団体が参加し，その普及に貢献している。

日本小児保健協会が1980年から10年おきに実施している幼児健康度に関する縦断的比較研究[21]によると，2000年には，1歳から3歳の半数以上が22時以降の就寝であったが，2010年では，3割程度まで減少している。それまであまり睡眠の改善に関心がなかった国民を大きく動かした取り組みといえる。

子ども時代の睡眠習慣の獲得は，その後の思春期，成人期，老年期にも影響を及ぼす。加齢に伴う身体変化によって睡眠は変化していくが，より良い睡眠習慣の獲得は，どの年代にとっても重要である。

2. 睡眠障害の予防

睡眠障害の予防には，入眠しやすい生活を意識することが重要である。表3-6により良い睡眠のためのポイントを示す。

朝の光を浴びることで，セロトニンの分泌が促され日中の活動がしやすくなり，また生

表3-6 より良い睡眠のためのポイント

❶ 早起きをして，太陽光をしっかり浴びる
❷ 朝食を摂り，脳を活性化するとともに，活動に向けての準備をする
❸ 日中はからだを動かすことを意識し，しっかり活動する
❹ 夕方以降は，あまり強い光を浴びない
❺ 就寝前の入浴は，熱すぎない湯温にする
❻ 暗い部屋で就寝する
❼ 寝る前に排泄を済ませる

物時計（体内時計）＊が同調しやすくなる。また，夜に十分眠れるよう，日中はしっかりからだを動かすことを意識する。

体温は起床時が最も低く，日中にかけて上昇し，夕方に一番高くなる。さらに入眠に向けて体温は低下していく。眠る前に体温を上げすぎると入眠を妨げる可能性がある。また，入眠前に強い光を浴びることも入眠に影響するため，夕方から夜の環境を整える。

高齢者は，睡眠－覚醒リズム，深部体温＊変動やメラトニン分泌のリズムが若年者に比して，1〜2時間程度早い時間にずれているといわれており，その結果，若年者よりも早い時間に起床し，睡眠－覚醒リズムがさらに早い時間へとずれていく。また，深部体温の低下が若年者よりも緩やかなため，就寝前の入浴による影響が残りやすい。入浴時間や湯温は，若年者よりも配慮する。

排泄は，睡眠に影響を与える要因となりやすい。子どもであれば夜尿による覚醒，大人であれば排泄が中途覚醒の原因となりやすいため，就寝前に済ませる。また，就寝前は大量の水分摂取や，利尿作用のある飲み物の摂取を控え，まとまった睡眠時間の確保に努める。

Ⅳ 排泄

A わが国の現状と課題

1. 排泄の意義

生物は，生命を維持するために体内に必要な酸素や栄養素を取り入れ，物質代謝の結果生じる不要または有害な生成物を体外に排出している。これを排泄といい，排泄物とは一般に尿や便を指す。

1 生理的な意義

排泄物は健康状態を反映しているため，そこから多くの情報を読み取ることができ，疾病の早期発見へとつながる。

  排泄物のとらえ方　便には，消化吸収されなかった食物残渣（ざんさ）や腸内細菌，消化管分泌物などが含まれている。便の性状や量は食事内容や腸管の働きに左右され，たとえば，通

＊**生物時計**：生物時計は 25 時間周期といわれているが，地球の自転周期（地球時間）は 24 時間のため，意識せず生活すると，からだのリズムと地球時間がずれていってしまう。生物時計を 24 時間でリセットし地球時間と同調するために，朝の太陽光を浴びることが大切である。

＊**深部体温**：身体の深部（中心部分）の体温で，明け方に最も低くなり，その後上昇し，夕方に最も高くなり，夜から明け方にかけて下降するという周期的変動がある。

常は胆汁の色素による黄褐色をしているが，肉を多く摂取すると黒褐色になる。

尿は，食事内容や水分摂取量，運動量，気温などによって変化し，通常は透明であるが，細菌や血液が含まれると混濁したり，尿路感染症を起こしたりする。また，糖尿病があると特有なにおいがする。尿量の減少や濃縮尿，便秘の場合は脱水が疑われる。

このように，排泄物の色，量，形状，臭気，混入物などの状態や排泄回数を観察することによって，日常生活の健康状態を読み取ることができる。

2 心理・社会的な意義

排泄は日常生活において日々頻回に行われる行為であるが，他人に見られたり，他人にゆだねたりするのは羞恥心や遠慮を伴い，また日常会話のなかで取り上げることがきわめて少ない個人的な生活習慣である。心地良い排泄は，爽快感やくつろぎ感をもたらすとともに，一人で排泄の欲求を満たすこと（排泄の自立）は，人としての尊厳につながる。また，排泄の自立は，対人関係や社会参加など社会生活を送るうえでの基盤となる。

▶ 排泄行動　排泄行動は，便意や尿意を感じる，排泄場所へ移動する，脱衣する，トイレを使い排尿・排便する，後始末する，着衣する，という一連の行動を指す。また，食事，運動，清潔という生活習慣の維持・向上が気持ち良い排泄につながる。

排泄行動を発達段階でみてみると，新生児期や乳幼児期はおむつを使用しているが，子どものからだと心の成長に合わせたトイレットトレーニングによっておむつがはずれ，学童期には排泄習慣がはぐくまれ，そのなかで社会のきまりを身につけるとともに，排泄に対する考え方がつくられる。思春期から青年期・壮年期は排泄のタイミングを逃すことからくる便秘，老年期は加齢に伴う機能低下によって便秘や失禁がみられるなど，排泄行動に変化が生じる。

また，男性は前立腺肥大による排尿困難を生じやすく，女性は男性に比べて尿道が短いため膀胱炎や頻尿，切迫性失禁を起こしやすくなる。健康な排泄習慣を獲得した後に，たとえば内部障害によって人工肛門・人工膀胱を造設したオストメイトや，神経障害による排尿障害によって自己導尿が必要となった人は，新たに排泄行動を再構築して生活している。

2. 排泄に関連する課題

人は，自宅，学校，職場，地域社会というように，1日のなかで多様な場で生活しているため，その場面ごとに排泄する環境が異なっている。たとえば，自宅と学校や職場で便器の形が異なり使い慣れない，膝関節痛によって関節可動域に制限があり和式便器が使いにくい，洋式便器の座面の高さが合わず足底が床につかないために姿勢が不安定になり腹圧がかけにくい，自分の排泄音や排泄物のにおいが気になって排泄を我慢する，排泄中に人の気配を感じて排泄できない，トイレの数が少ないため順番待ちの人がいて落ち着いて排泄できない，外出先でトイレが見つからない，仕事中トイレに行くタイミングを逃す，

トイレットペーパーがきれているというように，状況は実に様々である。

一連の排泄行動を獲得し，自宅では問題なく排泄できている人であっても，このように排泄行動が阻害される要因は多く，排泄障害以外にもトイレへの行きにくさ，排泄のしにくさという課題が日常生活のなかにあることがわかる。

B ヘルスプロモーションの取り組み

排泄は，一生涯続くものである。気持ち良く排泄ができる，排泄障害を予防する，排泄障害があっても今までと同じ生活ができる環境が整っていることがヘルスプロモーションとなる。

1. 排泄環境の重要性

2005（平成 17）年に国土交通省は，「どこでも，だれでも，自由に，使いやすく」というユニバーサルデザインの考え方を踏まえ，身体的状況，年齢，国籍などを問わず，可能な限りすべての人が人格と個性を尊重され，自由に社会に参画し，いきいきと安全で豊かに暮らせるよう，生活環境や連続した移動環境をハード・ソフトの両面から継続して整備・改善していくという理念に基づき「ユニバーサルデザイン政策大綱」[23]を策定した。

駅や公園などの公共トイレを使用する人には，車椅子や移動補助具を使用している人，身体可動域制限がある人，介護を必要とする人など，排泄行動に不自由を感じている人が含まれ，ほかにも新生児から高齢者など年代の幅が広い。また，排泄環境をみると，便器の形状（和式，洋式），水洗レバー（ボタン，センサー），便器の機能（擬音装置，洗浄式便座，便座の温度調節），扉の形状（引き戸，スライド，自動，カーテン），おむつ交換ベッド，ベビーチェア，車椅子が使用できる広さ，手すり（固定式，可動式）など，機能や設備が多様化してきている。内閣府の「高齢者の日常生活に関する意識調査」[24]によると，60 歳以上の高齢者が外出時の障害と感じている事柄に「トイレが少ない，使いにくい」があげられていることから，公共トイレの環境整備が不十分であることが読み取れる。

さらに，安心して排泄できる環境，たとえば，清潔，消臭，明るさ，室温，荷物置き場，非常通報装置，トイレの数，車椅子利用者と介助者に十分な広さ，性別に関係なく利用できる多機能トイレ，汚物流し・温水シャワー・鏡・フックが設置されているオストメイト対応トイレなど，ユニバーサルデザインの排泄環境づくりを進めて外出時の障害が改善されることで，外出をあきらめることなく，社会とのつながりを保つことが可能となり，だれもが暮らしやすい社会を実現することができる。

▶ **排泄用具の活用** 排泄用具は，便器・便座，ポータブルトイレ，収尿器，失禁パンツ，おむつ，パッドなど種類が多く，日常生活自立度に応じた用具を使用する。

2. 排泄障害の予防

　腹部の不快や腹部膨満などの違和感は，食生活の乱れや，運動不足や不活動な生活習慣による腸蠕動（ぜんどう）運動の低下などが要因としてあげられる。スムーズな排泄行動には，食事・運動・睡眠などの生活習慣が関連していることから，生活リズムを整え，良い生活習慣を継続して**排泄障害**を予防するよう心がける。

　排泄障害には，排便障害と排尿障害がある。

▶ 排便障害　便秘，下痢，便失禁などがあり，特に食事が関係している。
▶ 排尿障害　尿失禁，排尿困難，頻尿，過活動膀胱，神経因性膀胱などがある。

1 食生活

　排泄量は，摂取した水分量や食事内容に影響されるため，イン・アウトバランス（水分出納）を併せて考えていく。食物繊維の多い穀物，野菜，豆類，きのこ類，海藻，果物などを摂取すると便の量が増え便秘の予防・改善につながる。

2 運動

　散歩や運動などを生活リズムのなかに組み込み，適度に運動することによって食欲を増し，腸の蠕動運動を高める。

3 骨盤底筋体操

　骨盤底筋は，膀胱や直腸など骨盤内の臓器を支え，尿道や肛門を締める筋肉のため，骨盤底筋を鍛えることで失禁や便秘の予防・改善が期待できる。

4 排泄習慣

　排泄習慣は一人ひとり異なるため，排泄パターンを知ることが必要である。排泄日誌を活用し，食事や運動，薬剤などとの関連を把握しておくことで，健康状態の変化に気づき受診行動につなげたり，排泄障害のタイプや対処方法を検討することができる。

　尿意や便意がある場合は，我慢せずタイミングを逃さないで排泄するように心がけ，朝食後は胃結腸反射が起きやすいため，便意がなくてもトイレに行く習慣をつける。

5 ストレス

　腸の蠕動運動は自律神経に支配され，睡眠中は副交感神経が優位となって蠕動運動が起こりやすい。しかし，環境変化や緊張や不安などがある場合は交感神経の活動が優位になり排便困難な状態になる。ストレスと上手に付き合い，リラックスした時間をつくって排便を促す環境を整える。

6 | 薬剤

　薬剤には，排泄に影響するものがあるため，使用している薬剤の効果と副作用を確認する。複数の疾患を抱え，多くの薬剤が処方されている場合，便秘や排尿障害が起こりやすくなるため，かかりつけの医師や薬剤師に相談する。

▶ **便秘の原因となる薬剤**　抗コリン薬，医療用麻薬，抗うつ薬，パーキンソン病治療薬，降圧薬，糖尿病治療薬など。

▶ **排尿障害の原因となる薬剤**　抗うつ薬，パーキンソン病治療薬，抗コリン薬，降圧薬，抗ヒスタミン薬など。

7 | 早期受診・診断

　排泄障害は機能性か器質性かによって対応が異なってくるため，原因を見きわめるために病院に行き診察を受ける。機能的な尿失禁を例にみてみると，小児の場合，食事内容の偏りやトイレットトレーニングがうまくいかない，あるいは生活上のストレスが夜尿として現れることがある。また，高齢者の場合，移動能力の低下によってトイレに行くまでに時間を要して間に合わないことから排泄のタイミングを逸してしまうことがある。そのため，環境の整備や，ケアする人のかかわりが必要になる。

　一方，器質的な排泄障害では治療が必要となる。成人期以降の便秘は，大腸がんを念頭に置いて検診を受けることが早期発見・治療につながる。

3. 排泄障害が生活に及ぼす影響

　健康な人でも食生活の乱れや運動不足，過度なストレスなどで排泄パターンが乱れることがある。また，服用している薬剤の副作用や病気の症状が排泄に影響することもある。

腸内細菌―腸内環境を整えて免疫機能をアップ

　腸は消化吸収器官であると同時に，全身の免疫を司る免疫器官である。腸管に存在する腸内細菌と免疫細胞が全身の免疫をコントロールし，あらゆる病気からからだを守っている。それが機能しなくなると，アレルギーや自己免疫疾患を引き起こすといわれている。

　免疫系と深くかかわる腸内細菌は大腸に生息し，この集団は腸内細菌叢（腸内フローラ）とよばれ，近年注目されている。腸内フローラが良好な状態であれば免疫が活性化し消化吸収も促進される。腸内細菌は，善玉菌2割，悪玉菌1割，日和見菌7割というバランスが望ましいといわれる。生活習慣の乱れや肉中心の食事は悪玉菌を増殖させ腸内環境が悪化する。腸内環境を整えるには，善玉菌が含まれるヨーグルトや，腸内細菌叢のバランスを改善するプロバイオティクスが含まれる発酵食品，食物繊維や海藻などをバランスよく摂取するとよい。

排泄障害があることを周囲に知られたくなかったり，本人が語ることが少ないことから身近な存在であっても気づきにくいものである。

　円滑な排泄ができない，排泄の失敗，排泄ケアを他者に依頼するなどの場合，身体的な苦痛だけでなく，いらだちを覚えたり，悲観的になったり，自尊心が傷つき意欲の低下を引き起こすなどの心理的な苦痛が生じる。排泄の自立が失われると，食事や水分摂取を控える，あるいは排泄を我慢するなどから，2次的障害である便秘や膀胱炎などを引き起こしやすくなる。そして，腹部膨満や食欲不振が生じ，不快感や不安から社会生活に支障が出てくることもある。また，おむつを使用している場合，皮膚の浸軟によって発赤や皮膚損傷などの2次的障害を引き起こしやすい。さらに，排泄障害は介護者のQOLに大きく影響する。

V 清潔

わが国の現状と課題

　わが国においては，戦後の生活環境や労働環境の改善および医療技術の進歩などに伴い，総合的な生活水準が向上し平均寿命の延長につながった。加えて，科学技術の進歩や高度経済成長により，上下水道など公衆衛生の改善があった。この公衆衛生の改善とともに，わが国においての清潔に関する考え方や行動に変化がみられ，「毎日洗濯，毎日入浴」といった習慣は，いまや当たり前となっている。たとえば，「かぜをひいていないのに常にマスクを着用する」「スーパーなどの入り口に置いてある抗菌薬で手指を消毒する」という光景も珍しくない。日常生活用品のなかにも，除菌製剤や抗菌加工されている製品が身近に多数存在している。

　清潔志向が高まることで頻回に手指洗浄や洗顔をし，洗浄料の過剰使用が懸念されるようになった。その結果，皮膚の常在細菌のバランスが壊れ，皮膚の乾燥や肌荒れの原因になっている。清潔については，身体の健康という視点から考える必要がある。

1. 清潔の意義

　清潔の意義には，生理的意義，社会的意義，精神的意義の3つの意義がある。

1 生理的意義

　皮膚や粘膜の生理作用を良好に保持すること。
①皮膚・粘膜の清潔を保つことで感染を予防する[25]。
②血液循環の促進，新陳代謝により，一般状態を良好にする[25]。

2 社会的意義

自尊心を高め，積極的に行動を起こす原動力になること。
①不潔感はマイナスの社会的評価を受けやすいため，清潔感のある生活習慣をおくる。
②自分が周囲に不快感を与えていないという自信をもつ。

3 精神的意義

爽快感や，自分自身の美意識において満足感を得ること。
①気分転換を図る[25]。
②外観を美しく保ち，心理的な満足感を得て，社会生活を円滑にする[25]。

2. 清潔な生活習慣（入浴）

清潔な生活習慣（**清潔習慣**）の例として，以下，入浴について記述する。

1 入浴の効果と入浴時の事故

入浴は全身の皮膚や粘膜を清潔にし，心身を爽快にするとともに，リラックス効果が期待できる。その反面，入浴する際の身体状況や入浴の環境によっては，入浴中に意識障害を起こし溺水するなど重大な事故につながる危険性がある。消費者庁によれば[26]，家庭の浴槽での溺死者数は2004（平成16）年の2870人と比較し，11年間で約1.7倍増加し，2015（平成27）年に4804人となっている。そのうち高齢者（65歳以上）が約9割を占めており，特に高齢者は注意が必要である。

2 入浴する際の注意事項

❶ 浴室の準備

脱衣室および浴室はあらかじめ22〜26℃に温めておき，冬季はやや高めに調整する。室温と湯温の差を少なくすることで，循環動態の急激な変化を避けることができる。

❷ 湯温の設定[27]

湯温は37〜41℃に調整する。42℃の湯に10分間浸かると，血圧は入浴直後から上がり始め20〜40mmHg程度上昇し，心拍数は40拍/分程度増加する。入浴時は循環動態の変化が大きいので，湯温はやや低めに設定する。

❸ 浴槽から急に立ち上がらない

浴槽の湯の中に肩まで浸かると，合計約500kg以上もの圧力（静水圧）が身体にかかるとされ，その結果，静脈が圧迫され心臓に還流する血液量と心拍出量が増加し，血圧が上昇する。浴槽から出ると静水圧は急激に解除され，心臓への静脈循環が減少し失神などを生じる危険性がある。浴槽から出る際は，一度，湯船の縁に腰をかけるなど工夫する。さらに，下から水圧で押し上げられた横隔膜などの影響により肺の容量が減少し，これを補

うために呼吸数が増加する。心臓や肺に疾患をもっている人は注意が必要である[27]。

❹食事直後の入浴は避ける

　入浴時は，皮膚の血管が拡張し皮膚への血流量が増加するので，逆に内臓への血液量が減少し消化管での栄養素の吸収にとっては不都合な状態となる。また，湯温が高い場合，交感神経が刺激され，腸管の運動を抑制し，そのため消化機能が低下する。食事の前後1時間以内の入浴は避ける。

B ヘルスプロモーションの取り組み

1. 清潔行動とヘルスプロモーション

　清潔を生活習慣からとらえると，日常生活においては，手洗い，洗髪や入浴による皮膚の保清，清掃による環境の清潔などが重要である。日常生活での手洗いや含嗽（がんそう）の励行は，家庭内や市中で感染することの多いインフルエンザやノロウイルス，プール熱などの感染症に有効であり，こうしたふだんの**清潔行動**がヘルスプロモーションにつながる。特に，仕事をもつ成人において，健康で意欲的に働くことは社会の利益につながる。インフルエンザなど感染症のため欠勤することや，かぜなどで体調不良のまま働くことは生産性の低下につながる。こうした意味合いにおいても，手洗いや含嗽などのふだんの清潔行動は重要である。

2. 清潔行動と感染予防

　インフルエンザやノロウイルスは，一個人の努力だけでは感染予防はできない。たとえば，冬季に流行する感染性胃腸炎の原因となるノロウイルスは，しばしば保育園などの施設において集団感染を引き起こすことが報告されている。以下，ノロウイルスについて述べる。

1　ノロウイルスの感染経路

　ノロウイルスは，主に経口感染する。感染者の糞便や吐物，およびこれらに直接または間接的に汚染された物品類や食品類（汚染されたカキあるいはその他の二枚貝類の生食，あるいは加熱不十分な調理や，感染者によって汚染された食品の喫食など）が感染源の代表的なものとしてあげられる。

　また，ノロウイルスが飛沫感染あるいは比較的狭い空間などで空気感染＊によってヒトからヒトへと感染拡大したとの報告もある。

＊ **空気感染**：この場合の空気感染は，結核，麻疹などのような広範な空気感染（飛沫核感染）ではないことから，埃（ほこり）とともに周辺に散らばるような塵埃（じんあい）感染という語のほうが正確ではないかと考えられている。

2 ノロウイルスの予防と拡散防止

　ノロウイルスの予防については，感染者の糞便および吐物は，感染性のあるものとして取り扱い，適切な処理と手洗いの徹底が推奨されてきた。しかし，ノロウイルスに感染しても症状が出ない場合（不顕性感染）や，軽いかぜのような症状の場合，この感染者が病原体を拡散させていることもある。

　症状は一般的に数日で快方に向かうが，糞便中に1週間程度，長い場合は1か月以上にわたりウイルスの排出が続く。そのため，症状の回復後であっても，糞便中のウイルスが手指に付着しドアノブなどを汚染して，2次感染や集団感染の感染源となる。したがって，一人ひとり，自らがノロウイルスを媒介している可能性を意識しヘルスプロモーションの視点において，身近な感染防止策として手洗いの励行，感染症への予防活動を推進することが重要である。

VI 歯・口腔

わが国の現状と課題

1. わが国の歯科口腔保健の現状

　口腔の健康を保持することは，食事や会話をはじめとした質の高い生活を送るうえで重要な役割を果たしている。また，生活習慣病や介護予防など国民の健康の維持・増進に極めて有効であることが明らかとなってきた。

　日本における歯科口腔保健の取り組みとして，1989年に開始された8020運動＊がよく知られている。20本以上の歯があれば，食生活にほぼ満足することができるといわれていたため「生涯，自分の歯で食べる楽しみを味わえるように」とこの運動が推進され，8020達成者が増加した。

　近年では，小児期における口腔保健において，フッ化物応用＊をはじめとする効果的なう蝕予防法を実践し，また地域や個人の口腔保健として取り組むことによって，う蝕有病者率の減少が実現している。その一方で，わが国の口腔保健を取り巻く環境は大きく変化を遂げた。母子保健および学校保健の取り組みとその成果には，いまだ地域格差がみられ，

＊**8020運動**：厚生労働省や日本歯科医師会が推進している運動で，「80歳になっても20本以上自分の歯を保とう」が主目的である。
＊**フッ化物応用**：歯科医療機関におけるフッ化物歯面塗布，学校などにおける集団でのフッ化物洗口，家庭におけるフッ化物配合歯磨剤の使用などをいう。

この格差是正が課題となっている。また，歯周病対策のように，成人期以降の口腔(こうくう)保健においては法的基盤が極めて貧弱であるため，生まれてから学校保健の時期まで行われてきた予防対策が途切れてしまい，成人および高齢者の口腔の健康は，個人の責任として取り組まれているのが現状である。その結果，成人期以降の口腔保健の1次予防対策の遅れが顕著となり，歯科治療の必要性があっても歯科を受診しない場合もしばしばみられる。

2. オーラルフレイルへの対策

超高齢社会の到来と歯科疾患の割合の変化から，われわれが直面する健康課題は大きな変化をきたしており，なかでも高齢者の増加に伴うオーラルフレイル（oral frailty）など，新たな問題点が浮き彫りになってきた（表3-7）。

オーラルフレイルはフレイル（加齢とともに出現する心身虚弱の状態）の一つで，口腔機能の軽微な低下や食の偏りなどを含んでいる。オーラルフレイル（図3-5）の始まりは，滑舌(かつぜつ)の低下，食べこぼし，わずかなむせが増える，かめない食品が増える，口腔乾燥などの

表3-7 歯科口腔保健における現状と目標値

	1. 口腔の健康の保持・増進に関する健康格差の縮小の実現					
	2. 歯科疾患の予防		3. 生活の質の向上に向けた口腔機能の維持・向上		4. 定期的に歯科検診又は歯科医療を受けることが困難な者	
	具体的指標	現状値→目標値	具体的指標	現状値→目標値	具体的指標	現状値→目標値
①乳幼児期	・3歳児でう蝕のない者の増加	・77.1%→90%	・3歳児で不正咬合等が認められる者の減少	・12.3%→10%	(1) 障害者 ・障害(児)者入所施設での定期的な歯科検診実施率の増加 (2) 要介護高齢者 ・介護老人福祉施設及び介護老人保健施設での定期的な歯科検診実施率の増加	・66.9%→90% ・19.2%→50%
②学齢期 （高等学校を含む）	・12歳児でう蝕のない者の増加 ・中高生で歯肉に炎症所見を有する者の減少	・54.6%→65% ・25.1%→20%				
③成人期 （妊産婦を含む）	○20歳代で歯肉に炎症所見を有する者の減少 ○40歳代で進行した歯周炎を有する者の減少 ・40歳の未処置歯を有する者の減少 ・40歳で喪失歯のない者の増加	・31.7%→25% ・37.3%→25% ・40.3%→10% ・54.1%→75%	・60歳代の咀嚼良好者の増加	・73.4%→80%		
	具体的指標	現状値→目標値	具体的指標	現状値→目標値		
④高齢期	○60歳で未処置歯を有する者の減少 ○60歳代における進行した歯周炎を有する者の減少 ○60歳で24歯以上を持つ者の増加 ○80歳で20歯以上を持つ者の増加	・37.6%→10% ・54.7%→45% ・60.2%→70% ・25.0%→50%				

5. 歯科口腔保健を推進するために必要な社会環境の整備	
具体的指標	現状値→目標値
○過去1年間に歯科検診を受診した者の増加 ○3歳児でう蝕がない者の割合が80%以上である都道府県の増加 ○12歳児の一人平均う歯数が1.0歯未満である都道府県の増加 ・歯科口腔保健の推進に関する条例を制定している都道府県の増加	・34.1%→65% ・6都道府県→23都道府県 ・7都道府県→28都道府県 ・26都道府県→36都道府県

※○は「健康日本21（第2次）」と重複しているもの
出典／厚生労働省ホームページ：歯科口腔保健の推進に関する基本的事項について，https://www.mhlw.go.jp/file/05-Shingikai-10601000-Daijinkanboukouseikagakuka-Kouseikagakuka/15.pdf（最終アクセス日：2018/7/10）

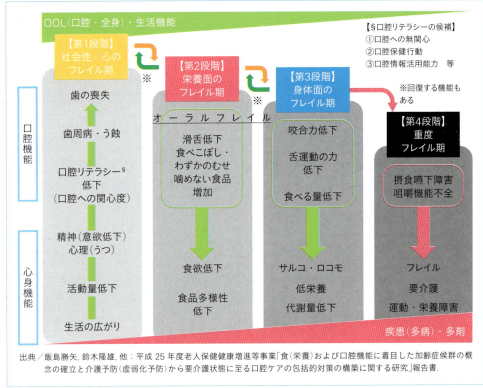

図 3-5　オーラルフレイルの概念図

ささいな症状である．またそれらが進行すると，「口腔機能低下症」と診断されるようになった．しかし，まだこの概念は十分には確立しておらず，今後新たな知見やエビデンスの追加が求められているが，近年では，オーラルフレイルを 8020 運動に準ずる国民運動ととらえ，その考え方を広く普及・啓発する動きがみられる．

B　ヘルスプロモーションの取り組み

1. 歯科口腔保健法（図3-6）

1　目標

　2011（平成 23）年に公布・施行された歯科口腔保健の推進に関する法律（歯科口腔保健法）の基本理念として，歯科疾患の予防に向けた早期発見・早期治療の促進を図ることや，乳幼児期から高齢期に至るまでのそれぞれの時期における口腔やその機能を踏まえた対策の必要性，ならびに関連分野との連携の重要性が記載されている[28]．関連している様々な施策のうち，重要なものは健康日本 21（第 2 次）である．目標として掲げられているものとして，以下の 5 項目を設定している．これらはそれぞれの世代の特性を踏まえ，体系的な

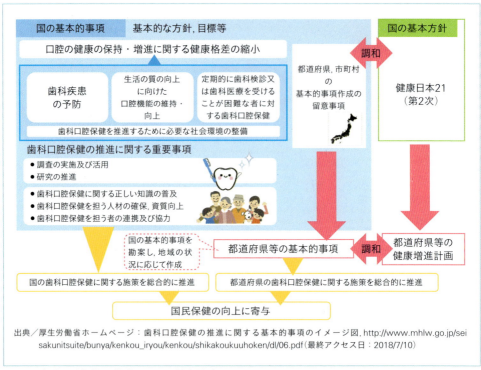

図3-6 歯科口腔保健の推進に関する基本的事項のイメージ図

対策の実施を目指しており，地域における歯科口腔保健と健康推進に関する目標値が共通のものとなっている（表1-8，p.21参照）。
①口腔機能の維持・向上
②歯の喪失防止
③歯周病を有する者の割合の減少
④乳幼児・学齢期のう蝕のない者の増加
⑤過去1年間に歯科検診を受診した者の割合の増加

2　基本方針

　歯科口腔保健の推進に関する基本的事項として，口腔の健康の保持・増進に関する健康格差の縮小を掲げ，その下に「歯科疾患の予防」「生活の質の向上に向けた口腔機能の維持・向上」「定期的に歯科検診又は歯科医療を受けることが困難な者に対する歯科口腔保健」を置くとともに，これらの基盤として「歯科口腔保健を推進するために必要な社会環境の整備」を図ることを目指している。高齢化がより進行する今後のわが国の歯科保健指導においては，歯科疾患の予防だけでなく，口腔機能の低下した人に対する適切な口腔機能管理を図る必要がある。また，定期的に歯科検診または歯科医療を受けることが困難な人に対する歯科口腔保健に関する施策の推進として，基本的事項では入所施設での定期的な歯科検診実施率の増加に関する数値目標が定められている（表3-7，p.152参照）。

2. 口腔と全身の健康との関連性[29]

これまでの研究成果から，口腔保健と全身の健康との関連について多くの科学的根拠が示されるようになってきた。たとえば，口腔内細菌が誤嚥性肺炎の原因となるため，適切な口腔ケアによって高齢者の肺炎を約4割予防できることや，人工呼吸器関連肺炎の予防に十分なエビデンスがあることである。

また，糖尿病が口腔に与える影響として，う蝕，歯周病のリスクファクターの一つとなることが指摘され，インプラント成功率との関係も報告されている。わが国においてもすでに**歯周病**は，糖尿病腎症，糖尿病網膜症，糖尿病神経障害，糖尿病足病変，動脈硬化性疾患に次ぐ糖尿病の第6番目の慢性合併症と位置づけられている。加えて，歯周病は，糖尿病だけでなく，虚血性心疾患などの循環器疾患のリスクを高めるという研究結果も報告されている。

さらに，口腔保健状態の低下がある種の全身疾患の明確なリスクファクターの一つになることがしだいに明らかになってきた。歯の数が保たれ，適切な咀嚼・咬合状態が維持されるか否かが，栄養摂取状態に直接影響を及ぼすだけでなく，要介護状態発生や，QOL，生命予後にまで影響するという科学的根拠が蓄積されるようになった。実際，わが国における複数の地域における横断的調査でも，歯数が多い群が少ない群に比べて，あるいは歯周組織の状態が良好な人ほど明らかに医療費が低下するという実態が報告されている。

3. 口腔機能向上プログラム[30]

2006（平成18）年度介護報酬改定において，明るく活力ある超高齢社会を実現するために，高齢者の口腔機能向上を図ることが不可欠であることから，「地域支援事業」と「予防給付」に新たなメニューとして「口腔機能向上プログラム」*（表3-8）が導入された。

口腔機能向上（表3-9）の実施においては，7つの事項について科学的に論証されており（表3-10），地域に在住する65歳以上のすべての高齢者を対象とした1次予防事業と，視診で口腔内の衛生状態に問題がある人や基本チェックリストや嚥下機能のスクリーニングテストなどにより，口腔機能が低下している人またはそのおそれのある人が対象者となる2次予防事業がある。

サービスの内容は，口腔体操および口腔清掃の指導や咀嚼・嚥下訓練で，歯科衛生士や看護職者，言語聴覚士などが地域の特性や資源を生かして事業を行う（表3-11）。今後はオーラルフレイルへの対応も求められている。

2016（平成28）年に閣議決定された「ニッポン一億総活躍プラン」[31]においては，高齢者のフレイル段階での進行防止（フレイル対策）のため，地域における介護予防の取り組みを推進するとともに，専門職による栄養，口腔，服薬などの支援が実施された。また，フ

＊**口腔機能向上プログラム**：地域支援事業では「口腔機能向上事業」，介護保険サービスでは「口腔機能向上サービス」という。

表3-8 介護保険における口腔機能向上の位置づけ

		要支援1・2（予防給付）	要介護1〜5（介護給付）
居宅・介護予防サービス		〈居宅療養管理指導費〉 サービス内容：口腔清掃の指導，摂食・嚥下訓練 サービス担当者：歯科医師，歯科医師の指示を受けた歯科衛生士 報酬単位数：（歯科医師）同一建物居住者以外の者：503単位／回（月2回限度） 　　　　　　　　　　　同一建物居住者　　　：452単位／回（月2回限度） 　　　　　　　　　　　※指定居宅介護支援事業者に対する情報提供は，必須要件 　　　　　　　（歯科衛生士）同一建物居住者以外の者：352単位／回（月4回限度） 　　　　　　　　　　　同一建物居住者　　　：302単位／回（月4回限度）	
		〈口腔機能向上加算〉 サービス内容：口腔清掃の指導，摂食・嚥下訓練 サービス担当者：歯科衛生士，看護師，言語聴覚士 報酬単位数：（予防給付）150単位／月 　　　　　　　（介護給付）150単位／回（月2回を限度）	
		〈選択的サービス複数実施加算〉 サービス内容：運動機能向上／栄養改善／口腔機能向上の各プログラムを複数実施 報酬単位数：（2種類）480単位／月 　　　　　　　（3種類）700単位／月	
施設サービス			〈口腔衛生管理体制加算〉 内容：口腔ケアに係る介護職員への技術的助言／指導 サービス担当者：歯科医師，歯科医師の指示を受けた歯科衛生士 報酬単位数：30単位／月
			〈口腔衛生管理加算〉 サービス内容：入所者に対する専門的口腔ケア サービス担当者：歯科医師の指示を受けた歯科衛生士 報酬単位数：110単位／月

出典／厚生労働省ホームページ：第140回社会保障審議会介護給付費分科会資料，参考資料3，https://www.mhlw.go.jp/file/05-Shingikai-12601000-Seisakutoukatsukan-Sanjikanshitsu_Shakaihoshoutantou/0000167236.pdf（最終アクセス日：2018/7/10）

表3-9 口腔機能向上支援の3つの軸

❶ 口腔機能向上の必要性についての教育
❷ 口腔清掃の自立支援
❸ 摂食・嚥下機能等の向上支援

出典／厚生労働省ホームページ：口腔機能向上マニュアル，https://www.mhlw.go.jp/topics/2009/05/dl/tp0501-1_06.pdf（最終アクセス日：2018/1/21）

表3-10 口腔機能向上の実施による科学的論証

❶ 食べる楽しみを得ることから，生活意欲の高揚がはかれる
❷ 会話，笑顔がはずみ，社会参加が継続する
❸ 自立した生活と日常生活動作の維持，向上がはかれる
❹ 低栄養，脱水を予防する
❺ 誤嚥，肺炎，窒息の予防をする
❻ 口腔内の崩壊（むし歯，歯周病，義歯不適合）を予防する
❼ 経口摂取の質と量が高まる

出典／厚生労働省ホームページ：口腔機能向上マニュアル，https://www.mhlw.go.jp/topics/2009/05/dl/tp0501-1_06.pdf（最終アクセス日：2018/1/21）

表3-11 実施場所

市町村保健センター，公民館，福祉施設等
通所が困難な事例については，適宜，訪問により実施
委託基準を満たした診療所（歯科診療所も含む），医療機関等

出典／厚生労働省ホームページ：口腔機能向上マニュアル，https://www.mhlw.go.jp/topics/2009/05/dl/tp0501-1_06.pdf （最終アクセス日：2018/1/21）

レイルの前段階（プレフレイル）からの予防対策として，虚弱な高齢者でも容易に参加できる，身近な場での住民主体による運動活動や会食などの多様な社会参加の機会を拡大する取り組みを行った。併せて，後期高齢者医療における保健事業のあり方を検討し，事業の効果検証を行ったうえでガイドライン[32]を作成し，2018年度からフレイル対策が全国的に推進されている。

国家試験問題

1 身長160cm，体重85kgの人のBMI（体格指数）を算出した。正しいのはどれか。
(93回AM92)

1. $85 \div (1.6 \times 1.6)$
2. $(85 \times 0.9) \div (1.6 \times 1.6)$
3. $(85 \times 85) \div 160$
4. $(85 \times 22) \div (160 - 110)$

2 日本人の食事摂取基準（2015年版）で，身体活動レベルⅠ，70歳以上の男性の1日の推定エネルギー必要量はどれか。
(105回PM72)

1. 1,450kc
2. 1,850kc
3. 2,000kc
4. 2,200kc
5. 2,500kc

3 サーカディアンリズムを整えるための援助で適切なのはどれか。
(104回PM40)

1. 毎朝同じ時刻に起床するよう促す。
2. 日中はカーテンを閉めておくよう促す。
3. 昼寝の時間を2〜3時間程度とるよう促す。
4. 就寝前に温かいコーヒーを摂取するよう促す。

▶答えは巻末

文献

1) 厚生労働省:「日本人の食事摂取基準(2020年版)」策定検討会報告書, 2019.
2) 厚生労働省ホームページ:平成28年国民健康・栄養調査結果の概要, https://www.mhlw.go.jp/file/04-Houdouhappyou-10904750-Kenkoukyoku-Gantaisakukenkouzoushinka/kekkagaiyou_7.pdf (最終アクセス日:2018/7/10)
3) 文部科学省ホームページ:学校給食実施状況等調査-平成28年度結果の概要, http://www.mext.go.jp/b_menu/toukei/chousa05/kyuushoku/kekka/k_detail/1387614.htm (最終アクセス日:2018/7/10)
4) 厚生労働統計協会:国民衛生の動向2018/2019.
5) 厚生労働省ホームページ:健康日本21(第二次)目標項目一覧, https://www.mhlw.go.jp/file/05-Shingikai-10601000-Daijinkanboukouseikagakuka-Kouseikagakuka/0000166300.pdf (最終アクセス日:2018/7/10)
6) 厚生労働省ホームページ:平成26年(2014)患者調査の概況. 主な傷病の総患者数, https://www.mhlw.go.jp/toukei/saikin/hw/kanja/14/dl/05.pdf (最終アクセス日:2018/7/10)
7) 農林水産省ホームページ:「食事バランスガイド」教材, http://www.maff.go.jp/j/balance_guide/b_sizai/ (最終アクセス日:2018/7/10)
8) 厚生労働省ホームページ:健康日本21(身体活動・運動), https://www.mhlw.go.jp/www1/topics/kenko21_11/b2f.html (最終アクセス日:2018/7/10)
9) 運動所要量・運動指針の策定検討会:健康づくりのための運動基準2006-身体活動・運動・体力-報告書, https://www.mhlw.go.jp/shingi/2006/07/dl/s0725-9e.pdf (最終アクセス日:2018/7/10)
10) 厚生労働省ホームページ:運動基準・運動指針の改定に関する検討会報告書, 健康づくりのための身体活動基準2013, https://www.mhlw.go.jp/stf/houdou/2r9852000002xple-att/2r9852000002xpqt.pdf (最終アクセス日:2018/7/10)
11) 文部科学省ホームページ:幼児期運動指針, http://www.mext.go.jp/a_menu/sports/undousisin/1319771.htm (最終アクセス日:2018/1/29)
12) 国立健康・栄養研究所ホームページ:健康日本21(第二次)分析評価事業, http://www.nibiohn.go.jp/eiken/kenkounippon21/index.html (最終アクセス日:2018/7/10)
13) 文部科学省ホームページ:体力・スポーツに関する世論調査, http://www.mext.go.jp/prev_sports/comp/b_menu/other/__icsFiles/afieldfile/2017/02/15/1382023_001_1.pdf (最終アクセス日:2018/7/10)
14) 厚生科学審議会地域保健健康増進栄養部会次期国民健康づくり運動プラン策定専門委員会:健康日本21(第2次)の推進に関する参考資料, http://www.mhlw.go.jp/bunya/kenkou/dl/kenkounippon21_02.pdf (最終アクセス日:2018/7/10)
15) 文部科学省ホームページ:子どもの体力向上のための総合的な方策について(答申案), http://www.mext.go.jp/b_menu/shingi/chukyo/chukyo0/gijiroku/attach/1344516.htm (最終アクセス日:2018/1/30)
16) 健康・体力づくり事業財団ホームページ:健康運動指導士健康運動実践者, http://www.health-net.or.jp/shikaku/index.html (最終アクセス日:2018/1/29)
17) 厚生労働省ホームページ:健康増進施設認定制度, http://www.mhlw.go.jp/bunya/kenkou/undou04/ (最終アクセス日:2018/1/29)
18) 高久史麿総監修, ステッドマン医学大辞典編集委員会編:ステッドマン医学大辞典, 改訂第6版. 2008.
19) Statistia:Average minutes per day spent sleeping in OECD countries by gender, as of 2016, https://www.statista.com/statistics/521957/time-spent-sleeping-countries/ (最終アクセス日:2018/1/26)
20) 厚生労働省ホームページ:健康づくりのための睡眠指針2014, http://www.mhlw.go.jp/stf/houdou/0000042749.html (最終アクセス日:2018/1/25)
21) 日本小児保健協会:平成22年度厚生労働科学研究費補助金 成育疾患克服等次世代育成基盤研究事業, 幼児健康度に関する継続的比較研究, 平成22年度総括・分担研究報告書, 2011, http://www.jschild.or.jp/book/pdf/2010_kenkochousa.pdf (最終アクセス日:2018/1/29)
22) 沼口知恵子, 他:茨城県における幼児の睡眠調査;睡眠の実態, 小児保健研究, 68 (4):470-475, 2009.
23) 国土交通省ホームページ:ユニバーサルデザイン政策大綱, http://www.mlit.go.jp/kisha/kisha05/01/010711/02.pdf (最終アクセス日:2018/7/10)
24) 内閣府ホームページ:平成26年度高齢者の日常生活に関する意識調査, http://www8.cao.go.jp/kourei/ishiki/h26/sougou/zentai/index.html (最終アクセス日:2018/7/10)
25) 原明子, 道重文子:身体をきれいにすること〈角濱春美, 梶谷佳子編:看護実践のための根拠がわかる基礎看護技術, 第2版, メヂカルフレンド社, 2015, p.324.〉
26) 消費者庁ホームページ:News Release, 冬季に多発する高齢者の入浴中の事故に御注意ください!, http://www.caa.go.jp/policies/policy/consumer_safety/release/pdf/170125kouhyou_1.pdf (最終アクセス日:2018/1/24)
27) 大塚吉則:治療の対象として;温泉治療から健康増進・ヘルスツーリズムへ, 温泉科学, 59 (3):218-222, 2009.
28) 厚生労働省ホームページ:歯科口腔保健の推進に関する法律の概要, https://www.mhlw.go.jp/seisakunitsuite/bunya/kenkou_iryou/kenkou/shikakouuhoken/dl/06.pdf (最終アクセス日:2018/1/1)
29) 日本歯科医師会:健康長寿社会に寄与する歯科医療・口腔保健のエビデンス2015, https://www.jda.or.jp/pdf/ebm2015Ja.pdf (最終アクセス日:2018/7/10)
30) 厚生労働省ホームページ:口腔機能向上マニュアル, https://www.mhlw.go.jp/topics/2009/05/dl/tp0501-1_06.pdf (最終アクセス日:2018/1/21)
31) 政府広報オンライン:ニッポン一億総活躍プランについて, https://www.gov-online.go.jp/tokusyu/ichiokusoukatsuyaku/plan/ (最終アクセス日:2018/1/24)
32) 厚生労働省保険局高齢者医療課:高齢者の特性を踏まえた保健事業ガイドライン, 2018, https://www.mhlw.go.jp/file/05-Shingikai-12401000-Hokenkyoku-Soumuka/0000205007.pdf (最終アクセス日:2018/7/10)

参考文献

- 神山潤：睡眠の生理と臨床；健康を育む「ねむり」の科学，改訂第3版，診断と治療社，2015.
- 神山潤：子どもの睡眠；眠りは脳と心の栄養，芽ばえ社，2003.
- 大内尉義編：老年医学の基礎と臨床Ⅰ認知症を理解するための基礎知識，ワールドプランニング，2008.
- 早石修，井上昌次郎編：快眠の医学；「眠れない」の謎を解く，日本経済新聞出版社，2000.
- 辨野義己：腸内細菌の驚愕パワーとしくみ，シーアンドアール研究所，2016.
- 日本大腸肛門病学会編：便失禁診療ガイドライン2017年版，南江堂，2017.
- 日本消化器病学会関連研究会慢性便秘の診断・治療研究会編：慢性便秘症診療ガイドライン2017，南江堂，2017.
- 泌尿器科領域の治療標準化に関する研究班編：EBMに基づく尿失禁診療ガイドライン，じほう，2004.
- 日本排尿機能学会過活動膀胱診療ガイドライン作成委員会編：過活動膀胱診療ガイドライン，第2版，リッチヒルメディカル，2015.
- 日本排尿機能学会女性下部尿路症状診療ガイドライン作成委員会編：女性下部尿路症状診療ガイドライン，リッチヒルメディカル，2013.
- 日本老年医学会，日本医療研究開発機構研究費・高齢者の薬物治療の安全性に関する研究班編：高齢者の安全な薬物療法ガイドライン2015，メジカルビュー社，2015.
- 日本コンチネンス協会ホームページ：日本コンチネンス協会とは，http://www.jcas.or.jp/outline.html#aisatu（最終アクセス日：2018/1/18）
- 上野川修一，他：誤嚥性肺炎予防のための口腔ケアと腸管免疫の重要性，オーラルケア，2006.
- 大西和子監，日本放射線技師会編：コメディカルのための看護学総論，Pilar Press，2009，p.48.
- NIID 国立感染症研究所ホームページ：ノロウイルス感染症とは，https://www.niid.go.jp/niid/ja/kansennohanashi/452-norovirus-intro.html（最終アクセス日：2018/1/31）

第 **4** 章

各ライフステージにおける ヘルスプロモーション

この章では

- 小児期にある人の健康の特徴について理解する。
- 小児期にある人の健康の課題とそれに対する活動について理解する。
- 成人期にある人の健康の特徴について理解する。
- 成人期にある人の健康生活における近年の動向と課題について理解する。
- 成人期にある人の健康の課題とそれに対する活動について理解する。
- 高齢者の健康の特徴について理解する。
- 高齢者の健康づくりに関する制度・法律,介護予防について理解する。
- 加齢に伴い顕在化する生活習慣病,自立した生活を阻む要因や健康課題について理解する。

I 小児のヘルスプロモーション

A 小児の健康

　子どもが身体的，精神的，社会的に良好であることの指標の一つとして，その子なりの成長・発達の継続がある。成長・発達が順調であることは，子ども時代の健康に影響するだけでなく，その後に続く青年期，壮年期，老年期における健康にも大きく貢献する。子ども時代の健康は生涯にわたる健康の基盤となる。たとえ疾患や障害をもちながら生活する子どもでも，その子なりの成長・発達をしていけるよう周囲の大人がかかわっていくことが必要である。

1. 身体的・心理社会的発達の特徴

　成長・発達は，胎児期から始まる連続したプロセスである。これらの成長・発達には以下のとおりいくつかの原則が存在する。

1 順序性と方向性

　成長・発達は，一定の順序で進み，逆行したり，ある段階を飛び越えたりして進むことはない。運動機能の発達においては，首がすわってから寝返りをし，お座りをし，歩くことができるようになる（表4-1）。首がすわらないのに，一人で歩けるようにはならない。
　また，成長・発達は，一定の方向性をもって進むこともわかっている。

表4-1　乳幼児の発達

	乳児期	幼児前期	幼児後期
身体	・出生体重約3kg ・出生時身長約50cm	・出生体重の3倍（1歳） ・出生時身長の1.5倍（1歳）	・出生体重の5倍（4〜5歳） ・出生時身長の2倍（4〜5歳）
運動	・首がすわる（3〜4か月） ・ものを握る（3〜4か月） ・寝返り（5〜6か月） ・熊手形でつかむ（6〜8か月） ・つかまり立ち（10〜11か月）	・上手に歩く（16〜17か月） ・2個の積み木を積む（17〜19か月） ・走る（19〜21か月） ・ジャンプ（2歳）	・けんけん（片足跳び）をする（3〜4歳） ・3部分人物画を描く（4歳）
言語	・喃語（9〜11か月）	・単語2語（17〜19か月） ・2語文（2歳）	・動作を理解する（4歳） ・5つ数える（5歳）
社会性	・笑いかける（2〜3か月） ・拍手をまねる（10〜12か月）	・大人のまねをする（13〜14か月） ・人形に食べさせるまねをする（20〜23か月）	・一人で服を着る（3歳） ・ゲームをする（4歳）

出典／日本小児保健協会：DENVER II（デンバー発達判定法）を参考に作成．

❶ 頭部から足部へ

頭部はほかの臓器に比較して最も早い時期に形成される。出生後の運動機能の発達でも，首がすわった後に腰がすわり，座位が可能となり，さらに立位が可能となるように，頭部から足部へ向かって発達していく。

❷ 中心から末梢へ

たとえば，手の動きについて，肩関節の動きは出生時から活発にみられるが，指を使って物を握るなどの行動は，半年以上後に獲得する。からだの中心に近い部分の発達が先であり，後に末梢部分の発達がみられる。

❸ 単純から複雑へ

運動機能の獲得は，指を曲げるなどの単純な機能の獲得から，歩行のように複雑な動きへの獲得へと移行していく。感情の分化についても同様に，新生児期は興奮のみであるが，生後3か月程度で，快・不快の感情が加わり，その後，愛情や怒り，嫉妬などの複雑な感情へと分化していく。

2 スピード

子どもの成長・発達のスピードは，一定の速度で進むものではなく，ある時期に一気に発育が進むものがある。脳神経などは出生から2歳までの発育量が多いが（神経型），生殖器などは思春期に一気に発育が進む（生殖型）など，臓器によって発育スピードに違いがある（図 4-1）。

また，成長・発達には，ある刺激や経験が非常に有効に，または不可逆的な状況をもた

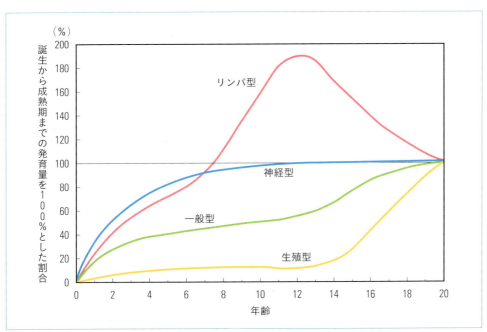

図 4-1 スキャモン（Scammon, R. E.）の発育型

らす時期があり、それを臨界期（りんかい）という。たとえば、生後6か月から離乳食を開始することについては、それまでの吸啜（きゅうてつ）運動から、口唇を閉じて飲み込む動作の獲得に向けた移行の時期に開始することで、子どもの摂食行動の獲得へのスタートを切ることができる（臨界期）。臨界期を何らかの理由で逃してしまった場合、通常半年で離乳が完了するところ、何年もかけて練習をしないと獲得が難しくなってしまう。

妊娠初期の風疹への罹患が、出生した子どもに聴覚障害をもたらすことも、聴覚機能の発達における臨界期での罹患が、不可逆的な状況をもたらすという一例である。

3　個人差

子どもの成長・発達には原則があるが、それに加えて、個人差が存在する。身長や体重については、10年ごとに乳幼児身体発育曲線（図4-2）が公表されているが、これは乳幼児の身長と体重を調査し、そこから中央値、パーセンタイル値を算出し、グラフ化したも

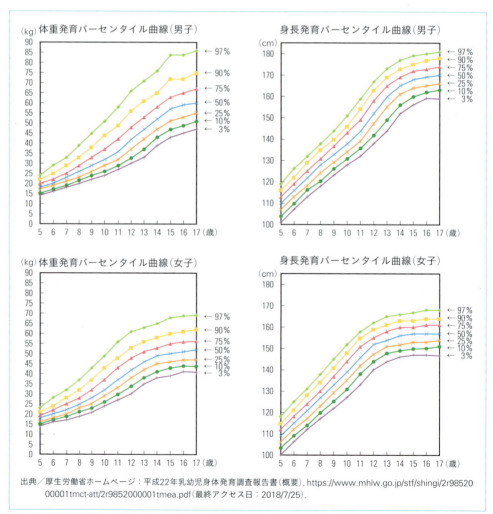

出典／厚生労働省ホームページ：平成22年乳幼児身体発育調査報告書（概要）、https://www.mhlw.go.jp/stf/shingi/2r9852000001tmct-att/2r9852000001tmea.pdf（最終アクセス日：2018/7/25）.

図4-2　乳幼児身体発育曲線

のである。中央値よりも小さい場合でも，その子なりの増加がみられるときには，発達的には問題がなく，個人差の範囲であることもある。逆に中央値よりも大きい場合でも，徐々に減少し続けている場合には，原因を探る必要がある。さらに，97パーセンタイル以上，または3パーセンタイル未満に入る場合には，発達に偏りがあるとして，対策を検討する。

発達に関しては，遠城寺式乳幼児分析的発達検査やDENVER Ⅱ（Denver Developmental

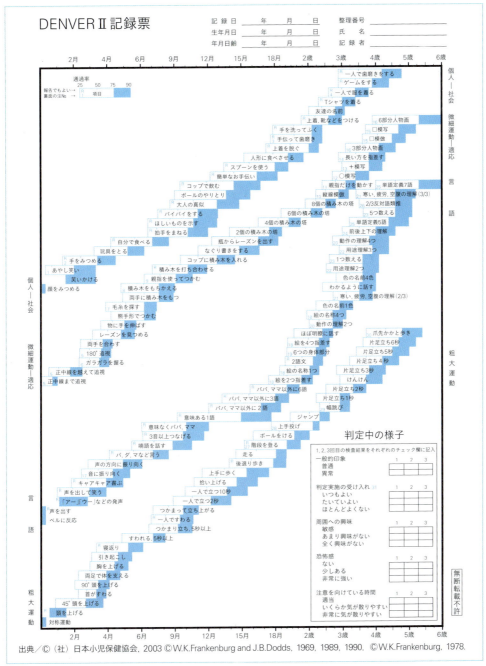

図4-3 DENVER Ⅱ記録用紙

Ⅰ 小児のヘルスプロモーション　165

Screening Test：デンバー発達判定法)（図4-3）などのスクリーニング検査法があり，粗大運動，微細運動，言語，社会性などの領域ごとに個人差の範囲か否かを確認できる。

成長・発達には個人差はあるものの一定のルールがあり，これらのルールに則って成長・発達が進んでいく。

2. 成長・発達における環境の重要性

子どもの成長・発達においては，年少であればあるほど保護者などの周囲の支援を必要とする。周囲の人的・物的支援を含む環境に，子どもの成長・発達は大きく影響を受ける。

ブロンフェンブレンナー（Bronfenbrenner, U.）は，子どもを取り巻く環境は，図4-4のように入れ子式（マイクロシステム，メゾシステム，エクソシステム，マクロシステム）になっており，子どもが様々な環境の影響を受けていることを示している[1]。子どもをとらえる際には，子ども自身だけでなく，子どもの置かれている環境を広くとらえていく。

3. 子どものセルフケア

セルフケア理論は，オレム（Orem, D. E.）によって開発された理論である。**セルフケア**とは，個人が生命や健康，安寧を維持するために自分自身で開始し，遂行する諸活動を実践することである[2]。つまり，自分にとって良好な状態を維持・向上するために自分で行うべき活動を指す。

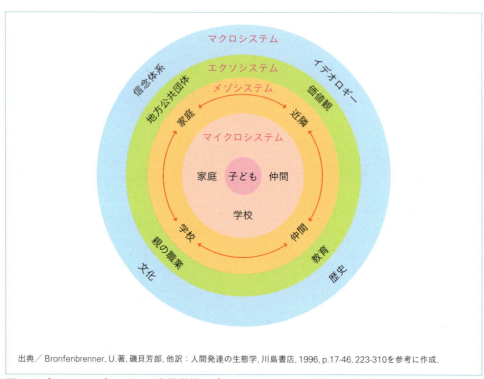

出典／Bronfenbrenner, U.著, 磯貝芳郎, 他訳：人間発達の生態学, 川島書店, 1996, p.17-46, 223-310を参考に作成.

図4-4 ブロンフェンブレンナーの生態学的モデル

表4-2 ローデス(Rhodes, S. L.)の家族の7つの発達段階と発達課題

第1段階	結婚から子どもの出生までの時期 発達課題：親密性と幻滅感
第2段階	子どもの出生から末子の入学までの時期 発達課題：養育性と閉塞感
第3段階	子どもが小学校に通う時期 発達課題：成員の個性化と擬似相互性
第4段階	子どもが10代になる時期 発達課題：友愛感と切り離し
第5段階	子どもが家を出る時期 発達課題：再編成と束縛または追放
第6段階	親の務めが終わる時期 発達課題：夫婦関係の再発見と落胆
第7段階	夫婦関係が終わる時期 発達課題：相互扶助性と絶望感

出典／岡堂哲雄編著：家族心理学〈有斐閣双書〉，有斐閣，1978．p.68-69．

　年少児は，自分にとって良好な状態を維持・向上するための能力を十分もっていないため，保護者を中心とした大人の適切な補助を得ながら日常の生活行動を成立させ，また大人の補助を得ながら，絶えず学習して自らのセルフケア能力を高めていく。最初は子ども自身のセルフケア能力は小さいが，生活のなかでの経験や学習をとおして能力を拡大し，しだいにすべてを自らの力でこなすことができるようになる[3]。最初は多くを必要としていた保護者の補助も徐々に少なくなり，やがて必要なくなり，最終的に自立していく。

　子どものヘルスプロモーションを考えていく際には，子どものセルケア能力の拡大に視点を置き，単に健康であることを目指すのではなく，子ども自身がその健康に関与できる力を身につけることも同時に目指していく必要がある。

4. 家族機能

　子どもにとって家族は，一人ではできないことを補完する重要な機能（**家族機能**）をもつものである。また，子どもが育つ環境として家族の存在は大きい。子どもにも発達段階と機能があるように，家族にも発達段階と課題があり，それぞれの時期に各課題をクリアしていくことで，家族として発達し，子どもの成長・発達にも影響を与える（表4-2）。

B 健康生活におけるヘルスプロモーション活動

1. 栄養と食生活

　子どもが出生してすぐ哺乳行動を始めることができるのは，吸啜反射という原始反射があるからである。反射行動である吸啜から，意図的な吸啜に移行し，離乳期に入ると固形物を摂取する経験をし，食べるという行動を身につけていく。

食べることは，子どもにとって栄養を補給するだけでなく，様々な機能の発達により食行動を獲得していくことであり，発達そのものであるといえる。さらに，食べ方やマナーを身につけることは，食文化を経験することにもつながる。

健全な食習慣を身につけるためには，①摂食嚥下の健全発達，②食事内容の健全な選択と食べ方，③健全な食事リズム，④楽しい食卓，の4つの食習慣の確立が必要である[4]。

1 摂食嚥下の健全発達

食べることに関連する機能には，哺乳反射（探索反射，捕捉反射，吸啜反射，嚥下反射），吸啜運動，咀嚼運動，嚥下運動がある（表4-3）。子どもはこれらの機能を発達させながら食行動を獲得していく。これらの機能のほかに，口腔・咽頭部の成長，頸定（首がすわること）や座位保持などの粗大運動の発達，スプーンを握るなどの微細運動の発達も関連している（図4-5）。

表4-3 食べることに関連する原始反射，機能

哺乳反射	・探索反射：口唇周辺の触刺激に対して，刺激源のほうに顔を向けて口を開ける原始反射 ・捕捉反射：探索反射で探し当てた物を，口唇で挟み込むようにして口を閉じる原始反射 ・吸啜反射：捕捉反射で口にくわえた物に吸い付く原始反射 ・嚥下反射：吸啜反射で口腔内に取り込まれた物を飲み込む原始反射
咀嚼運動	口腔内に取り込んだ食物を，唾液と混ぜて嚥下できる状態にする運動
嚥下運動	嚥下できる状態に処理された食物は，舌の中央に集められ，舌の蠕動運動によって咽頭に移動する。鼻腔が閉鎖し，食道入口部が開き，食物が食道へと送り込まれる一連の運動

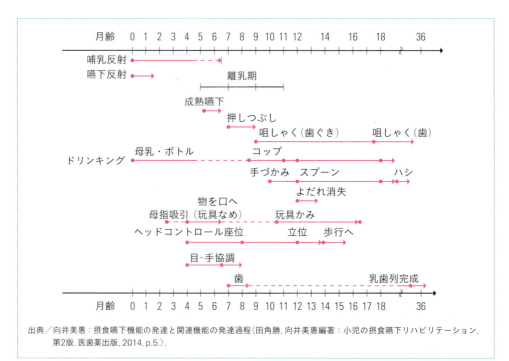

出典／向井美惠：摂食嚥下機能の発達と関連機能の発達過程〈田角勝，向井美惠編著：小児の摂食嚥下リハビリテーション，第2版，医歯薬出版，2014, p.5.〉．

図4-5 摂食嚥下機能の発達と関連機能の発達

2 食事内容の健全な選択と食べ方

現代は，食べ物があふれる**飽食**の時代である。食べ物を購入したければ，どこでも手軽に手に入れることができる。それゆえに，食事として何を選択するかが重要になってくる。

食習慣の確立のためには，バランスの良い食事内容を自ら選択できるようになる必要がある。子どもの場合は，幼少期からバランスのとれた食事を摂取することで，自然に良い食事内容を選択できるようになる。そのために，子どもに食事を作る親世代へ食事に関する知識を提供する必要があるが，現状ではそうした機会は少ない。母親学級や乳児健康診査の機会を活用して，バランスの良い食事内容に関する情報を提供するとよい。

3 健全な食事リズム

人間の身体には，睡眠-覚醒リズム，体温リズム，ホルモンリズムなど，様々なリズム（概日リズム）が存在する（概日リズムについては第3章-Ⅲ-A，p.138参照）。これらのリズムを形成することに，食事は大きくかかわっている。

毎日の食事を適切な時間に摂取することは，体温や睡眠のリズムの保持に貢献する。逆に極端に遅い時間に夕食を食べるなどすると，消化のために内臓に負担がかかり，また，体温が上昇することでなかなか寝つけないなどの弊害が起こり得る。幼少期から適切な時間に食事を摂取する習慣をからだが覚えることで，子ども自身が意識しなくても様々なリズムが整うことにつながる。健全な食事リズムは，幼少期に親が意識をしてつくる必要がある。

4 楽しい食卓

2005年に食育基本法が制定され（第3章-Ⅰ-B，p.133参照），それまでの栄養を十分摂るためのアプローチだけでなく，楽しく食べるということも重要視した**食育**活動が展開されている。

筆者らの調査[5]では，茨城県阿見町の小学生への質問紙調査にて，朝食をだれかと食べているかという「共食」について尋ね，3割の子どもが1人で食べていると回答した。家族員の生活様式も様々である現代では，家族全員がそろって食卓につき，食事をすることは難しいかもしれない。しかし，子どもが食事をしている同じ空間に，親やほかの家族がいて，子どもとコミュニケーションをとりながら食事の時間を過ごすことも，広義の共食ととらえれば，共食率を上げることは可能であるだろう。同じ空間にいて子どもの食事の様子を見て声をかけることができれば，食事の楽しさだけでなく，マナーなど食文化を身につけさせるという効果もある。

2. 運動, 活動と休息

子どもにおける身体活動・運動については第3章-Ⅱ-A（p.136）を，休息（子どもの睡眠

については第3章-III-A(p.140)を参照。

3. 排泄

口から摂取した食べ物は，食道から胃に送られ，消化される。その後，腸で栄養分や水分の多くが吸収され，その残渣物が便や尿として体外に排泄されていく。

1 排尿のメカニズム

つくられた尿は膀胱に送られ，膀胱内に一定量の尿がたまると，骨盤神経あるいは下腹神経求心路を通って仙髄に入り，脊髄内を上行して中脳中心灰白質を経由して橋排尿中枢に達する*。尿がたまっているという情報は大脳皮質に到達し，尿意を知覚する。年長児においては，尿意を感じても排尿反射を抑制し，コントロールすることができる。そうしてしだいに膀胱容量が拡大していく。

立位歩行が可能になり，言葉が話せるようになると，大脳皮質の機能が発達し，尿意を自覚できるようになる。その頃からトイレットトレーニングを始め，トイレなどで排泄できるよう自立を促す。

2 排便のメカニズム

摂取した食べ物は，消化吸収されながら小腸に送られる。小腸での便性は液状であるが，結腸に停留している間に，徐々に水分が吸収されて固形化する。

便が直腸に送られると，直腸の伸展による求心信号が骨盤神経を通って脊髄肛門中枢に達して排便を起こし，同時に上行して大脳に至り便意を催す。

3 トイレットトレーニング

排泄行動の獲得のため，トイレットトレーニングが行われる。トイレットトレーニング

夜尿症

睡眠中は，大脳皮質機能が休止しているため，膀胱にたまった尿を大脳皮質レベルで抑制することが難しく，一定量以上の尿が膀胱にたまると不随意的に排尿してしまう。これがいわゆるおねしょで，学童期以降では夜尿症といわれる。

腎臓でつくられた尿の再吸収を促す抗利尿ホルモンの分泌は夜間に増加するため，夜間には尿量が減少するが，夜尿症の子どもは抗利尿ホルモンの夜間の分泌が少なく，夜間尿量が減少しない場合がある。また，夜尿症の子どもには，機能的に膀胱容量の小さい場合があることがわかっている。

＊乳児期および幼児前期においては，排尿反射を抑制する機能が未発達のため，膀胱に尿がたまると反射的に排泄される。

表4-4 トイレットトレーニングのステップ

ステップ1	歩けて言葉を言えるようになったら排尿間隔を把握する
ステップ2	トイレやおまるに誘導する
ステップ3	おむつからパンツへ：失敗しても叱らない 昼間のおむつからはずす
ステップ4	自分から予告できるようにうながしを少しやめる

出典／二木武，他編著：新版小児の発達栄養行動；摂食から排泄まで，医歯薬出版，1995, p.219を参考に作成．

は幼児期に始める人が多いが，「トイレに行きたい」などの意思表示ができること，トイレへの関心，ある程度の排泄間隔が開くようになってきたこと，暖かい季節であることなどを目安に開始する。ほとんどの子どもが4～6歳で，トイレでの排泄が可能になる（表4-4）。

4. 歯・口腔の健康

1 乳歯の発達とケア

乳歯の萌出は生後6か月頃から始まり，3歳頃までに上下20本の乳歯が生えそろう。乳歯は，咀嚼機能やあごの発育にも関係し，永久歯を誘導する役割ももっている。

乳歯の健康が阻害されると，偏食や発音に影響し，永久歯の歯並びなどにも影響する可能性がある。乳歯は，胎児期から形成されるため，母体の栄養状態が乳歯の状態に影響することがある。乳歯は，永久歯ほどエナメル質が丈夫ではないため，酸に弱く，う歯になりやすい。

近年では，乳歯に対するフッ化物歯面塗布やフッ化物洗口が普及しており，幼少期からケアが開始される傾向にある（詳細は，第3章-Ⅵ，p.151参照）。

2 永久歯の発達とケア

6歳頃から乳歯が脱落し始め，永久歯が生え始める。13歳頃までに，上下28本の永久歯が生えそろう。第3大臼歯（親知らず，智歯）が生えそろうと，合計32本となる。

永久歯は，乳歯が萌出した時期から形成されるため，幼児期の栄養状態が影響する。硬いものをかんで下顎の発達を促すと同時に，歯の形成に重要なカルシウムの摂取を幼児期から積極的に行う。

3 子どもの歯の健康

子どもの**う歯**については，学校保健統計調査[6]において経時的に調査されている。1970（昭和45）年の幼稚園児では95.4％にう歯がみられ，過去最高値を示していたが，徐々に減少し，2017（平成29）年には35.45％まで減少している。小・中学生，高校生においても1975（昭和50）年代から大幅に減少しているものの，2017（平成29）年の小学生47.06％，中学生37.32％，高校生47.30％となり，改善の余地がある。

Ⅰ 小児のヘルスプロモーション 171

学校においても，昼食後の歯磨きを習慣化したり，養護教諭や生徒の委員会活動のなかで，う歯予防に関する取り組みを強化するなど，う歯率改善に向けて対策が進んでいる。一方で，子どもの場合は，う歯が発見された際に早期の受診を勧めるが，保護者の協力がなかなか得られないということも聞かれる。

　また，近年，歯列矯正を行う子どもが増えている。2017（平成29）年の学校保健統計調査[6]によると，歯列・咬合の被患率は3〜5％であり，幼稚園，小学校，高校で増加がみられる。歯列矯正は，美容的観点から行われている矯正もある一方，下顎が十分発達していないために，永久歯に生えかわるときにすべての歯があごの中に納まらず，歯並びが悪くなっているという指摘もある。幼少期から意識的に硬いものをよくかむことを習慣化することで，下顎の発達につなげていく。

5. 事故予防

　2016（平成28）年度人口動態統計[7]によると，不慮の事故による子どもの死亡は，幼児期以降上位を占めている（表4-5）。子どもは，その発達上の特徴から事故に遭いやすく，運動機能の発達などに応じて，起こりやすい事故が異なる（図4-6）。起こりやすい事故を予測し，家庭内もしくは学校などの施設内でも危険因子を減らすなどの予防に努め，事故発生時の対応方法も確認しておく。

　年齢によって，溺水，交通事故，外傷と気をつけることが異なる。このような知識を養育者がもつなど，事故を減らしていくためのアプローチをしていく。また，活動範囲の拡大に伴って，養育者の目の届かないところでの事故が増えてくるため，子ども自身が自分で気をつけることができるよう，子どもへの事故予防の教育も行う。

6. 予防接種

　予防接種は，ウイルスや細菌による感染症に免疫をもたない者を対象に，ワクチンを接種して抗体価を高め，社会全体で感染症を予防するものである。

　わが国においては，予防接種法に基づき，乳幼児期から予防接種が奨励され，健康診断

表4-5 年齢階級別にみた主な死因構成割合

	1位	2位	3位	4位	5位
0歳	先天奇形，変形および染色体異常	周産期に特異的な呼吸障害および心血管障害	乳幼児突然死症候群	不慮の事故	胎児および新生児の出血性障害および血液障害
1〜4歳	先天奇形，変形および染色体異常	不慮の事故	悪性新生物	心疾患	肺炎
5〜9歳	悪性新生物	不慮の事故	先天奇形，変形および染色体異常	肺炎	心疾患

出典／厚生労働省ホームページ：人口動態調査，http://www.mhlw.go.jp/toukei/list/dl/81-1a2.pdf（最終アクセス日：2018/10/11）．

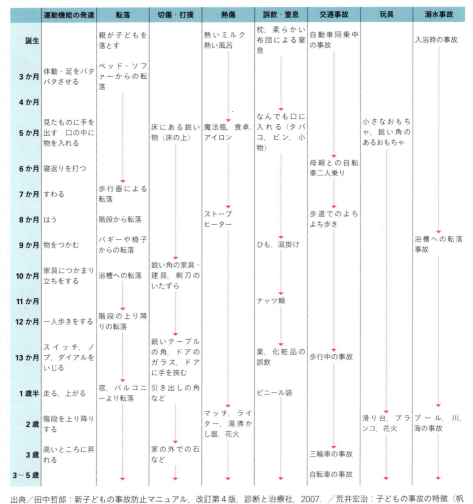

図4-6 子どもの発達と事故

のたびに進捗状況を確認して接種を促すなど，対策がとられている。一方で，予防接種によって，感染症の発症が減っているために，予防接種の意義が十分理解されていない現状もある。かつてのような感染症の大流行はみられないものの，2007年に，10～20歳代を中心に麻疹が流行し，対応に追われたことがあった。2018年にも再び麻疹の流行がみられ，改めて予防接種の意義に関心が集まっている。

　予防接種法による定期接種には，四種混合（ジフテリア，百日咳，ポリオ，破傷風），BCG（結核），麻疹，風疹，水痘，日本脳炎，HPV（ヒトパピローマウイルス），インフルエンザ菌b型（Hib），肺炎球菌，B型肝炎があり，そのほかに任意接種として，流行性耳下腺炎（おたふくかぜ）などがある（図4-7）。予防接種の種類は多いため，どのように予防接種を進めるか，育児相談として話題に上がる内容である。看護職者は，接種時の注意点や副反応について

I　小児のヘルスプロモーション　173

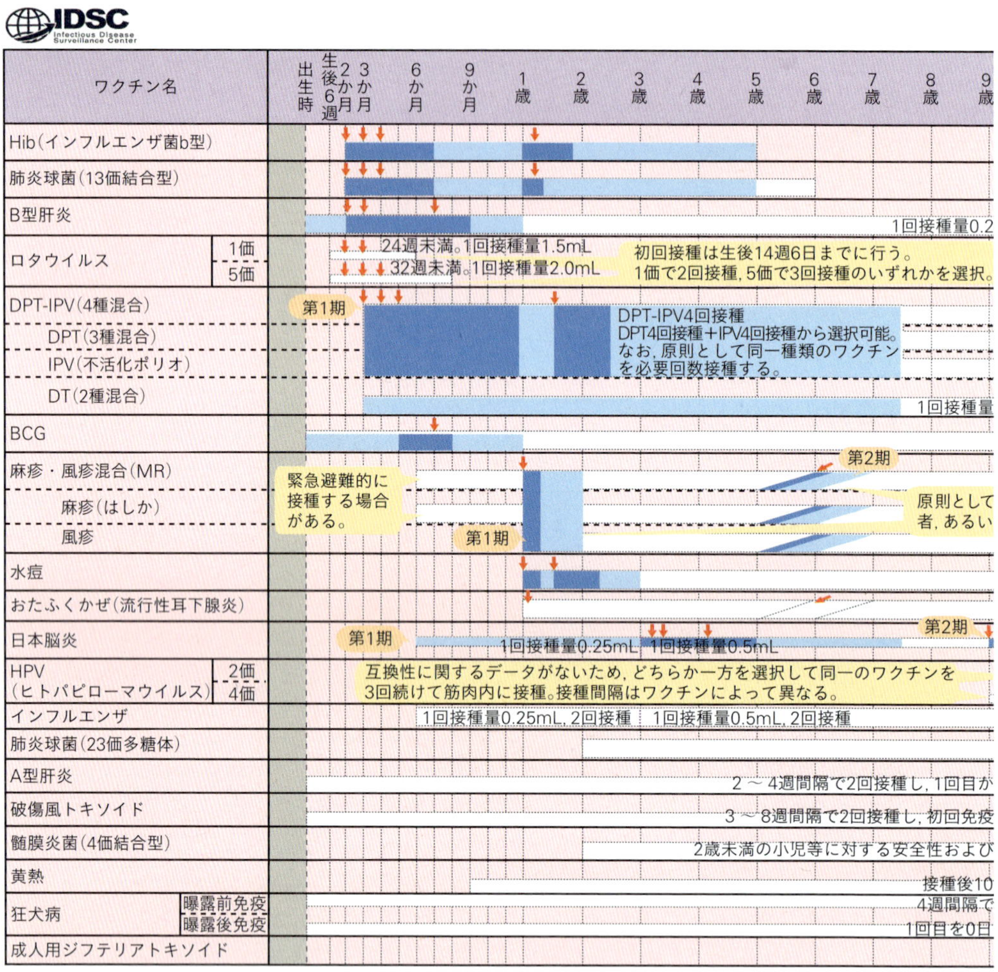

図4-7 日本の定期・任意予防接種スケジュール

も理解しておく。

C 健康課題(問題)とヘルスプロモーション

1. 子どもの生活習慣と肥満

近年，子どもの生活習慣について，栄養摂取量の過多，運動不足が指摘されており，**肥満**や2型糖尿病の増加がみられている。

ver.2018.4.1
2018年4月1日現在（2018年6月19日一部追記）★

| 10歳 | 11歳 | 12歳 | 13歳 | 14歳 | 15歳 | 16歳 | 17歳 | 18歳 | 19歳 | 20歳 | 50歳 | 60歳 | 65歳 | 70歳 | 75歳 | 80歳 | 85歳 | 90歳 | 95歳 | 100歳 | ～ |

	接種量・接種回数が変わる年齢	↓ 接種の例	┈ 定期接種以外で接種可能期間
		A類定期接種対象期間	A類定期接種（標準的な接種期間）
		B類定期接種対象期間（一部の基礎疾患を有する者）	B類定期接種対象期間

5mL　1回接種量0.5mL

0.5mL　1回接種量0.1mL　　第2期

MRワクチンを接種。なお，同じ期間内で麻疹ワクチンまたは風疹ワクチンのいずれか一方を受けたは特に単抗原ワクチンの接種を希望する者は単抗原ワクチンの選択可能。

50歳以上に帯状疱疹予防として使用可能

平成19年4月2日から平成21年10月1日生まれの者は生後6か月から90か月未満と9歳から13歳未満の期間内であれば定期接種として第1期の接種可能。

平成7年4月2日から平成19年4月1日生まれの者で4回の接種が終わっていない者。ただし20歳未満の者に限る。

1回接種量0.5mL，1回または2回接種　　　　　　　　　　1回接種量0.5mL，1回接種

ら24週を経過した後に1回，合計3回接種。WHOは1歳以上を推奨。
後6か月以上（標準的には12～18か月）の間隔をおいて1回追加接種。
有効性は確立していない。筋肉内接種。なお，国内臨床試験は2～55歳を対象として実施されている。
日目から生涯有効（平成28年7月11日に制度変更）。
2回接種し，更に6～12か月後1回追加接種。
として以降3，7，14，30，90日の計6回接種。

は，任意接種として受けることになります。ただしワクチン毎に定められた接種年齢がありますのでご注意下さい。
りつけ医あるいは自治体の担当者とよく御相談下さい。

ous-diseases/vaccine/2525-v-schedule.html（最終アクセス日：2018/8/10）．

　学校保健統計調査[6]によると，肥満度20％以上の肥満児の出現率は，2000年頃をピークに減少しているが，1980年と比較するとすべての年代において高率となっている（図4-8）。肥満症では，適正体重児には出現しにくい様々な合併症が出現し（表4-6），成人肥満への移行も特徴的であり，結果として生命予後にも影響を及ぼす[8]。

　学校教育においても，検診や検尿などを活用して肥満傾向や代謝異常を早期に発見し，受診を促すことで，子どもの健康維持を図っている。

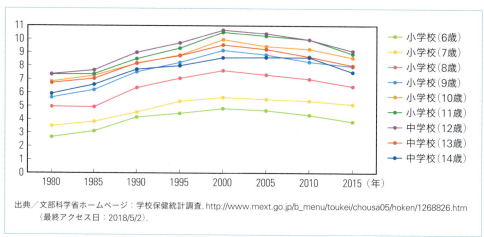

出典／文部科学省ホームページ：学校保健統計調査，http://www.mext.go.jp/b_menu/toukei/chousa05/hoken/1268826.htm（最終アクセス日：2018/5/2）．

図4-8 肥満児の割合

表4-6 肥満症で起こりやすい合併症

心血管系疾患	高血圧症，脂質異常症，動脈硬化症
呼吸器系疾患	睡眠時無呼吸症候群，ピックウィック症候群
代謝・内分泌系疾患	2型糖尿病，脂質異常症，肝機能障害・脂肪肝
整形外科系疾患	大腿骨頭すべり症，腰痛，骨折，扁平足
皮膚症状	黒色表皮腫，股ずれ
運動能力の低下	走行・跳躍力の低下
社会心理的影響	学校生活への適応低下，不登校，いじめ

出典／清水俊明：小児生活習慣病ハンドブック，中外医学社，2012 を参考に作成．

2. アレルギー性疾患

　アレルギーとは，免疫反応に基づく人体の全身的または局所的な障害をいう。日本人の約2人に1人は何らかの**アレルギー性疾患**に罹患しているともいわれており，急速にアレルギー性疾患患者は増えている。小児においては喘息の罹患者が多く，特に0～4歳，5～14歳で罹患率が高い（図4-9）。

　喘息は，アトピー体質に加え，気道の過敏性があると発病する。ハウスダストやダニ，ウイルス感染などが誘因となり，気道の収縮を起こし，喘鳴を伴う呼吸困難を呈す。**気管支喘息**の大発作を起こすと，死に至る恐ろしい疾患であるが，**抗アレルギー薬**，気管支拡張薬，抗炎症薬などを長期に使用することで，症状をコントロールでき，日常生活を支障なく送ることができることも多い。アレルゲンを除去した生活を心がけ，薬を服用しながら，運動なども取り入れて，発作の起こりにくいからだづくりを心がける。

　また，近年，食物アレルギーによる**アナフィラキシーショック**が教育現場などでも報告され，給食の配膳や除去食のあり方，発作時の対応に関して，教員が研修会を開くなどして対応を学習している。アナフィラキシーショックを起こす可能性のある子どもは，携帯用のアドレナリン（エピペン®）を処方されているため，そのような子どもが教育現場にい

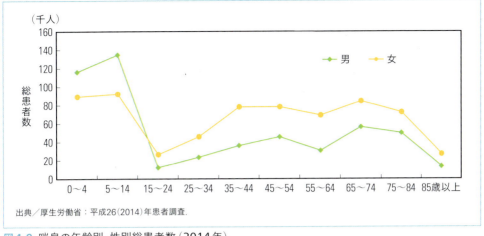

図4-9 喘息の年齢別・性別総患者数（2014年）

出典／厚生労働省：平成26（2014）年患者調査.

る場合，対応する可能性のある教員は，エピペン®の使用方法などをあらかじめ確認しておく。

アレルギー性疾患に関しては，2014（平成26）年にアレルギー疾患対策基本法が公布され，気管支喘息や**アトピー性皮膚炎**，**花粉症（アレルギー性鼻炎）**，アレルギー性結膜炎，食物アレルギーを対象に，啓発活動や疾患対策の基本指針を示している。また，関係団体が，各疾患に関するガイドラインを示している（日本小児アレルギー学会『小児気管支喘息治療・管理ガイドライン2017』など）。アレルギー性疾患の子どもに対応する関係者は，医療機関とも連携し，疾患をもちながら通常の生活を送るための注意点や，より健康な生活を送るための過ごし方について知識を得ておく。

日本小児臨床アレルギー学会では，小児アレルギーエデュケーターの認定を行っている。医療機関のなかには，小児アレルギーエデュケーターの資格をもつ看護職者などが，外来でアレルギー性疾患をもつ子どもの生活指導や教育にあたっているところもある。

D 看護の役割とその実際

1. 事例1：基本的生活習慣が身についていない子どもと家族への支援

1. 事例紹介

Aちゃん，3歳，女児，認定こども園に通園中。
家族構成：父親（会社員），母親（パートタイム），女児の3人家族。

2. Aちゃんの今の状態

園での活動の際に活気がなく，あまり積極的に参加ができていない様子がみられた。保育士が看護職員に相談し，看護職員が家族からふだんの生活の様子について聞き取りをした。
Aちゃんは，平日は7時に起床するが寝起

きは悪い。朝食はあまり食べたがらないが，パンなら食べるので，パンと牛乳，野菜サラダを用意している。Aちゃんは朝食はいつも少ししかとらず，2, 3口しか食べないこともある。着替えや歯磨きは母親に促されて行い，8時に母親と共に家を出る。朝はいつも眠くて，促されないと活動できない様子である。

16時にこども園から帰宅し，おやつを食べて，人形などで遊んでいる間に，母親が夕食の準備をする。19時頃に母親とAちゃんで夕食を摂り，その後父親の帰宅までテレビを見ている。父親は帰宅が遅く，21時過ぎになる。朝も7時前に出勤するので，Aちゃんと交流する時間をつくるために，入浴は父親としている。父親との入浴後，父親の食事のときにおかずをつまんだりして，Aちゃんは23時頃に就寝する。母親は，もう少し早く寝かせたほうがよいと思っているが，Aちゃんも父親も一緒に過ごす時間を喜んでおり，大切にしたいと話した。

3. Aちゃんと家族に対する支援

母親に，こども園でのAちゃんの様子を伝えた。母親は，家を出るまでは眠そうだが，園では元気にしていると思っていた。

ふだんの生活を確認し，夜ふかしによる影響が午前中の活気のなさにつながっている可能性があることを伝えた。Aちゃんの生活での問題は以下の点である。
- 睡眠時間が8時間
- 就寝時間が23時
- 22時過ぎの飲食
- 朝食が不十分
- 朝の着替えなどを母親が援助
- 日中（特に午前中）の活動に支障が出ている

父親と触れ合う時間も大切であるが，幼児期の睡眠時間や生活リズムの確立は，健康問題につながることを説明し，平日は21時を目安に就寝するよう伝えた。父親との触れ合いについては，週末に十分時間をとることや，Aちゃんが早起きをして父親と朝食を一緒に摂るなど，工夫できることを伝えた。

母親は，Aちゃんの健康に良くないことをしていたと思っていなかった。母親は，まず父親に園でのAちゃんの様子を話し，父親にも理解してもらい，21時までに寝るようにしたいと話した。また，朝の着替えなども，まだ3歳だから手伝わないとできないと思っていたが，自分でできることもたくさんあるので，生活を整えたうえで，なるべく自分でできるよう見守りたいと話した。

Aちゃんの母親のように，子どもにとって良いことと思い，夜ふかしなどの生活習慣を乱す行動をとることがある。幼児期の生活習慣は，単なる生活行動の習慣化というだけでなく，ホルモンの分泌や肥満などの健康問題につながることなどを話し，**基本的生活習慣**の確立に向けて正しい認識がもてるよう説明する。

2. 事例2：慢性疾患をもちながら生活する子どもと家族への支援

1. 事例紹介

Bさん，小学5年生，男児，血友病（血液凝固因子の欠損のために起こる遺伝性の血液凝固異常症）。
家族構成：父親，母親，男児の3人家族。

2. Bさんの今の状態

Bさんは4歳で血友病と診断され，現在は，治療として週2回の血液凝固因子製剤の注射を実施している。小学3年生のときに外来で自己注射の練習をし，自分でできることは確認できたが，その後外来で確認すると，家での注射は親が実施していた。外来看護師がBさんに聞くと「自分でできる」と言うが，母親に話を聞くと「私ができるときは私が行ったほうがよい」と話した。

3. Bさんと家族に対する支援

外来受診時に，Bさん本人が自己注射するところを母親に見てもらった。いつ，どのくらい薬剤を注射しなくてはならないか，追加で注射しなくてはならない場合はどんなときかなどをBさんに質問し，本人も答えることができていた。

母親に対しては，Bさんが疾患や自己注射についてとてもよく理解していること，とっさの対応も考えることができていたことを伝え，Bさんが自分でできることを理解してもらった。

高学年になると，行動範囲が広くなり，親と離れて1人で遊びに出かけることが増える。**慢性疾患**をもつ子どもの場合，外出し親と離れている際に薬剤の注射が必要になることもある。そのため，子どもの成長に合った自立に向けて，徐々に子ども自身が自分の疾患や薬剤投与について理解し，自己管理できるようにサポートしていく。そうすることで，子どもが今後も治療をしながらも，不要な制限を感じずに生活することにつながっていく。

II 成人のヘルスプロモーション

A 成人の健康

　成人とは，成年に達することをいい，日本では男女共に満20歳以上をいう。成年とは，人が成長・発達し，人格，教養が備わった一人前の能力をもつ大人として認められる年齢をいう。

　人の一生をライフサイクルでとらえると，成人期は様々ある発達理論により区分が異なるが，20歳前後から65歳までの約40年間とされ，ライフサイクルのなかで最も期間が長い。そのため，成人期といっても年代により身体的，精神的，社会的に異なる特徴がみられ，一様にとらえることは難しい。

　成人期を発達理論でとらえると，生活構造の変化から成人期の発達段階をとらえたレヴィンソン（Levinson, D. J.）（図4-10）や，アイデンティティ論からみたエリクソン（Erikson, E. H.）のライフサイクル論などが成人期を表す発達理論として用いられている。以下，レ

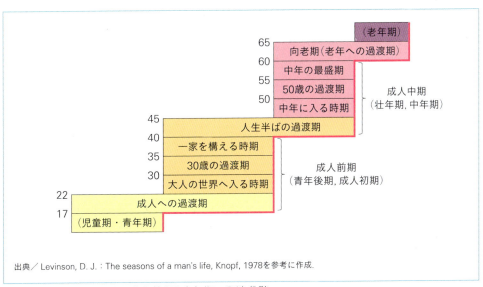

出典／Levinson, D. J.：The seasons of a man's life, Knopf, 1978を参考に作成.

図4-10　レヴィンソンによる成人前期と中年期の発達段階

ヴィンソンの区分を参考に3つの時期に分け，発達課題も踏まえながら，成人期の特徴について述べる[9), 10)]。

1. 成人前期（青年後期，成人初期）：17歳頃〜40歳頃

身体が形態的に大きくなり，身体的・精神的・社会的行動の機能が高まりを見せ，発育・発達し，成熟していく時期[11)]である。

- ▶ **身体的特徴** 感覚機能（視覚，聴覚，味覚など）は20歳代にピークを迎える。流動性知能（新しい情報を獲得し，うまく処理する能力）は20〜30歳代にかけて上昇する[12)]。
- ▶ **精神的特徴** 青年期までに確立したアイデンティティ（自我同一性）を失わず，家族，友人，同僚など他者との信頼関係（親密性）を築いていく時期である[13)]。また，時間的展望（time perspective）が広がる時期であり，現在や近い未来のことだけを考えるのではなく，遠い将来や過去のことを考えるようになる。また，現実的に物事を考えられるようになる[14)]。
- ▶ **社会的特徴** 20歳前後になると，仕事に就くため職業（career）を選択していく。最初は，就職先に抱いていたイメージと現実とのギャップや思うように仕事ができないことからリアリティショック（幻滅体験）を経験するが，仕事に慣れ，仕事のサイクルがみえ，自分なりの見通しが立てられるようになる[14)]。また，生殖性（generativity）＊が主題となり，次の世代を生みはぐくむこと，つまり，直接的には子どもを産み育てること，社会的には職場や学校などで次の世代に伝承していくことを実施する時期といえる[15)]。

2. 成人中期（壮年期，中年期）：40歳頃〜60歳頃

身体的・精神的・社会的行動が最も高い機能レベルに達し，その水準を維持し成熟していく時期[11)]である。

- ▶ **身体的特徴** 40歳前後から徐々に身体的な限界や体力の衰えを感じ始める[16)]。白髪や脱毛，しわの増加，中年太りなど生理的老化現象がみられるようになる[17)]。ホルモンバランスの変化に伴い，特に女性には更年期症状が出現する。知能は，流動性知能が50歳代になると急速に低下するが，結晶性知能と実践的知能＊は上昇し続ける[12)]。

成人年齢の引き下げ

2007年の国民投票法の成立をきっかけに，成人年齢の引き下げについて検討されている。その背景として，主要国では18歳を成人としている国が多いことにならい，若者の自立を促す狙いがあるとされている。2018年，参院本会議にて，成人年齢を20歳から18歳に引き下げる民法改正案が成立し，2022年4月1日に施行される。

＊ **生殖性**：エリクソンの用語で，次の世代を育て指導しようという興味や関心をいう。
＊ **結晶性知能と実践的知能**：結晶性知能は過去の学習を通じて蓄積された知識を現実の場面で応用する能力，実践的知能は日々の生活のなかで出会う様々な問題を解決する能力をいう。

- **精神的特徴** いわゆる中年の危機（midlife crisis）が起こり，自己のあり方が根底から問い直される時期である。中年期に体験する心の発達的変化について，①身体感覚の変化，②時間的展望のせばまりと逆転，③生産性における限界感の認識，④老いと死への不安の4つの否定的な変化への気づきと肯定的変化が同時に存在し[18]，人生を見直す時期であるといえる。
- **社会的特徴** 仕事や家庭で中心的な役割を担っているが，自分の能力や地位の拡大に限界が見え始める時期でもある。若い頃に考えていた自分の「人生の夢」とその達成度について，改めて問い直す時期でもある。子どもを援助するだけでなく，親世代が高齢化するため経済的支援などが求められる「サンドイッチ世代」であり[17]，多くのストレス要因を抱える時期である。

3. 向老期（老年への過渡期）：60歳頃〜65歳頃

身体的・精神的な形態や機能が低下する過程（老化）を経験する時期とされている[11]。社会的行動の機能が大きく変化していく時期である。

- **身体的特徴** 明らかな老いを自覚し，徐々に身体的な限界や衰えを感じるようになる[16]が，結晶性知能と実践的知能については，成人中期同様，上昇し続ける（70歳頃まで）[12]。
- **精神的特徴** 様々な喪失体験を伴う時期である。特に職業生活が終わることは，自己意識，価値観，社会的役割や社会的地位など個人のアイデンティティを規定する要を失うことになるため，大きな節目の時期となってくる[16]。
- **社会的特徴** 社会とのつながりが大きく変わる時期である。会社では定年退職を迎え，子どもは親から分離する時期となり，自立を迎える（就職，結婚など）[19]。その際，親もまた，子どもから自立できるかどうかが，空の巣（empty nest）症候群など喪失感を伴った心理的空白状態を回避することにつながる。近年は，長年連れ添った夫婦が，子どもの独立を機に妻からの申し出により離婚するケースが増加傾向にあり，女性の社会進出，就業形態の多様化などによる社会構造の変化により，老年期に向けての生き方の選択肢が増える時代になってきている。

B 健康生活におけるヘルスプロモーション活動

1. 栄養と食生活

食事は成長・発達の源になるだけでなく，糖尿病や循環器疾患など**生活習慣病**との関連があり，社会とのつながりやQOLとも密接な関係をもつ生活習慣の一つである。食習慣は地域や文化，風習などにより異なるため，個人への働きかけだけでなく，周囲の環境とともに取り組んでいく。

1 成人前期〜中期の課題と支援

　成人期の食生活は，一般的には年齢が上がるとともに良い習慣が増えていくため，成人期のなかでも成人前期が最も課題が多い。20歳代は朝食欠食率が最も高く（図4-11），野菜不足など栄養バランスの悪い食生活を送っている者も多い（図4-12）。また，20歳代の男性の約1/4が一人で食事を摂っており，外食や持ち帰りの弁当や総菜などの利用者も，男女共に20歳代が最も多い[20]。近年では，これらのニーズにこたえて，外食産業だけでなく，総菜や弁当の持ち帰りなどの中食産業が拡大している。

　スーパーやコンビニエンスストアで手軽に購入した物を自宅で食べることが多くなっている現在，食生活に対する支援としては，購入した食品の栄養表示に対する意識づけや，栄養バランスを考えたメニューの選択が有効である。また，学校や職場の売店や食堂において健康的なメニューを販売するように情報提供などの支援をすることによる効果が実証されており，成人が主に日中生活する場を健康教育の場として活用し，食事メニューに合わせた情報提供などで働きかけていく。

2 女性の課題と支援

　女性では，20〜30歳代で，やせの状態にある者がほかの世代に比べて目立って多く[20]，摂取エネルギー不足が懸念されている。テレビやインターネットによって多くの健康情報が選択できる一方で，**ダイエット**による偏った栄養バランスの食事や多数の健康食品やサプリメントを摂取する食生活が問題となっている。

　20〜30歳代は入院・外来受療率が最も低く，保健医療従事者とかかわることが最も少

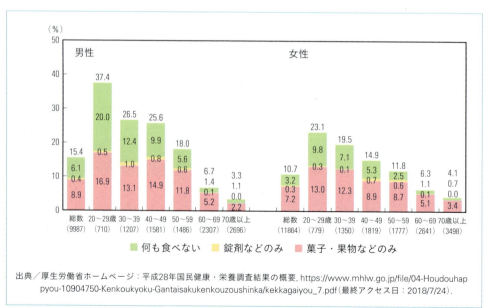

出典／厚生労働省ホームページ：平成28年国民健康・栄養調査結果の概要，https://www.mhlw.go.jp/file/04-Houdouhappyou-10904750-Kenkoukyoku-Gantaisakukenkouzoushinka/kekkagaiyou_7.pdf（最終アクセス日：2018/7/24）．

図4-11 朝食の欠食率の内訳（20歳以上，性・年齢階級別，全国補正値）（2016年）

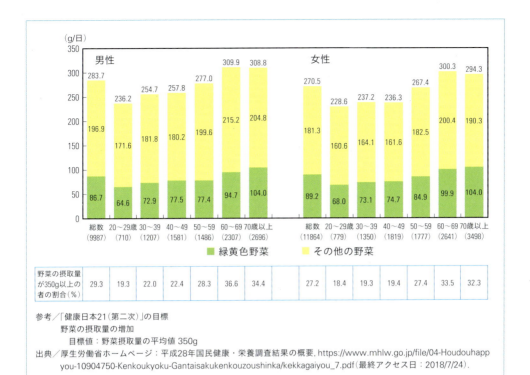

図4-12 野菜摂取量の平均値（20歳以上, 性・年齢階級別, 全国補正値）（2016年）

ない世代である。そのような世代の人が，多くの健康情報から自分の状況に合った適切な情報を入手し，より健康に結びつく情報を活用できるようにヘルスリテラシーを高めていく。保健医療従事者がこの世代の人とかかわる場として，職場はもちろんのこと，子どもの通う学校やショッピングモールなどを活用して地域社会と協働して，正しくわかりやすい健康情報を提供することや，「町の保健室」などの場を提供するなど，ヘルスリテラシーを高めるようにかかわっていく。

3 向老期への支援

成人期の食生活は，年齢を重ねるにつれ，結婚や家族の発達段階，職場における役割の変化，健康への意識の変化などにより改善されていく傾向がある。成人期のなかでも，向老期は老年期に向けた準備をしていく時期であり，老年期に起こり得る問題を意識した食生活を支援していく。

2. 活動と休養, 睡眠

1 活動

活動と休息のバランスをうまく保つことで健康的な生活を送ることができる。活動は，活発に動いたり働いたりすることを意味し，生活活動や運動などの身体活動，趣味や気分

転換などの精神活動，労働や学習など社会に関与する社会活動に分類される。以下，活動のなかでも運動を中心とした身体活動について述べる（身体活動に関する内容は，第3章-Ⅱ，p.134参照）。

❶身体活動における課題

成人期の身体活動には，筋力低下や生活習慣病の予防，メンタルヘルスへの効果が期待されるが，20〜50歳代で運動習慣のある人は3割に満たない[20]。仕事や家庭生活で時間がとれないことや疲労によって運動習慣がもてないことが理由としてあげられており，運動習慣のある人の割合は60歳代以降で増加する[20]。青年期，壮年期の働く世代で運動習慣のある人の割合を増やすことは，生涯の健康づくりを進めていくうえで課題の一つである。

❷運動習慣，身体活動量に対する支援

職場で運動教室などの教育プログラムを実施することや，職場内にフィットネスジムをつくることは有効である。これらによって実際の運動時間の確保や，運動に対する知識が得られ，プログラムが修了しても運動習慣が継続したり，運動に対する意識が高まったとの報告[21]がある。

しかしこういった教室は，まず教室に参加するという行動がとれることが前提にあり，参加できない，または参加しない人へのアプローチを検討しなくてはいけない。そのような人には，身体活動量が増加しやすい環境をつくることが有効な支援の一つとなる。近年，立ったまま行う会議（スタンディングミーティング）や歩きながら行う会議（ウォーキングミーティング），スタンディングデスクの効果が注目されている。これらは仕事の効率アップが主な目的であるが，座りっぱなしの身体活動不足を解消する効果もある（図4-13）。

また，この世代の人が利用する場所や施設と協働することも有効である。アメリカの疾病予防管理センター（Centers for Disease Control and Prevention；CDC）は，ショッピングモールで行うモールウォーキングの効果を発表した[22]。モールウォーキングとは，大型ショッピングモールをウォーキング施設として利用するという取り組みであり，利用者は気候の

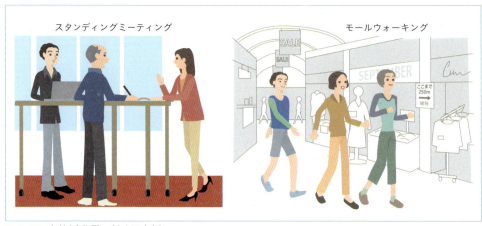

図4-13 身体活動量に対する支援

影響を受けず安全にウォーキングが楽しめる（図4-13）。ショッピングモールの至る所に距離や消費カロリーが表示されており，買い物に来た客が活動量を意識することにつながっている。また，ショッピングモールと提携したウォーキングイベントを行うことで，消費者としてメリットを感じながらウォーキングができるという効果もある。

これらのように，仕事や家庭生活で多忙な成人には，無理なく身体活動を意識したり，活動量が増加したりする環境の提供が効果的である。

2 休養，睡眠

健康を維持するには，活動だけでなく休息や休養も重要である。休息は，仕事や勉強などの活動をやめて一時的に身体を休めることであり，休養には休むことと養うことの2つの意味がある。休むこととは，仕事や活動によって生じた心身の疲労を回復し，もとの活力ある状態に戻すことであり，養うこととは，明日に向かっての鋭気を養い，身体的，精神的，社会的な健康能力を高めることである[23]。

休養は心身の疲労回復だけでなく，生活や人生を豊かにするものであり，十分な休養が得られない状態が続くと，心身の健康状態が悪くなり，学業や仕事の効率の低下，事故や疾病につながる可能性がある。

❶睡眠における課題と支援

休養の基本は良質な睡眠である。しかし，「睡眠で休養が十分にとれていない者」の割合は約20％であり，近年増加している（図4-14）。

睡眠は，睡眠時間の確保と睡眠の質の満足感が得られることの両方が重要である。成人

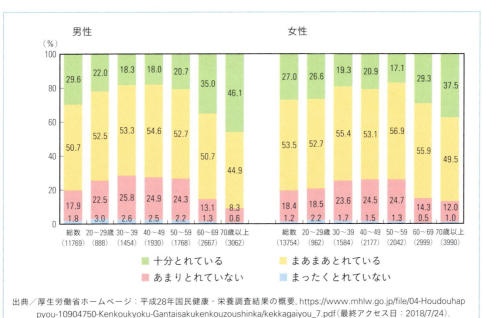

図4-14 睡眠で休養が十分にとれていない者の割合（20歳以上，性・年齢階級別，全国補正値）（2016年）

期の睡眠時間は6時間以上8時間未満の人が最も多いが，必要な睡眠時間は個人や年齢によって違いがある。加齢とともに実際に眠ることができる時間は短くなるが，実生活では年齢が高くなるにつれ，寝床にいる時間が長くなる。これは，加齢とともに生活が変化し，仕事や家庭内での役割など日中の制限がなくなることから，睡眠のために確保できる時間が増えることが考えられる。しかし，寝床にいる時間が長く，生理的に必要とされる睡眠時間を大きく超えると，中途覚醒や熟眠感がないなど睡眠への満足感が得られなくなる。日中の眠気によって個人の適切な睡眠時間をはかり，その人にとって1日のなかで最適な睡眠の時間帯を考えていく。

(1) 成人前期(青年期)の課題と支援

青年期は，自立に伴い個々の生活スタイルが確立しつつあり，睡眠の問題が起こりやすい時期である。この時期は，夜型の生活になりやすいこと，休日は平日より起床時間が遅くなりやすいこと，寝床に入ってからの携帯電話，メール，ゲームなどの操作が睡眠に悪影響を及ぼすことが指摘されている。携帯電話やメール，ゲームなどへの熱中は，20歳代女性の3割において睡眠の妨げになっている(表4-7)。

これらに対する支援として，睡眠が健康において重要な生活習慣の一つであることを基本とした教育や啓発活動を行う。青年期の自立した生活習慣の確立には，これまで睡眠をどのようにとらえ，どのような睡眠習慣を送ってきたかが影響する。睡眠は，食事や運動などほかの生活習慣に比べて，個人の主観や裁量に任されやすく，二の次になりやすい生活習慣である。そのため，子どもの頃から，睡眠が健康のための重要な習慣であるという教育が必要である。

また，近年急速に発展した携帯電話やメール，ゲームなどの睡眠への影響について，正しい情報の提供による啓発活動を行う。

(2) 成人前期〜中期の課題と支援

▶ **勤労者の課題と支援** 働く世代である20〜50歳代の男性は，睡眠を妨げる要因として

表4-7 睡眠の確保の妨げとなっていること(年齢階級別，人数，割合)(総数7054人，複数回答)

		人数	1位		2位		3位	
男性	20〜29歳	256	特に困っていない	34.4%	仕事	31.6%	就寝前に携帯電話，メール，ゲームなどに熱中すること	24.6%
	30〜39歳	405	仕事	39.3%	特に困っていない	36.0%	就寝前に携帯電話，メール，ゲームなどに熱中すること	19.8%
	40〜49歳	553	仕事	40.5%	特に困っていない	38.0%	その他	9.8%
	50〜59歳	519	特に困っていない	46.4%	仕事	32.2%	健康状態	10.0%
	60〜69歳	713	特に困っていない	63.1%	健康状態	14.4%	仕事	12.9%
	70歳以上	808	特に困っていない	64.0%	健康状態	20.0%	その他	11.8%
女性	20〜29歳	297	就寝前に携帯電話，メール，ゲームなどに熱中すること	33.3%	仕事	30.0%	特に困っていない	24.2%
	30〜39歳	428	育児	32.7%	特に困っていない	26.2%	家事	22.4%
	40〜49歳	659	特に困っていない	36.0%	家事	27.9%	仕事	20.5%
	50〜59歳	586	特に困っていない	37.5%	仕事	19.6%	その他	18.1%
	60〜69歳	829	特に困っていない	53.9%	その他	18.5%	健康状態	14.4%
	70歳以上	1001	特に困っていない	60.5%	健康状態	22.1%	その他	12.3%

出典／厚生労働省ホームページ：平成27年国民健康・栄養調査報告を参考に作成．https://www.mhlw.go.jp/bunya/kenkou/eiyou/h27-houkoku.pdf（最終アクセス日：2018/9/14）

「仕事」を最も多くあげており，労働者の睡眠時間は減り続けている現状がある。長時間労働は過労死などの社会問題としても取り上げられているが，過労死は睡眠時間との関連も深く重要な課題である。

過重労働に対する支援として，会社が組織として労働時間や仕事内容，職場環境の整備をしていくことがあげられ，また保健医療従事者は，個人の生活状況のなかで睡眠時間や満足感を把握する。

24時間産業が増えるなか，交代勤務者の睡眠も課題の一つとしてあげられている。交代勤務者はサーカディアンリズムに反した生活を送るため，個々の状況に合わせて支援していく。また，職場のスタッフ間の関係性が良く，互助の環境にある職場は，良質な睡眠に関連するとの報告がある[24]。保健医療従事者は，個人の睡眠状況や睡眠習慣だけでなく，職場内の風土や人間関係も把握し，介入していくことが睡眠の改善につながることを意識して支援する。

▶ **女性の課題と支援** 睡眠には性差があり，女性は男性に比べ，客観的には良質な睡眠をとることができていてもそれを自覚しにくく，不眠を訴える人が多い。性ホルモンの影響で黄体後期に睡眠の質が悪化しやすく，更年期では閉経や血管運動神経症状（ホットフラッシュや発汗）の有無が睡眠に影響する。さらに，女性は育児や家事を睡眠の阻害要因としてあげており，介護が必要な家族がいる場合，慢性的な睡眠不足やストレス性の不眠があることも指摘されている。

このように，女性は男性に比べて性ホルモンなどの影響を受けやすいことに加えて，家族の状況が睡眠に影響しやすい。そのため，女性の睡眠習慣に対する支援としては，それぞれのライフステージにおいて問題となる点について知識を提供すること，またそれらの教育が受けられる場をつくっていくことがあげられる。たとえば，子どもの健診を行う場や幼稚園，学校で母親の睡眠に対する教育を行うことや，病院や在宅で介護者である女性の睡眠支援を行うことも有効である。

(3) 向老期の課題と支援

向老期は，睡眠時間が確保しやすくなる一方で，実際に必要とされる睡眠時間と本人の認識のズレから睡眠への不満足感につながることが指摘されている。睡眠時間や質についての正しい知識を提供する健康教育を行う。

❷ ライフステージに合わせた休養に対する支援

睡眠はライフステージによって大きく変化するため，ライフステージに合わせた健康教育によって正しい知識を提供し，そこで得られた知識が生かせるように職場環境や家庭環境を調整することがより良い睡眠習慣の獲得につながっていく。また，睡眠は周囲の環境に影響されるため，教育の場は本人が直接かかわる場だけでなく，本人の家族がかかわる学校や病院とも協働していくことが有効である。

休養については，睡眠に加え，生活のリズムをつけること，オンとオフの切り替えや自分の時間をもつこと，リラックスできる時間や場所をもつこと，社会とつながりをもつこ

とも重要とされている。これらは，ストレスマネジメントや生きがいにもつながり，多面的にとらえ考えていく。

3. 歯・口腔の健康

歯・口腔（こうくう）の健康管理は，口腔内の状態を良好に保つだけでなく，全身状態の健康の維持・増進，さらにQOLの維持・向上につながるものである。そのため，歯・口腔の健康に対する取り組みは，8020運動の推進に加え，**健康日本21**でも目標値が掲げられている[25]。

従来の口腔保健は，小児期のう歯予防対策を中心に行われてきたため，成人期に問題となる歯周病対策については，個人の意識やセルフケアに任されている現状があり，地域格差も大きい。歯周病予防には，定期的な検診および歯石除去，歯面清掃が効果的であり，これらの知識の普及が重要となる（詳細は，第3章-Ⅵ，p.151参照）。

日本歯科医師会の調査[26]によると，過去の調査に比べ「具体的な痛みや症状を自覚したら受診する」者は減り，「定期的なチェック」のために歯科受診をする者の割合が増えており，口腔の健康に対する国民の意識の高まりがうかがえる（図4-15）。一方で，関心の高まりはあるものの，「歯科疾患と全身の健康とのかかわり」について具体的に知っている者は少なく，「日常の基本的なセルフケア」に関する情報を求めているとの報告もある[26]。また，歯周病やう歯・歯の喪失には，歯磨き習慣だけでなく，食習慣や喫煙，飲酒もリスクファクターとしてあげられているが，これらの習慣が歯周病などの口腔の健康に影響を及ぼすといった認識は低い。

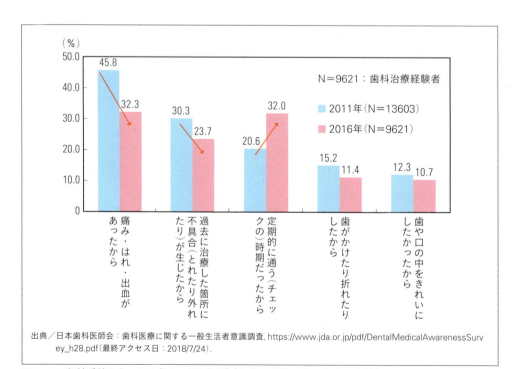

出典／日本歯科医師会：歯科医療に関する一般生活者意識調査，https://www.jda.or.jp/pdf/DentalMedicalAwarenessSurvey_h28.pdf（最終アクセス日：2018/7/24）．

図4-15 歯科受診のきっかけ（20〜70歳代）（上位5項目，2011年との比較）

以上のことから，歯・口腔の健康では，具体的な知識や技術の普及とともに，ほかの生活習慣と関連づけてとらえられるように健康教育を行っていくとよい。現状では，歯・口腔の健康教育は歯科で行われていることが多く，地域や職場での情報提供や健康教育プログラムはほかの生活習慣に比べて少ない。母子保健や学校保健で培われてきた歯科保健習慣を成人期でも維持・増進できるように，歯科と協働して地域や職場でも支援できる体制を整えていく。

4. 嗜好品

　嗜好品とは，栄養摂取を目的とせず，刺激や芳香性によって味覚や触覚（歯ざわり），嗅覚，視覚などに快感を与える飲食物をいう。菓子や酒，茶，コーヒー，たばこなど様々な物があり，国や地域の文化によっても違いがある。以下，健康との関連が強い飲酒と喫煙を取り上げる。

1 飲酒

　わが国においてアルコール飲料は，古来から祝祭や会食など多くの場面で飲まれるなど，生活，文化の一部として親しまれてきている。適度な飲酒はからだに良いといわれており，アルコールはビジネスシーンやパーティーなどでコミュニケーションの潤滑剤となり，気分をリラックスさせ，人生を豊かにする。一方で，国民の健康の保持という観点においては考慮を必要とし，ほかの食品にはない特性を有している[27]。アルコールは，慢性的な飲酒による臓器障害（肝疾患，がんなど），依存症，未成年者や妊婦を通じた胎児への影響など健康への影響があり，急性アルコール中毒では死に至ることもある。また，健康問題だけでなく，交通事故や暴力などの社会問題にも影響を及ぼすため，これらをアルコール関連問題として取り上げ，総合的な対策が必要である。

❶成人期の課題と支援

　健康日本 21 では，アルコールに関する対策として「生活習慣病のリスクを高める量を飲酒している者の割合の減少」を目標に掲げている（図 4-16）。週に 3 回以上飲酒する習慣飲酒者は，男性では減少しているが，女性では増加しており，特に 20～30 歳代の女性で大きく増加している[28]。さらに，目標に掲げている「生活習慣病のリスクを高める量を飲酒している者の割合」も，女性においては有意に増加している現状がある。これは女性の社会進出が背景となり増加しているためと考えられているが，女性は男性に比べて，①血中アルコール濃度が高くなりやすい，②乳がんや胎児性アルコール症候群などの女性特有の疾患のリスクを増大させる，③早期に肝硬変やアルコール依存症になりやすいなど特有の飲酒リスクがある[28]。そのため，今後はますます女性に対する飲酒問題への対応が課題となる。

❷未成年者の課題と支援

　未成年者の飲酒は未成年者飲酒禁止法により禁止されており，周囲の大人の防止義務や

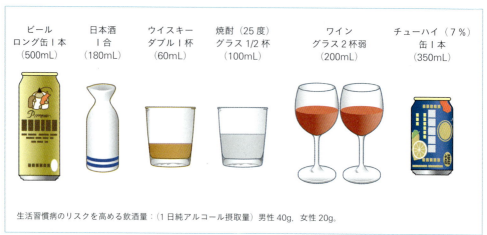

図4-16 適正飲酒量（純アルコール量20g）

罰金制度などが定められている。未成年者の飲酒は年々減少しているとの報告[29]がある一方で、学生や新入社員の「一気飲み」など危険な飲酒を行う風土は残っており、新入生歓迎会などでの急性アルコール中毒や事故が起こっている。

未成年者の飲酒には、周囲の環境が大きく影響しており、冠婚葬祭の場や家族と一緒での飲酒の機会が最も多い。また、飲酒には、望ましくないほかの生活習慣や家族の飲酒行動も影響しており、周囲の大人が未成年者の飲酒を禁止する姿勢が重要である。

アルコールを購入しづらい環境整備として、自動販売機の減少や販売店での年齢確認が強化されており、一定の効果が得られている。一方で、近年は青少年でも飲みやすい果物風味の甘いお酒が流行しており、おしゃれなデザインパッケージなど宣伝広告の規制もないため、未成年者の飲酒への敷居を低くしているという課題もある。

飲酒対策は、喫煙対策以上に社会的規則が少なく、酒類の製造会社や販売店など、自主規制に任されている部分が多い。本人、家族だけでなく、メーカー、小売業、地域、学校、職場など多面的にアプローチしていく。

2 喫煙

喫煙の健康への影響は数多くの疫学研究で報告され、喫煙者だけでなく受動喫煙の影響も明らかになっている。20世紀末から世界規模での対策が求められ、WHOは2005年にたばこの規制に関する世界保健機関枠組条約（以下、たばこ規制枠組条約）を発効した。

日本の対策としては、健康日本21で喫煙対策が取り上げられ、健康増進法による受動喫煙の防止の明文化、さらに2006年から禁煙治療が保険適用となった。健康日本21（第2次）では、「成人の喫煙率の減少」「未成年者の喫煙をなくす」「妊娠中の喫煙をなくす」「受動喫煙の機会を有する者の割合の減少」の4つを目標として掲げている[30]。

❶ 喫煙の状況

平成28年国民健康・栄養調査[20]によると、国民の喫煙状況としては、習慣的に喫煙し

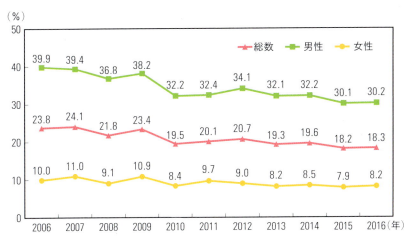

図4-17 現在習慣的に喫煙している者の割合の年次推移（20歳以上）（2006～2016年）

ている人の割合は18.3％であり，この10年で有意に減少している（図4-17）。そのうち，禁煙したいと思う人の割合は27.7％であった。受動喫煙の機会を有する人の割合について場所別にみると，「飲食店」が4割を超えて最も多く，次いで「遊技場」「職場」「路上」が3割を超えていた。また，未成年の喫煙率や妊婦の喫煙率はともに減少しているが，喫煙者は一定数存在している。

❷ 喫煙対策

喫煙対策には，個人に対する支援と環境対策の2つのアプローチがある。

（1）個人に対する支援

個人への支援としては，正しい知識の普及や喫煙者に対する禁煙支援がある。正しい知識の普及では，近年喫煙の健康への影響について関心は高まっているが，一方で，がん以外の影響に対する知識の普及率は低いとの指摘もある。喫煙の身体に及ぼす具体的な影響について知識を普及していく。

特に未成年者は，喫煙の身体への影響の知識はあっても，すぐに疾病を発症したり症状が出ないため，それらの長期的な影響を理解しにくい。未成年者に対する教育では，喫煙の急性的な影響に焦点化した知識の普及や，身近なピアリーダーを活用するなど，彼らの所属する教育現場と連携して健康教育を行う。また，未成年者の喫煙は家族の喫煙の影響もあるため，家族を含めて禁煙教育を行う。

喫煙者に対する禁煙支援としては，ニコチン依存度に応じて，ニコチン代替療法や，健

康行動理論を用いた支援が有効である。健康行動理論のなかでも変化のステージモデルは，禁煙支援の研究から導かれたものであり，禁煙支援プログラムのなかで最も多く使われている。対象者が禁煙プロセスのどの段階にいるのかアセスメントし，その時期に応じた検査やアドバイス，周囲とのコンサルテーションなどを支援する方法である（第2章-Ⅳ-B, p.97参照）。

厚生労働省は，禁煙指導マニュアルを公表したが，健診当日の時間のないときの指導方法や保健医療従事者だけでなく，職場の衛生管理者や地域の保健事業担当者も活用できる内容となっている。

(2) 環境対策

環境対策としては，広告や販売の制限やたばこの値上げ，公共の場での分煙・禁煙対策がある。

日本たばこ協会は，テレビやインターネットでの広告は行わない，未成年者に人気のあるタレントやキャラクターは製品広告に用いない，健康に対する注意文言を掲載するなどの広告自主規制の基準を設けており，未成年者の興味を引くような広告を制限している。また，たばこの販売制限では，成人識別ICカード（taspo）対応の成人識別たばこ自動販売機の導入や販売店での年齢確認が行われており，未成年者の喫煙率低下につながっている。2010年にはたばこの値上げが行われ，成人喫煙者だけでなく未成年者の喫煙率低下にも大きくつながったと報告されている[29]。

受動喫煙防止対策としては，病院や学校などの公共の場の敷地内禁煙や，飲食店・職場の禁煙・分煙対策が求められており，これらによって受動喫煙のみならず，喫煙者の減少にもつながるといわれている。

これらのように喫煙対策は，法的整備や地方での政策の策定，たばこ製造会社，マスメディア，学校や職場，医療機関など様々な部門の協働により効果が上がってきている。また，禁煙支援は，個人から家族，職場や地域社会へと支援を広げていくことが有効である。

5. 学校, 仕事（ストレス, 長時間労働）

1 学校

ここでは，成人前期にある人が学ぶ学校として，大学について述べる。大学は高等学校までとは異なり，生徒（教えを受ける者）から学生（学業を修める者）になり，能動的な学習姿勢が求められる。将来なりたい自分を考え，学部や専攻，授業科目を選択する。自由度が高まるとともに，自分で生活時間をコントロールできる力が求められる[31]。さらに，この時期は，精神的にはアイデンティティ（自我同一性）を確立しながら，子どもから大人になる移行期でもある。

このように，自立した生活を送っていくための準備の時期であると考えられ，スムーズに移行できるように能力の獲得を支援していく。具体的には，日常生活においては自由度

が高い生活のなかでも生活が乱れないよう意識する，ストレスに対処する方法や資源（ソーシャルサポートを含む）の獲得，性感染症や望まない妊娠をしないように性教育の実施など，セルフケアが習得できるようにかかわる。

2 仕事

❶ 職業性ストレスモデル

　成人期の人にとって仕事をすること，つまり職業生活は，最も多くの時間を費やす事柄である。職業に関する代表的なストレスモデルとしては，NIOSH（National Institute for Occupational Safety and Health，アメリカ国立労働安全衛生研究所）が作成したNIOSH職業性ストレスモデルがある（図4-18）。このモデルでは，仕事をするうえで起こる状況を職務ストレッサーとしてとらえている。具体的には，物理的環境，仕事上の役割，人間関係（対人葛藤，対人責任），仕事の将来性，量，裁量度，認知的要求度など，様々な項目があり，仕事によるストレッサーが多岐にわたることを明らかにしている。

　一方で，（急性）反応へ影響する要因には，個人要因だけでなく，家庭や家族からの仕事外の要因も含まれ，またソーシャルサポート（上司，同僚，家族）が緩衝要因として関係している。職務ストレッサーに対する対処方法として，セルフケアだけでなく，職場の介入の有無もストレスを軽減することがわかる。

❷ 日本における労働衛生管理

　労働衛生管理の基本は，労働衛生管理体制（統括管理），健康教育（労働衛生教育），労働衛生の3管理（作業環境管理，作業管理，健康管理）の5つで構成され（図1-10，p.43参照），実際

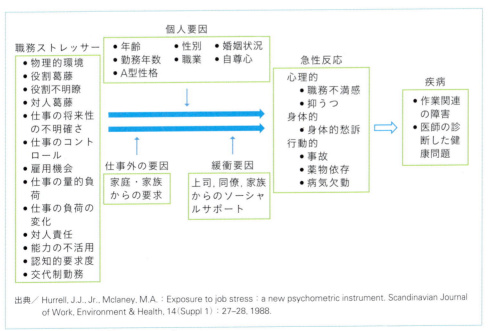

出典／Hurrell, J.J., Jr., Mclaney, M.A.: Exposure to job stress : a new psychometric instrument. Scandinavian Journal of Work, Environment & Health, 14(Suppl 1): 27-28, 1988.

図4-18 NIOSH職業性ストレスモデル

は個人はもちろん職場の人々により体制が整えられている。

　また，子育てをしながら共働きをしている場合には，様々な生活に関する援助が必要となってくる。具体的には，家庭機能の一部を家庭外に委託すること（保育園，食材の宅配サービスの利用）や，家事や育児を夫婦で分担して実施する，両親の援助を受けるなどのソーシャルサポートを活用することが，日常生活におけるストレス軽減につながっていく。

6. ストレスマネジメント

　ストレスマネジメントとは，ストレスについての知識を身につけることであり，ストレスを避けたり処理する方法を練習するものである。また，日頃からストレスをため込まないで，その影響を分散させる方法も含まれる[32]。

　ストレスマネジメントを実践する際は，1984 年にラザルスとフォルクマン（Lazarus, R. S. & Folkman, S.）が提唱した心理学的ストレスモデルに基づき，ストレスのきっかけ（ストレッサー），きっかけに対する考え方（認知的評価），それに対抗しようとする一連の意識的な努力（コーピング），ストレスへの反応（ストレス反応）の各要素に分け，ストレス反応に影響している要因を分析し，軽減させるためのアプローチ方法を広い視点で検討する。以下，各要素別に詳細を述べる[33]。

❶ストレッサー

　ストレッサーに対しては，ストレスのきっかけとなっている要因を取り除く，あるいは軽減させる方法がある。具体的には，騒音や化学物質など物理的環境の改善を実施する，人間関係など人的環境の改善のため転職するなどの方法が考えられるが，現実的には対処方法として限りがある。

❷認知的評価

　認知的評価に対しては，自分の考え方の傾向，特にうまくいかないときの「考え方のくせ」を振り返り，認知行動療法などを活用しながら，とらえ方を変え，対処行動を起こせるようにする。また，ストレッサーへの心構え，たとえばどのようなストレッサーに対しても自分は対処できるという自己効力感（self-efficacy）を高めていくための介入も有効とされている。

❸コーピング

　コーピングに対しては，生活技能訓練（social skills training：SST）などの行動的技法を獲得することにより，ストレスを軽減させるための具体的な方法，たとえば不当と感じる出来事に対して自分の意見を述べる，定期テストを乗り越えるために一生懸命試験勉強をするなどが考えられる。また，自分自身の心理状態を客観的に評価する方法（セルフモニタリング）を身につけることも，過度なストレス反応を軽減することができる。

❹ストレス反応への対応

　ストレス反応に対しては，リラクセーションやアクティベーションなどの方法がある。どちらも，不安や緊張，怒りなどの心の反応が生じているときに，身体にも筋肉の硬直や

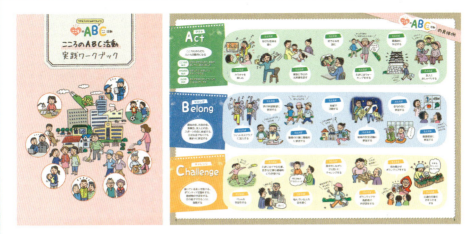

出典／早稲田大学応用健康科学研究室：こころのABC活動：こころのABC活動実践ワークブック，https://www.waseda.jp/inst/weekly/assets/uploads/2016/10/a104da31379e670cec9a9fa9d478f6dc.pdf（最終アクセス日：2018/6/3）

図4-19 こころのABC活動　実践ワークブック

血圧の上昇などの変化が起きていることを利用し，身体の状態を変化させることで間接的に心理的な反応の表出を抑えようとするものである。リラクセーションとしては，漸進的筋弛緩法や呼吸法が，アクティベーションとしては，適度な運動などがある。

❺ソーシャルサポート

上記以外に，ソーシャルサポートとしてのストレスマネジメント教育の実践がある。たとえば，職域や地域で実施できる活動として，「こころのABC活動」（図4-19）がある。この活動では，事前の調査結果をもとに作成されたポジティブメンタルヘルスを強化する推奨行動を，Act（身体的，精神的，社会的な活動），Belong（集団への所属や社会活動），Challenge（ボランティア活動や新規の活動の実施）の3要素に集約し紹介している。図や表を用いて説明することで，自身の有効なストレスマネジメント法について身近に考えられるよう工夫されている。

7. 人間関係づくり

成人期における人間関係づくりに関して，ハヴィガースト（Havighurst, R. J.）は，成人期（壮年初期，中年期）は，家族，友人，仕事，社会など人間関係をベースに起こる様々な出来事をいかに乗り越えていくかが発達課題であると述べている[34]（表4-8）。また，人間関係は，健康に影響する主な因子の一つ（図4-20）であり，社会的ネットワーク（social network）と死亡率の関係について行ったAlameda研究[35]の結果，社会的に孤立している人は，高い死亡率の予測因子であることが明らかになった[36]。一方で，現代社会は，インターネットやSNS（social networking service）の普及により，人と直接接触する機会が減少し，人とうまくやっていく能力，社会的コンピテンス（social competence）[37]が低い人が増えている。その結果，対人関係のトラブルが原因となって，強迫神経症，対人恐怖症，

表4-8 ハヴィガーストの壮年初期と中年期の発達課題

壮年初期	・配偶者を選ぶこと ・配偶者との生活を学ぶこと ・第一子を家族に加えること ・子どもを育てること ・家庭を管理すること ・職業に就くこと ・市民的責任を負うこと ・適した社会集団を見つけること
中年期	・おとなとしての市民的・社会的責任を達成すること ・一定の経済的水準を築き、それを維持すること ・十代の子どもたちが、信頼できる幸福なおとなになれるよう助けること ・おとなの余暇活動を充実すること ・自分と配偶者とが人間として結びつくこと ・中年期の生理的変化を受け入れ、それに適応すること ・年老いた両親に適応すること

出典／関峋一編：人間関係の発達心理学 5 成人期の人間関係，培風館，1999，p.13.

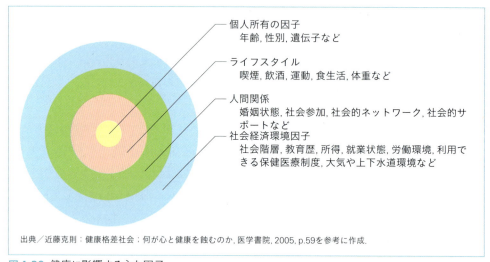

出典／近藤克則：健康格差社会；何が心と健康を蝕むのか，医学書院，2005，p.59を参考に作成．

図4-20 健康に影響する主な因子

うつ病などの疾患への罹患，登校拒否，痩身願望，社会的ひきこもり[38]に陥ることが問題となっている。

　今後は，成人期の発達課題を順調にクリアしていくため，あるいは健康で長生きするために重要な意味をもっていることを踏まえて人間関係づくりを見直していく必要がある。

8. 趣味，生きがい（含むペット）

　趣味とは，仕事や職業としてではなく，個人が楽しみとして行っている事柄である。2016（平成28）年の社会生活基本調査[39]によると，余暇活動に関する3次活動のうち，気分転換に関する項目の総時間数は，「テレビ・ラジオ・新聞・雑誌」2時間15分，「休養・くつろぎ」1時間37分，「学習・自己啓発・訓練（学業以外）」13分，「趣味・娯楽」47分，

「スポーツ」14分,「ボランティア活動・社会参加活動」4分,「交際・付き合い」17分となっており,趣味は3番目に多い。2011(平成23)年と比較すると,総時間数は3分増加(44分から47分へ)しているが,男性57分(前回53分),女性37分(前回37分)と性差が大きく,女性のほうが1次活動(睡眠,身の回りの用事,食事),2次活動(仕事,家事)に使用する時間が多いことにより,男女差がみられていた(表4-12, p.206参照)。

個人の楽しみは,その人にとって生きがいにつながっていく。神谷は,人間が生きがいを求める心の構成要素を7つ(①生存充実感への欲求,②変化〈と成長〉への欲求,③未来性への欲求,④〈他人からの〉反響への欲求,⑤自由への欲求,⑥自己実現への欲求,⑦〈自分の生きていることへの〉意味と価値への欲求)をあげ,その多様性を述べている[40]。また,生きがいは価値の方向によって分けることができ,社会的生きがい(ボランティア活動,仕事,家族,旅行など),非社会的生きがい(自己鍛錬など)など社会とのつながりや影響を目指すか否かにより健全に心が満たされることがある一方,人を憎んだり恨んだり攻撃・復讐したりすることを生きがいとする反社会的生きがいという不健全な心の満たされ方もある[41]。

このように,生きがいには多様性があり,その対象は人により異なっているが,最近は,ペットとの交流も含まれるようになってきた。2010(平成22)年の動物愛護に関する世論調査[42]では,ペットを飼っている人の割合が34.3%,そのうち犬を飼っている人が最も多く(58.6%),ペットを飼うことの利点について,「生活に潤いや安らぎが生まれる」「家庭がなごやかになる」「子どもたちが心豊かに育つ」という回答が多かった。ペットは,家族の一員として大きな役割をもち,ペットとの交流は,社会的生きがいにつながるという側面をもっている。

C 健康課題(問題)とヘルスプロモーション

1. 生活習慣病

生活習慣病とは,食習慣,運動習慣,休養,喫煙,飲酒などの生活習慣が,その発症・進行に関与する疾患群のことである。WHOは,不健康な食事や運動不足,喫煙,過度の飲酒などの原因が共通しており,生活習慣の改善により予防可能な疾患をまとめて**非感染性疾患**(non-communicable diseases:NCDs)と位置づけており,日本でいう生活習慣病と同様のものを指す(第1章-Ⅲ-B-1-2〔p.16〕参照)。

生活習慣病の発症要因

生活習慣病の発症要因には,遺伝的要因や環境的要因,生活習慣的要因などがあるが,生活習慣が最も深く関係している。図4-21に示すように,生活習慣病は不健康な生活習慣から始まり,その流れを食い止めないと**メタボリックシンドローム**,さらには高血圧症や糖尿病になり,虚血性心疾患や脳卒中へと,川を下っていくように進んでいく。

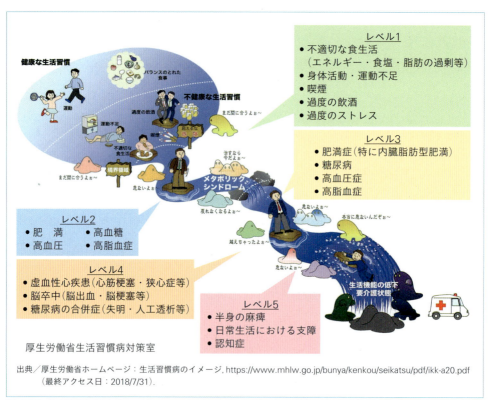

図4-21 生活習慣病のイメージ

表4-9 非感染性疾患（NCDs）と生活習慣との関係

	禁煙	健康な食事	身体活動の増加	リスクを高める飲酒の減少
がん	○	○	○	○
循環器疾患	○	○	○	○
糖尿病	○	○	○	○
COPD	○			

出典／厚生科学審議会地域保健健康増進栄養部会，次期国民健康づくり運動プラン策定専門委員会：健康日本21（第2次）の推進に関する参考資料，2012，http://www.mhlw.go.jp/bunya/kenkou/dl/kenkounippon21_02.pdf（最終アクセス日：2018/6/2）．

　一方で，がんや循環器疾患などのNCDsは，共通の生活習慣がリスクファクターになっているため，1つのリスクファクターを減らすとほかの疾患の発症も防ぐことができると考えられている（表4-9）。

2 生活習慣病の予防対策

　生活習慣病の発症や重症化の予防には，健康的な生活習慣が必須であり，そのためには個人の能力や努力だけでなく，周囲の支援環境も整備していかなければならない（それぞれの生活習慣に対する支援は，第4章-Ⅱ-B，p.181参照）。

　2008（平成20）年からメタボリックシンドロームに着目した**特定健康診査・特定保健指導**が開始された。この制度は，医療保険者には対象となる40〜74歳の被保険者および

被扶養者に対して健康診査を行うことが義務づけられており，メタボリックシンドロームに当てはまる対象者に，生活習慣の改善を支援する保健指導を行う制度である（図4-22）。その実施率が基準値を満たしていない場合，医療保険者に後期高齢者支援金＊の加算というペナルティを課したり，反対に優良な保険者には減算するというインセンティブを与え，特定健康診査・特定保健指導の実施率の向上を目指している。保健指導の効果は認められており，今後医療費の削減につながっていくことが期待されている。しかし，本制度はメタボリックシンドロームに焦点化されているため，メンタルヘルスやその他の疾患に対す

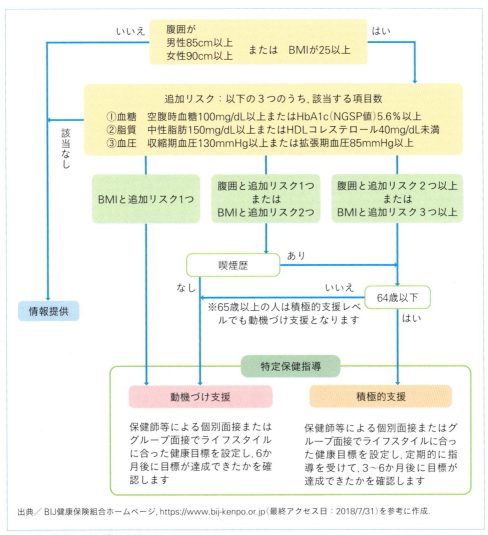

図4-22 特定保健指導の対象

＊**後期高齢者支援金**：これまで国民健康保険税は，医療分と介護分（40〜64歳の人）を合わせた保険税となっていたが，2008（平成20）年度から新たに後期高齢者支援金も合わせた保険税となった。すなわち，後期高齢者医療にかかる費用の一部を，国民健康保険加入者からの支援金として，新たに国民健康保険税で負担することになった。健康保険組合などの社会保険加入者も，加入者数に応じて国に支払っている。

る支援が組み込まれていない。不健康な生活習慣はストレスとの関連もあり，身体的な側面だけでなく，精神面や社会的側面もどう組み込んでいくかが課題である。

2. 悪性新生物（がん）

悪性新生物（がん）は，1981年以降死亡原因の第1位であり，生涯がんに罹患する確率は2人に1人といわれている[43]。がん対策は国の重要課題として掲げられており，2006年にはがん対策基本法が成立し（2007年施行），2007年には具体的な目標を定めたがん対策推進基本計画が策定された（図4-23）。

がん対策推進基本計画は6年ごとに見直しが行われており，がん対策推進基本計画（第3期）では，「がん患者を含めた国民が，がんを知り，がんの克服を目指す」ことを目標に，「がん予防」「がん医療の充実」「がんとの共生」を3本柱としてそれぞれに具体的な目標を掲げた（図4-24）。

1 がんの予防と課題

がん予防には，がんのリスクを減らす1次予防と，がんの早期発見，早期治療の推進の2次予防であるがん検診が含まれる。がん検診は，健康増進法の努力義務として胃がん検

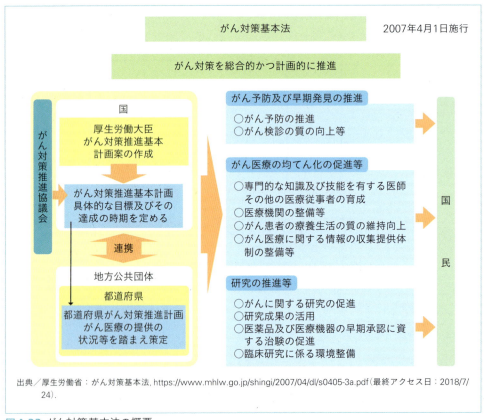

出典／厚生労働省：がん対策基本法，https://www.mhlw.go.jp/shingi/2007/04/dl/s0405-3a.pdf（最終アクセス日：2018/7/24）．

図4-23 がん対策基本法の概要

```
第1  全体目標
    「がん患者を含めた国民が,がんを知り,がんの克服を目指す」
    ①科学的根拠に基づくがん予防・がん検診の充実
    ②患者本位のがん医療の実現
    ③尊厳を持って安心して暮らせる社会の構築

第2  分野別施策
```

1. がん予防	2. がん医療の充実	3. がんとの共生
(1) がんの1次予防 (2) がんの早期発見,がん検診(2次予防)	(1) がんゲノム医療 (2) がんの手術療法,放射線療法,薬物療法,免疫療法 (3) チーム医療 (4) がんのリハビリテーション (5) 支持療法 (6) 希少がん,難治性がん(それぞれのがんの特性に応じた対策) (7) 小児がん,AYA(※)世代のがん,高齢者のがん 　(※) Adolescent and Young Adult:思春期と若年成人 (8) 病理診断 (9) がん登録 (10) 医薬品・医療機器の早期開発・承認等に向けた取組	(1) がんと診断された時からの緩和ケア (2) 相談支援,情報提供 (3) 社会連携に基づくがん対策・がん患者支援 (4) がん患者等の就労を含めた社会的な問題 (5) ライフステージに応じたがん対策

```
        4. これらを支える基盤の整備
            (1) がん研究
            (2) 人材育成
            (3) がん教育,普及啓発

第3  がん対策を総合的かつ計画的に推進するために必要な事項
    1. 関係者等の連携協力の更なる強化    5. 必要な財政措置の実施と予算の効率化・重点化
    2. 都道府県による計画の策定          6. 目標の達成状況の把握
    3. がん患者を含めた国民の努力        7. 基本計画の見直し
    4. 患者団体等との協力
```

出典／厚生労働省:第3期がん対策推進基本計画(平成30年3月9日閣議決定)(概要), https://www.mhlw.go.jp/file/04-Houdouhappyou-10901000-Kenkoukyoku-Soumuka/0000196967.pdf(最終アクセス日:2018/7/24).

図4-24 がん対策推進基本計画(第3期)の概要

診や肺がん検診などが市町村で行われており,職域では保険者や事業主の任意で行われている。

　がん検診の受診率は諸外国に比べて低い状況にあり,がん検診を受けない理由としては,「受ける時間がないから」「健康状態に自信があり,必要性を感じないから」などがあげられており,正しい知識の普及・啓発や受診者が受診しやすい利便性への配慮などの対策が必要である。また,受診後に精密検査が必要と判定された受診者の受診率の向上も重要な課題である。

2 就労に関する課題と支援

がん患者を取り巻く社会的な問題として，仕事とがん治療の両立が大きな課題となっている（図4-25）。がん患者のなかには，診断後，勤務先の会社を依願退職・解雇されている人が34％，自営業の人の17％が廃業していた[44]。また，がんの診断後に収入が減少した人や小児がん経験者のなかには，晩期合併症などを理由に就労していない人がいることも報告されている。診断されてから最初の治療開始時までに退職をしている人が大半であり，退職理由としては，「職場に迷惑をかけたくなかった」「治療と仕事を両立する自信がなかった」など漠然とした不安が上位にあげられている。

がん患者が，診断時から正しい情報提供や相談支援が受けられるよう支援体制を構築することが急務である。全国のがん診療連携拠点病院などには，がん相談支援センターが設置されており，就労に関する専門家を設置している。また，転職や再就職にも対応できるよう，公共職業安定所とも連携し就職支援事業等の取り組みも行われている（図4-25）。

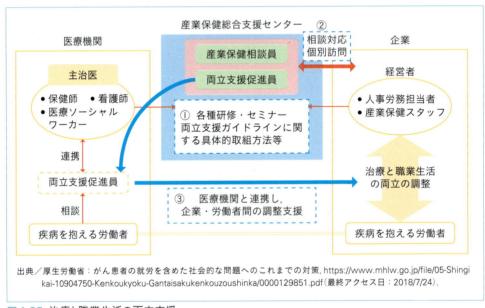

出典／厚生労働省：がん患者の就労を含めた社会的な問題へのこれまでの対策，https://www.mhlw.go.jp/file/05-Shingikai-10904750-Kenkoukyoku-Gantaisakukenkouzoushinka/0000129851.pdf（最終アクセス日：2018/7/24）．

図4-25 治療と職業生活の両立支援

Column　がんサバイバー

がんサバイバーとは，がんと診断されたすべての人をいい，治療中の人，治癒した人はもちろん，その家族，介護者も含んでいる。がんサバイバーシップとは，がんサバイバーが抱える様々な問題に向き合い，がんとともに生き，乗り越えていくという意味である。がんは診断，治療，治療終了後の経過観察時，再発，治癒など，それぞれの時期で抱える問題やニーズが異なるが，治療が終了するとサポートが少なくなる現状がある。治療終了後も社会全体でサポートしていく体制の必要性がいわれている。

企業が通院治療を続けながら働くことができる体制づくりができるよう，国は「事業場における治療と職業生活の両立支援のためのガイドライン」を作成し，それらに基づきがん患者が働きやすい環境整備を推進するために，産業保健総合支援センター*などにおいて，啓発セミナーや専門的研修を開催している。企業は，社員研修などにより，がん患者が働きやすい風土づくりを行うよう努めることが必要である。

　就労以外にも，がんに対する偏見があり，がんであることを話せず社会から隔離されること，後遺症や性生活に関する相談支援や情報提供の体制が構築されていないことなどが指摘されている。

　がんは長年にわたり国の重要課題として対策が進められているが，多くの課題が山積している。これらの課題を解決していくためには，がんに対する正しい知識の普及とがん患者を取り巻く多くの機関や分野を超えた協働が欠かせない。

3. 職業に関連する健康問題：職業性疾病，過労死など

　人の健康に影響を及ぼす要因には，環境要因と個人要因がある。職業に関連する健康問題に大きく関連しているのが環境要因である（表4-10）。人が生活する環境である生活環境は，さらに自然環境と人為的環境に分けられ，職場という生活環境においては様々な問題が生じている。

1　職業性疾病（職業病）

　職業性疾病（職業病）とは，ある特定の職業に従事する人に発生する疾病をいう[45]。そのうち，労働基準法で指定された疾患を特に**業務上疾病**とよび，労働者災害補償の対象となっている（表4-11）。また，工事現場での墜落・転落など労働過程の事故により労働者が死亡したり負傷したりすることを業務上負傷とよび，業務上疾病と合わせて労働災害（労

表4-10　健康に関連する環境

環境区分		具体例
自然環境	物理的	温度，湿度
	化学的	水，空気，におい
	生物的	カビ類，動植物
人為的環境	物理的	建築物，住居，上下水道，騒音
	化学的	医薬品，加工食品，排気ガス
	生物的	農作物，家畜
	社会的	職業，収入，教育
	精神的	人間関係，宗教

* **産業保健総合支援センター**：産業保健活動に携わる者（産業医，産業看護職，衛生管理者などの産業保健関係者）を支援し，事業主などへの職場の健康管理への啓発を行うことを目的として，相談や研修などを行っている公的機関。

表4-11 業務上疾病（労働基準法施行規則）

1. 業務上の負傷に起因する疾病
2. 物理的因子による疾病
3. 身体に過度の負担のかかる作業態様に起因する疾病
4. 化学物質等による疾病
5. 粉じんの飛散によるじん肺など
6. 細菌，ウイルス等の病原体による疾病
7. がん原性物質もしくはがん原性因子またはがん原性工程における疾病
8. 長期間にわたる長時間の業務やその他血管病変等を著しく増悪させる業務による疾病
9. 人の生命にかかわる事故への遭遇その他心理的に過度の負担を与える事象を伴う業務による精神および行動の障害又はこれに附随する疾病
10. 前各号に掲げるもののほか，厚生労働大臣の指定する疾病
11. その他業務に起因することの明らかな疾病

出典／厚生労働省ホームページ：職業病リスト．http://www.mhlw.go.jp/seisakunitsuite/bunya/koyou_roudou/roudoukijun/rousai/syokugyoubyou/list.html（最終アクセス日：2018/6/3）より抜粋．

災）とよんでいる[45]。

　環境要因で考えると，物理的因子による疾病は，熱中症，振動障害，電離放射線障害，高気圧障害，酸素欠乏症，騒音障害が該当する。化学的要因による疾病は，じん肺，金属中毒，有機溶剤中毒などが該当する。そのほかに，作業態様による障害として，職業性腰痛，職業性頸肩腕障害，VDT（video display terminal，コンピューターなどの画面表示をする端末装置）作業による障害などが該当する。2016（平成28）年の厚生労働省の調べ[46]によると，職業性疾病の64.1％は災害性腰痛であり，腰痛以外も含め，負傷の起因する疾病が全体の76.0％を占めていた（図4-26）。

2　作業関連疾患

　作業関連疾患（work-related diseases）は1982～1983年にWHOが提唱したもので，「疾病の発症，増悪に関与する数多くの要因の一つとして，作業（作業態様，作業環境，作業条件など）に関連した要因が考えられる疾患の総称」である。作業関連疾患は，職業性疾病を含む概念であるが，要因は1つ，あるいは直接とは限らないのが特徴である。具体的には，心血管疾患，慢性非特異性呼吸器疾患，筋骨格系疾患，感染症，問題行動，心因性疾患などが含まれている。

　その他，問題となっているのが，**過労死**や**自殺**であり，その原因として長時間労働があげられる。しかし，長時間労働（週間就業時間が60時間以上）の従業者の割合は，ここ10年で減少傾向にあり，2017（平成29）年度は7.7％（435万人）となり[47]，2016（平成28）年の調査[39]では，生活時間における仕事時間の割合も短くなっている。2017（平成29）年の自殺者数も，前年から576人（約2.6％）減の2万1321人となっている[48]。

　年間の自殺者が3万人を超える状況に対処する目的で，2006（平成18）年に自殺対策基本法が施行され，2012（平成24）年に閣議決定された自殺総合対策大綱により自殺防止対策は一定の成果が得られたが，依然435万人が長時間労働を行っているという実態に対し，

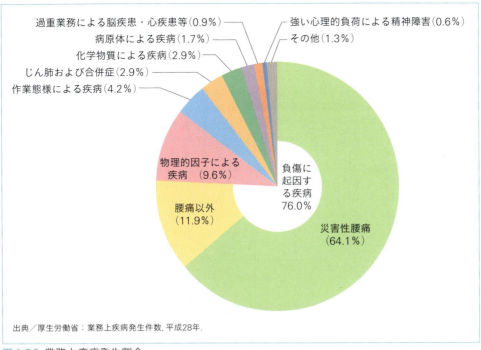

図4-26　業務上疾病発生割合

今後も成人期における過労死や自殺防止に向けた対策を行う必要がある。

　たとえば，年齢階級別の自殺死亡率では，50歳代が22.8％と多い。自殺行動の背景要因は，うつ病，身体の病気などの健康問題，仕事疲れ，職場の人間関係などの勤務問題などが含まれ[48]，成人期にある人特有の問題が原因となっている。

　また，2017（平成29）年度の脳・心臓疾患の労災補償の請求総件数のうち約3割が過労死によるものであり，特に，道路貨物運送業で多かった[49]。

　このように，特定の職種や状況に置かれた人に関しては，今後も職場環境が改善されるようなかかわりを継続していかなければならない。

4. ストレスに関連する健康問題

　2016（平成28）年の社会生活基本調査[39]によると，生活時間に占める仕事時間（正規雇用）の週平均時間は，男性は7時間2分，女性は6時間18分で，回を追うごとに減少傾向にあり，2011（平成23）年に比べ男女共に2分減少し，全体的には，プライベートの時間が増えていることが予想された。しかし，独身世帯，子どものいない夫婦世帯，子育て期の夫婦世帯の生活時間を比較すると，子育て期の世帯は，仕事時間は変わらないものの，家事や育児にかかる時間が多いため，2次活動が最も多く，睡眠や身の回りの用事など自分自身に使う1次・3次活動時間が少なく，多忙な生活を送っていた。特に共働きの女性は，より多忙な生活を送っており，一律ではなかった（表4-12，13）。

　このように，成人期にある人は，仕事や家事を優先とした2次活動中心の生活を送って

表4-12 社会生活基本調査における生活時間活動分類

1次活動	睡眠，食事など生理的に必要な活動
2次活動	仕事，家事など社会生活を営むうえで義務的な生活の強い活動
3次活動	1次活動，2次活動以外で各人が自由に使える時間における活動

表4-13 ライフステージ，行動の種類別総平均時間（週全体）　　　　　　　　　　　総平均時間（分）

	1次活動		2次活動		3次活動	
	男性	女性	男性	女性	男性	女性
独身	614	646	443	441	382	353
35歳未満	612	652	459	448	369	340
35～44歳	613	654	458	433	369	353
45～64歳	618	632	413	443	409	365
子どものいない夫婦	612	632	512	454	315	354
35歳未満	635	655	539	437	266	348
35～44歳	585	621	540	479	314	341
45～64歳	617	621	458	445	364	374
子育て期の夫婦	598	607	572	566	270	267
末子が就学前	605	626	602	595	232	219
末子が小学生	591	610	571	539	277	291
末子が中学生	593	578	540	558	306	303
末子が高校生	594	566	537	571	309	303
末子がその他	594	585	496	502	350	353

出典／総務省統計局：平成28年社会生活基本調査；生活時間に関する結果，結果の概要，2017，http://www.stat.go.jp/data/shakai/2016/pdf/gaiyou2.pdf（最終アクセス日：2018/6/2）．

いる。近年，仕事時間は減少傾向にあり，男性は余暇活動などの時間を増やすことが可能になってきているが，女性の場合は家事を行う時間が変わらないため，2次活動の占める割合は依然として多く，男性よりも日常生活での悩みやストレスを発散する機会が少ないことが予想された。

　実際，平成28年国民生活基礎調査[50]によると，日常生活での悩みやストレスがあると答えた人の割合は，男性42.8％，女性52.2％と女性が高く，年齢階級別にみると，男女共に30～50歳代で高かった（図4-27，28）。

　本来ストレスは，程度により及ぼす影響が異なると考えられ，過度なストレスは，ストレス関連疾患（心理的・社会的ストレスが発病ならびに病状の経過に関与することが大きいと考えられる疾病）の発症につながるが，すべてが悪影響を及ぼすわけではなく，適度なストレスは人を成長させるといわれている。

　自分が抱えるストレッサーとうまく付き合っていくためには，対処資源や対処方略（コーピング）を上手に活用できるよう，個人のスキル開発だけでなく，社会全体の取り組みが必要である。

　たとえば，健康日本21（第2次）[51]において心の健康は，QOLに大きく影響するものであるとされ，様々な対策を実践しているが，その際，個人と社会（職場）の両面からアプロー

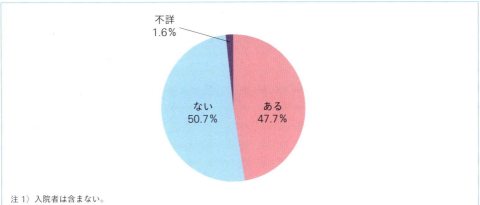

注 1) 入院者は含まない。
　 2) 熊本県を除いたものである。
出典／厚生労働省ホームページ：平成28年国民生活基礎調査の概況, http://www.mhlw.go.jp/toukei/saikin/hw/k-tyosa/k-tyosa16/dl/16.pdf（最終アクセス日：2018/6/2）を参考に作成.

図 4-27　悩みやストレスの有無別構成割合（12歳以上）（2016年）

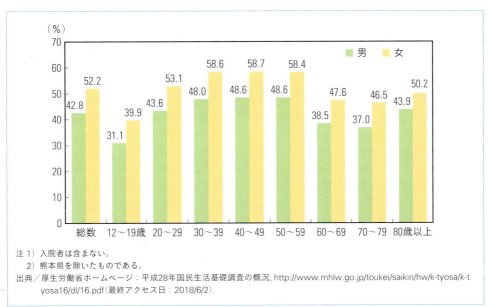

注 1) 入院者は含まない。
　 2) 熊本県を除いたものである。
出典／厚生労働省ホームページ：平成28年国民生活基礎調査の概況, http://www.mhlw.go.jp/toukei/saikin/hw/k-tyosa/k-tyosa16/dl/16.pdf（最終アクセス日：2018/6/2）.

図 4-28　性・年齢階級別にみた悩みやストレスがある者の割合（12歳以上）（2016年）

チしている。具体的には，「休養が日常生活に適切に取り入れられた生活習慣・社会環境の実現」のために，個人に対しては，十分な睡眠による休養をとることを推奨し，職場に対しては，週労働時間60時間以上の雇用者の割合を減少するよう働きかけている。

　様々なライフイベントを，適度なストレッサーとなるよう配慮し行動すること，ストレスへの対処方法を身につけることで，日々のQOLを保障することができ，ストレス関連疾患を防ぐことにつながる。

D 看護の役割とその実際

1. 事例1：心筋梗塞で入院した患者の退院に向けた支援

1. 事例紹介

Aさん，53歳，男性。
家族構成：妻（50歳，パート勤務），長女（25歳，会社員）の3人家族。
職業：出版社に勤務している。時間が不規則で忙しく，昼食と夕食は外食で済ませることが多かった。食事内容に気をつかうことはなく満腹になることを優先していた。

2. 病状の経過

5年前から，職場の健康診断でコレステロール値が高いと指摘されていたが，そのまま放置していた。会社で徹夜した朝に突然，前胸部に締め付けられるような痛みが起こり20分以上治まらなかったため，救急搬送された。心電図でST上昇がみられ，心エコー検査を行った結果，急性心筋梗塞と診断され緊急入院となった。入院直後に，経皮的冠動脈形成術（percutaneous coronary intervention；PCI）が行われ，ステントを留置し，狭窄率は0％に改善した。

その後，心臓リハビリテーションプログラムが実施され，歩行や自転車エルゴメータを行った。また，入院前の生活を見直し，退院後の生活を不安なく送るための面接などを定期的に行い，発症から2週目に退院が決まった。

退院に際してAさんは，「今までどおりの生活や仕事の仕方ではだめということはわかったが，うまくいくかな」と不安そうに話していた。

3. Aさんに対する支援

❶ 個人技術の開発

・生活習慣の見直し

冠動脈疾患の原因は，生活習慣が影響している場合が多く，入院前の生活の見直しが求められた。Aさんの場合，食習慣に関して，コレステロール値の高さを指摘されていたにもかかわらず，食事のタイミング，内容，量を気にすることなく摂取していた。また，休養に関して，不規則な勤務時間，会社で徹夜するなどの様子から，日々十分な睡眠時間が確保できていない可能性が考えられた。

そこで，入院中から入院前の生活習慣を振り返り，再発予防のためにはどのような生活習慣（食習慣，休養など）を身につけたらよいのかについて面接などで話し合い，退院が近づいたタイミングで改めて考えてもらった。特に，仕事復帰後の生活をシミュレーションし，妻にも同席してもらい，具体策をAさんと一緒に考えていった。

・セルフケア能力向上を支える意識の獲得

Aさんは，仕事に復帰することによる再発に対して不安を訴えた。一般に，急性心筋梗塞発症後の患者は抑うつ症状が出現しやすいといわれており，Aさんも退院後の生活に関して自己管理できるのかという不安を抱えていることが予想された。そこで，入院期間中に，生活の問題点を明らかにできたこと，食事療法や運動療法を実施できていることなど，今，できていることをフィードバックし，セルフケア能力が向上している事実を伝えた。

また，一度にすべての生活習慣の見直しを行うのではなく，日常生活を送りながらできることから始め，積み重ねていくことの重要性を伝え，できない日があったとしても過度に気にせず継続して取り組むよう説明した。

❷ 健康を支援する環境づくり

Aさんが再発予防を意識し，指示された内服薬を飲むことや生活習慣の見直しを行っていくには，患者本人のセルフケア能力に加え，ソーシャルサポートの存在，すなわち家族と職場の協力が必須である。

家族に対しては，同居している妻と娘が仕事をしていることを踏まえて，家族の負担にならない程度に食事管理（弁当を作るなど）を実践すること，再発や行動変容にあたり，Aさんが抱えるストレスや不安に対しての精神的サポートを依頼した。職場には，Aさんに求められる仕事役割を確認したうえで，業務内容や仕事量の調整について申し出るよう伝えた。

Aさんに対するヘルスプロモーション活動の視点としては，個人技術の開発，健康を支援する環境づくりを中心に援助を行った。患者の状況に合わせて，どのヘルスプロモーション活動の視点を選択していけばよいか考え，実践していくことがポイントとなる。

2. 事例2：がん患者の就労を含めた支援

1. 事例紹介

Bさん，40歳代，女性。
家族構成：夫（40歳代，会社員），長男（高校1年生）の3人家族。母（70歳代，主婦）が近所に住んでおり，日頃から家事などの手伝いに来てくれている。
職業：事務職，勤務時間は8時30分〜17時で，土・日曜日が休みである。
趣味：ガーデニング。休日に季節の花の手入れをしている。

2. 病状の経過

入浴時に右乳房外側上部にしこりを見つけ，近医を受診した。精密検査で右乳がんステージⅡと診断された。腋窩リンパ節以外の転移はなかったため，右乳房円状部分切除および右腋窩リンパ節郭清術が施行された。手術後の経過は良好で，術後1週間程度で退院した。
退院後は，夫や母に手伝ってもらいながら少しずつ家事を行っていたが，リンパ節郭清の影響から右腕の動かしづらさやしびれを感じていた。今後は職場に復帰し，外来にて放射線療法と薬物療法を行うことになっている。
Bさんは退院後の外来で「右腕が動かしにくいので，重い物を運んだり，家事も十分にできないのが心配です。夫や母が協力してくれますが，息子のお弁当を作ったり部活の洗濯物が今までのようにうまくできないことがあります。仕事に復帰しても，受診のために休むので申し訳なく思います。もとどおりの生活にはいつ戻れるのでしょうか」と話した。

3. Bさんに対する支援

❶ 個人技術の開発

退院後，日常生活に戻ったBさんは，手術による日常生活への影響を感じ始めていた。外来看護師はBさんの不安や症状に対する思いを聴き，洗濯や買い物などで重い物を長時間持たないこと，右腕のむくみや可動域が狭くなることを予防するための腕の運動について説明した。

Bさんの趣味は，ガーデニングのため，右腕の感染予防として傷や虫刺されの予防を指導した。
今後の不安への訴えに対しては，同じ体験をした患者同士のピアサポートにつながるよう患者会を紹介した。
復職については，病院内にあるがん相談支援センターを紹介し，具体的に相談できるように調整した。がん相談支援センターでは，Bさんに，仕事内容などを具体的に示した書面を主治医に提供するようアドバイスし，主治医はその書面を参考に症状や就業についての意見書を作成した。職場へは，主治医の意見書を持って，自分でできることや配慮してほしいことを伝えるようアドバイスした。

❷ 健康を支援する環境づくり

• 家族への支援

夫，息子，母に対して，Bさんの日常生活での注意点や今後起こりやすい症状について説明した。夫には，Bさんが乳房を切除したことでつらい思いを抱えている可能性があることを伝え，夫の思いを聴き，Bさんを支えることができるよう具体的な接し方や相談窓口を紹介した。

• 職場への支援

がん相談支援センターに所属する就労の専門家（医療以外の専門家）は，産業保健センターと協働して，Bさんの職場の事業主や人事担当者を中心に「治療と職業生活の両立支援ガイドライン」に関する具体的な取り組みについて，研修会を実施し，両立支援に対する啓発活動を行った。

Bさんの許可を得たうえで，勤務時間の短縮などの配慮や，必要時には配置転換を行うなどについて相談した。

Bさんの職場では，主治医の意見書や相談支援センターの担当者からのアドバイスをもとにBさんや産業医と共に勤務時間や仕事内容について見直し，両立支援プランを作成し，Bさんの職場復帰の体制を整えた。

がん患者の就労支援では，患者自身がセルフマネジメントできるよう個人の力を高める支援と，家族に対する支援，病院内での連携，職場や産業保健センターとの協働など，患者をサポートする環境を整えるという両面から支援していくことがポイントとなる。

III 高齢者のヘルスプロモーション

高齢者の健康

超高齢社会を迎え，後期高齢者人口が増加するなかで，高齢者の単独世帯や高齢者夫婦のみの世帯も増加している。日本の平均寿命は男女共に80歳以上を超え，1世紀を生きる百寿者（centenarian センテナリアン）は，2017年には約6万7000人で増加している[52]。

WHOが提唱した健康寿命*をみてみると，日本は世界一で74.9歳（2015年）である[53]。平均寿命と健康寿命の間には10年前後の差があるが，この差を短縮し，住み慣れた地域で健康に生活できるよう健康寿命を延ばすことが求められている。

1. 高齢者の特徴

加齢に伴う生理的な機能低下は，だれにでも不可逆的に起こるものである。身体の恒常性を維持する機能として，防衛力，予備力，適応力，回復力という4つの力が働いているが，加齢に伴い4つの力は低下していく。ここに，健康をおびやかす力が加わった場合，恒常性が維持できず，病気を発症しやすい状態になる（表4-14）。生理的な機能低下に対しては，高齢者のもてる力を活用しながら日常生活の活動量を上げ，ライフスタイルに適応した自立した健康な生活を送れるよう支援する。

エリクソン（Erikson, E. H.）は，老年期の発達課題を「自我の完全性」と「絶望」として

表4-14 高齢者の疾病の特徴

- 症状の現れ方が非定型である
- 合併症や廃用症候群を起こしやすい
- 複数の疾患を併発しやすい
- 治りにくく慢性的に経過する
- 病状が急変しやすい
- 脱水，電解質異常を起こしやすい
- 意識障害，せん妄を起こしやすい
- 多剤併用のため，薬の副作用が出やすい

* **健康寿命**：疾病の有無にかかわらず健康上の問題で日常生活が制限されることなく自立した生活ができる生存期間。2016（平成28）年の内閣府の報告では，平均寿命は男性80.98年，女性87.14年，健康寿命は男性72.14年，女性74.79年である（第1章-V-B, p.55-56参照）。

いる。すなわち，老いを受け入れ，最期の瞬間まで生ききれるよう人生を集大成していく（自我の完全性）一方で，様々な喪失を体験しなければならない（絶望）と述べている（第2章-Ⅲ-A，p.90参照）。

2. 高齢者の健康とヘルスプロモーション

1 高齢者の健康

65歳以上の高齢者では，約半数に何らかの自覚症状があり，約7割が通院しているが，日常生活に影響がある人は2割である。さらに健康意識をみてみると，7割強は自分を健康と思っている[54]。このように，疾病があっても要介護状態にならず，高齢者自身が健康状態を把握して疾病と上手に付き合い，地域活動や社会的な役割をとおしてQOLを保つことが高齢者の健康であるといえるだろう。

平均寿命の長さではなく，疾病や疾病に関する障害が少なく，活発な生活機能を保持する姿を**サクセスフルエイジング**（successful aging）という。また，病気や障害をもちながら活動的な生活を送ることをアクティブエイジング（active aging），高齢者が年齢にとらわれず自らの責任と能力においていきいきとした生活を送ることをエイジレスライフ（ageless life）とよんでいる。自分の能力に応じて活躍し，必要に応じて他者の支援を受けながらも自立した日常生活を送っている高齢者がいるなど，高齢者における健康像は多様である。

2 国際生活機能分類（ICF）

国際生活機能分類（International Classification of Functioning, Disability and Health：**ICF**）は，2001年にWHOによって採択された人間の生活機能と障害の分類法である（図4-29）。健康状態は，心身機能・身体構造，活動，参加の3つの要素で記述され，生活機能はこの3

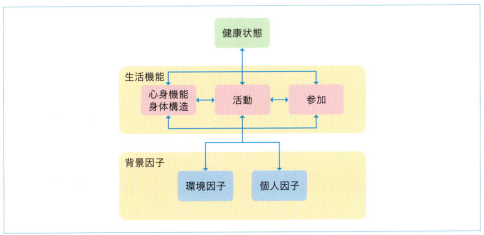

図4-29 ICF（国際生活機能分類）モデル

つの要素を包含する肯定的側面の用語である。また，生活機能に影響を与える背景因子として，環境因子と個人因子があげられている。環境因子は，建築や福祉用具などの物的環境，家族や友人などの人的環境，社会が高齢者をどう扱うかなどの社会的な意識，サービスや政策などの制度的環境があり，個人因子には，年齢や性別，生活歴，価値観，ライフスタイル，コーピングなどがある。健康状態は，疾患だけでなく妊娠，加齢，ストレス状態などを含んでいる。ICFを活用し，プラス面に焦点を当てて高齢者の健康を支援することが大切である。

　東京都健康長寿医療センターが2017年に作成した『健康長寿新ガイドライン』は，これまで実施してきた健康長寿の疫学研究の結果から，日常生活の過ごし方や健康管理の方法を12の指針（①食生活，②お口の健康，③体力・身体活動，④社会参加，⑤こころ〈心理〉，⑥事故予防，⑦健康食品やサプリメント，⑧地域力，⑨フレイル，⑩認知症，⑪生活習慣病，⑫介護・終末期）でまとめたもの[55]であり，健康長寿の実現に向けての指針になっている。

Column　老年的超越

　老年的超越（gerotranscendence）とは，高齢期に高まるとされる「物質主義的で合理的な世界観から，宇宙的，超越的，非合理的な世界観への変化」を指し，スウェーデンの社会学者トレンスタム（Tornstam, L.）が唱えた概念である[1]。老年的超越は，宇宙的意識，自己意識，社会との関係という3つの領域に分けられる。

　宇宙的意識では自分が宇宙という大きな存在につながっていることを意識し，死の恐怖が薄らいでいく。自己意識では，自分の欲求を成し遂げていくという自己中心的な傾向が弱まって，これまで培ってきた自分の人格や身体的な健康に対するこだわりが低下し，他者を重んじる気持ちが高まるなどする。社会との関係では，過去にもっていた社会的な役割や地位に対するこだわりがなくなったり，対人関係が狭くなったりしても，そのなかで深い関係を結ぶようになり，経済面や道徳面での社会一般的な価値観を重視しなくなるとされる。

　日本で行われた調査によると，加齢に伴い運動機能や認知機能は低下するが，老年的超越という指標で示される幸福感は高齢の人ほど高い傾向がみられていた。最近，超高齢者において「エイジングパラドックス（aging paradox）」（加齢に伴ってネガティブな状況が増えるにもかかわらず，高齢者の幸福感は低くない）が注目されており，加齢に伴う資源の喪失に対する対処方略がうまく機能することで生じると考えられている[1,2]。

　このような状態があることを知ることは，自立度が低下しベッド上で寝たきりであっても幸せでいることはできるととらえられ，介助者のかかわり方が変化して高齢者の精神的な健康の支援につながることが期待される。

出典／1）増井幸恵：老年的超越，日本老年医学会雑誌，53（3）：210-214, 2016.
　　　2）権藤恭之：超高齢者の心理的特徴；幸福感に関する知見，エイジングアンドヘルス，79：28-31, 2016.

B 健康生活におけるヘルスプロモーション活動

　高齢者が健康を維持しながら生活するためには個人の努力による部分が大きいが，それだけでは補えない部分もある。たとえば，環境を整えることについては，法律や制度による枠組みが有効である。また，身体的・精神的側面に注目するだけでなく，他者との交流を行う社会的な活動が，健康を維持するうえで非常に重要であることにも注目しなければならない。

1. 高齢者の健康づくりに関する制度・法律

1 高齢者の医療と介護

❶老人福祉法，老人保健法

　高齢者の健康に関する最初の法律は，1963（昭和38）年に制定された**老人福祉法**である。この法律は，「老人の福祉に関する原理を明らかにするとともに，老人に対し，その心身の健康の保持及び生活の安定のために必要な措置を講じ，もって老人の福祉を図る」ことを目的とし，居宅サービスや施設サービスが実施された。1970年代に入り，医療費の患者負担が社会問題となり，1972（昭和47）年に一部改正されて，70歳以上を対象とした医療費の無料化が行われた。

　その後，高齢者の医療制度に関する検討が重ねられ，1982（昭和57）年に**老人保健法**が制定され，老人医療費無料化が廃止された。老人保健法は，保健事業と高齢者医療の連携により，総合的な保健医療サービスの提供と費用の公平負担を目指して制定された。

❷高齢者の医療の確保に関する法律（高齢者医療確保法）

　老人保健法の医療事業は，2006（平成18）年に**高齢者の医療の確保に関する法律**（**高齢者医療確保法**）へ，それ以外の保健事業は2008（平成20）年度からは健康増進法にそれぞれ引き継がれた。高齢者は，必要に応じて適正な医療を受けることができるように自分で選択することや，自ら進んで健康増進に取り組むことが必要となった。

❸介護保険法

　老人保健法の改正と前後して，2000（平成12）年に施行された**介護保険法**は，これまで家庭で行われていた介護を，社会全体で支えることを前提として制定された。施行当初は，介護を必要とする家庭に外部の専門職が入ることや，通所サービスの利用などによって要介護者が外に出ることで，家族の介護負担が軽減された。しかし，介護給付費が年々増加するに従い，その方向性が**介護予防**（詳細は，p.216参照）へとシフトしてきている。

　介護保険制度は3年ごと（開始当初は5年ごと）の見直しを前提として開始されており，表4-15のようにこれまで5回の改正が行われた。直近の2017（平成29）年の改正では，**地域包括ケアシステム**の深化，推進をうたい，自立支援と重度化防止に向けた保険者機能

表4-15 介護保険制度の改正

	改正	施行	主な改正内容
第1期	2000年4月介護保険法施行		
第2期	(2003年)		
第3期	2005年	2006年4月	介護予防の重視 地域包括支援センターの介護予防ケアマネジメント 地域支援事業の実施
第4期	2008年	2009年5月	介護サービス事業者の法令遵守等管理体制整備
第5期	2011年	2012年4月	地域包括ケアの推進 介護予防・日常生活支援総合事業の創設
第6期	2014年	2015年4月	地域包括ケアシステムの構築に向けた地域支援事業の充実 予防給付の多様化（市町村の支援事業に移行）
第7期	2017年	2018年4月	地域包括ケアシステムの深化，推進 自立支援と重度化防止に向けた保険者機能の強化などの推進

の強化などの推進を第一にあげている。現在，介護認定で非該当となる高齢者や一般の高齢者も，介護保険制度に基づいて行われる新しい地域支援事業の対象者に位置づけられている。これらの事業を利用して介護予防に取り組むことが可能になっている。

2 高齢者の尊厳の保持

❶高齢者虐待の防止，高齢者の養護者に対する支援等に関する法律（高齢者虐待防止法）

高齢者の尊厳を守る機運の高まりにより，2006（平成18）年に**高齢者虐待の防止，高齢者の養護者に対する支援等に関する法律（高齢者虐待防止法）**が施行され，高齢者本人はもとより，その養護者に対する支援も明示された。

❷認知症施策推進5か年計画（オレンジプラン），認知症施策推進総合戦略（新オレンジプラン）

年々増加の一途をたどる認知症に関する施策としては，2013（平成25）年から推進されてきた「認知症施策推進5か年計画（オレンジプラン）」と，その終了を待たずに世界的な取り組みの流れに乗って2015（平成27）年から実施された「認知症施策推進総合戦略（新オレンジプラン）；認知症高齢者等にやさしい地域づくりに向けて」がある。

その内容は，医療・介護などの連携による早期支援，予防・治療の研究開発，認知症高齢者にやさしい地域づくりなどで，厚生労働省をはじめとして関連する多くの省庁が参加している。認知症サポーターの養成は，この取り組みの一つで，2015（平成27）年までに701万人が養成され，小学生から大人まで広く活動が浸透してきている。認知症であっても住み慣れた地域で住み続けることができるように，社会全体での取り組みが行われている。

❸成年後見制度

認知症などで，高齢者本人の判断能力に問題が生じた場合の法的な支援として，成年後見制度がある。家庭裁判所が代理人を選定する法定後見と，将来に備え本人が選任する任意後見があり，自分の意向に沿った**療養看護**や**財産管理**が行われるよう契約を結ぶ。認知

症を発症した場合でも，自分らしく最期まで生ききるための方策の一つともいえる制度である。

3 高齢者の生活と生きがい

❶高年齢者等の雇用の安定等に関する法律（高年齢者雇用安定法）

　高齢者の労働については，健康寿命の延長や，就労を希望する高齢者の増加（図4-30）に伴い，官公庁や各企業の定年延長の動きがみられるほか，高年齢者等の雇用の安定等に関する法律（高年齢者雇用安定法）の一部が2013（平成25）年に改正され，高齢者が少なくとも年金受給開始年齢までは意欲と能力に応じて働き続けられる環境の整備を目指している。しかし，その背景として，高齢者の経済的な基盤である年金制度が，少子高齢化の急速な進行に伴って負担と給付のバランスが崩れる可能性が生じている。さらに，公的年金の収入だけでは生活が立ち行かない現状など様々な問題が指摘され，近年，高齢者の貧困の問題がマスメディアなどで取り上げられている。

❷高齢者生きがい活動促進事業

　こうした状況のなかで，高齢者の生きがい対策としては，2013（平成25）年度から高齢者生きがい活動促進事業が行われている。定年を迎えた高齢者が地域社会のなかで役割をもっていきいきと生活できるよう，一定の収入を得ながら自らの生きがいや健康づくりにもつながる活動を行い，同時に介護予防や生活支援のサービス基盤となる活動を促進することを目指している。近年，障害の有無や年齢など個々の人の属性などにかかわらず，社会の活動に参画し，社会の担い手として役割と責任を果たすことができる共生社会の実現に向けたバリアフリー・ユニバーサルデザイン推進要綱が設置され，高齢者が個人の状況

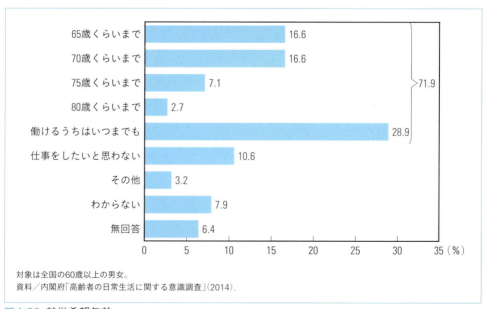

対象は全国の60歳以上の男女。
資料／内閣府「高齢者の日常生活に関する意識調査」（2014）．

図4-30　就労希望年齢

にかかわらず，安心して外出する機会を増やす環境整備も進んでいる。

高齢者が生きがいをもって健康生活を継続するために，個人の努力だけでなく，社会全体として支えていくための法律や施策が整備されてきている。

2. 介護予防

介護予防とは「要介護状態の発生をできる限り防ぐ（遅らせる）こと，そして要介護状態にあってもその悪化をできる限り防ぐこと，さらには軽減を目指すこと」[56]と定義されている。1次予防から3次予防まであり，高齢者が健康に生活できる期間をいかに延ばすかということから，たとえ寝たきりの状態となってもその状況の悪化を防ぎ，また回復することを目指すという考え方である。

2005（平成17）年の介護保険法の改正に伴い，高齢者に対する重要な取り組みとして位置づけられている。また，1次予防事業，2次予防事業に分けて行われていたが，2014（平成26）年の改正によってその区分が取り払われ，介護予防・日常生活支援総合事業（以下，総合事業）として，対象者の状況に柔軟に対応できるようになった。これによって，介護認定に該当しない住民に対しても総合事業が行われている。

1 １次予防：健康生活の継続（生活習慣，活動）

１次予防は，健康な状態を維持しながらその人らしく生活するために健康問題の発生を防ぐことである。**生活習慣**について考えるのは，高齢になってからでは遅いため，高齢期を迎える以前から健康に留意した生活を送り，継続していくことが理想である。しかし，情報が氾濫する現代において，正しい情報を得て実践することは困難な場合も考えられる。加齢による身体的・精神的変化を止めることは難しいが，何歳からでも改善は可能であるため，高齢期になって問題に気づいてから改善したいという人を支援することも必要である。また，社会的な活動を積極的に行うことで，身体的な機能の低下を防止することができる[57]といわれており，保健医療従事者は最新の情報を広く伝えていかなければならない。

前述の高齢者生きがい活動促進事業は，個人の努力だけでは活動を広げにくい人にとっても，市町村などの行政側からの働きかけによって社会活動を実践することができ，１次予防としての環境整備の一つといえる。

2 ２次予防：問題の早期発見と対応

年齢が進むにつれて，心身の変調をきたす可能性が高くなる。何らかの変化を感じて相談したい場合に利用できるのが，2005（平成17）年の介護保険法改正によって創設され，市町村や社会福祉協議会などが運営する地域包括支援センターである。

高齢者が自分の機能低下を把握していない場合や，認知症などで自ら判断できない場合も考えられる。以前は，家族や近隣住民の結びつきが強く，高齢者の心身の変化に気づいて何らかの相談窓口につなげることができていた。しかし，高齢者のみの世帯や，独居の

高齢者が増え，近隣住民とのつながりも希薄になったといわれる現代では，相談を必要としている高齢者が埋もれている可能性が高く，民生委員や日常生活のなかでかかわる地区の役員など，高齢者と少しでも接点のある住民の協力などを得ながら，2次予防としての働きかけができるような工夫が求められる。

40～74歳までを対象とした特定健康診査・特定保健指導の活用や，75歳以上の後期高齢者健康診査の受診を勧めるなども重要である。

3　3次予防：（重度化予防，介護度の進行予防）

すでに介護保険制度の認定を受けてサービスを利用している高齢者についても，介護度が進行することをできるだけ防ぐことが重要である。また，高齢者で身体状況の改善が期待できる場合もあるため，適切な対応ができるようにアセスメントすることが重要となる。それによって，本人や家族が少しでもその人らしく1日でも長く生活できるように，これまで生活のなかで大事にしてきたことなどを生かしながら，保健医療従事者が連携して働きかけることが求められる。また，要介護状態と考えられる高齢者が，介護保険制度を利用しないまま生活している場合も考えられるため，相談窓口の門戸を広げることや，制度の周知を継続して行っていく必要がある。

4　交流・社会参加

社会とのつながりをもつことは，社会的健康として重要視されるが，それは高齢者にとっても同様である。特に，高齢者は定年退職，子どもの自立，疾病の発症など様々な状況により社会とのつながりが希薄になる可能性が高いため，社会的な活動が維持できるように社会全体で考えていく必要がある。

たとえば，世代間の交流を考えることも方法の一つとしてあげられる。高齢者が幼児や児童・生徒との交流をもつことにより，かつての戦争体験や自分たちの時代の生活様式を伝承する役割を得る可能性がある。また，それぞれの理解が進むことが良い刺激となって，世代間トラブルの回避につながる可能性もある。さらに，成人・壮年期の人との交流によって，今後の生活のヒントが得られることもある。これらは，個人の努力だけでは難しく，高齢者が子どもと一緒に活動する施設を作ったり行事を考えたりするなど，地域全体での取り組みが必要である。

これらの施設が，社会に出るきっかけの「場」として整備されることで，地域特性を踏まえて各種事業が行われる拠点となり，介護予防として行われる市町村のサービスはもちろん，高齢者が自主的にスポーツなどの集まりを企画する場合や老人会活動などへの補助事業などと結びついて高齢者の活動の場を広げる。

さらに，高齢者がそのなかでサービスを受ける側としてだけでなく，サービスを提供する側として参加することが行われている。たとえば，集まりに参加する高齢者に，より元気な高齢者が体操などを教えるという状況が各地でみられるようになってきている（第4

章-Ⅲ-D, p.224参照)。

　行政の取り組みとして，ソーシャルキャピタルを活用した自助・共助の支援の推進がいわれている。各人が社会のなかで役割を果たすことで，個人の生活もより充実したものとなり，いくつになっても様々な形で社会のなかに役割をもつことができるよう，考えていく必要がある。

C 健康課題(問題)とヘルスプロモーション

　高齢者が病気をもちながらも，活動的でいきいきと生活するためには，生活習慣病の進行を防ぐとともに，老年症候群などの，加齢に伴って現れる高齢者の心身機能の特性を踏まえた健康増進活動が必要となる。3次予防では，要支援および要介護状態にある高齢者を対象に，生活習慣病の悪化や，要介護状態の改善および重度化の予防を目指した支援が行われる。

1. 加齢に伴い顕在化する生活習慣病

　生活習慣病とは，「食習慣，運動習慣，休養，喫煙，飲酒等の生活習慣が，その発症・進行に関与する疾患群」[58]をいう。代表的なものに，高血圧，糖尿病，脂質異常症などがある。生活環境の変化やライフスタイルの多様化により，高齢者の生活習慣病は増加しており，生活習慣病が脳血管性認知症やアルツハイマー型認知症の発症に関与することもわかっている。

　生活習慣病は，自覚症状がほとんどないため，気づかないうちに少しずつ進行していることが多い。そのため，悪性新生物（がん），心疾患，脳血管疾患などの生活習慣病を原因とする死亡は，高齢者の死因順位の上位を占めている（表4-16）。長年積み重ねてきた高齢者の生活習慣を変えることは難しい。高齢者がこれまで培ってきた生活信条や価値観を尊重し，本人の気づきを大事にしながら，少しずつ食事，運動，休養，嗜好品などの日々の生活習慣を見直し，改善していく。

表4-16　65歳以上の高齢者の死因順位の推移（2016年）

年齢階級	第1位	第2位	第3位
65～69	悪性新生物	心疾患	脳血管疾患
70～74	悪性新生物	心疾患	脳血管疾患
75～79	悪性新生物	心疾患	肺炎
80～84	悪性新生物	心疾患	肺炎
85～89	悪性新生物	心疾患	肺炎
90～94	悪性新生物	肺炎	心疾患
95～99	老衰	肺炎	心疾患
100歳以上	老衰	心疾患	肺炎

出典／厚生労働省：平成28年人口動態統計を参考に作成.

2. 高齢者の自立した生活を阻む要因

　介護保険制度で要介護または要支援の認定を受ける人は高齢になるにつれ増え，特に75歳以上の後期高齢者の割合が高い。年代別の内訳（表4-17）をみると，65～74歳で要支援の認定者は1.4％であるが，75歳以上では9.0％と増加している。さらに要介護の認定者は，75歳以上では23.5％と急増する。

　また，要介護に至る原因は，表4-16で示した死因とは異なり，認知症，脳血管疾患，高齢による衰弱，転倒・骨折，関節疾患などの老年症候群*が上位を占める。特に後期高齢者では，高齢による衰弱や転倒・骨折によるものが増えてくる（表4-18）。

1 フレイル

　高齢による衰弱は，老い衰えた状態で，不可逆的でもとには戻らないものと理解されやすいが，日本老年医学会は，衰弱していても，適切な介入により要介護状態を予防できることを強調し，2014年に**フレイル**（frailty）に関するステートメントを発表した。フレイルは，「加齢とともに心身の活力（運動機能や認知機能等）が低下し，複数の慢性疾患の併存などの影響もあり生活機能が障害され，心身の脆弱性が出現した状態であるが，一方で適切な介入・支援により，生活機能の維持向上が可能な状態像」[59]のことである。つまり，要介護と健常の中間的な状態を示し，何らかの介入がなされなければ，時間とともに要介護や死亡に至るリスクが高い状態である。

　フレイルには，移動能力の低下や易転倒などの身体的要因，認知機能の低下やうつ病などによる意欲や判断力の低下などの精神・心理的要因，外出機会の減少や閉じこもりなどにより社会活動が減少する社会的要因の3つの側面があり，それらは互いに関連し合って

表4-17 年代別にみた高齢者の要介護認定の状況　　　　　　　　　　　　　　　　　単位：千人

	要支援		要介護	
65～74歳	245	1.4％	508	3.0％
75歳以上	1432	9.0％	3733	23.5％

出典／平成26年度介護保険事業状況報告（年報）を参考に作成．

表4-18 要介護に至る主な原因

	第1位	第2位	第3位	第4位	第5位
40歳以上	認知症 17989	脳血管疾患 16582	高齢による衰弱 13295	転倒・骨折 12074	関節疾患 10173
65歳以上	認知症 17937	脳血管疾患 14487	高齢による衰弱 13277	転倒・骨折 11999	関節疾患 9826
75歳以上	認知症 16892	高齢による衰弱 12992	転倒・骨折 11104	脳血管疾患 10826	関節疾患 8463

出典／平成28年度国民生活基礎調査を参考に作成（介護を要する者の数10万対）．

＊**老年症候群**：加齢に伴う心身機能の低下によりみられる様々な身体的・精神的症状・徴候を総称していう。

いる。そのため，フレイルを予防するには，相互に影響し合う3側面への働きかけが重要である。

フレイルの身体的要因の代表的なものとして，ロコモティブシンドローム（locomotive syndrome，運動器症候群）とサルコペニア（sarcopenia）がある。

❶ ロコモティブシンドローム

ロコモティブシンドロームは，2007年に日本整形外科学会が提唱した概念であり，加齢に伴う筋肉，骨，関節などの運動器の障害によって日常生活に支障が生じ，要介護状態になるリスクが高まった状態をいう。徐々に進行する関節疾患や運動器疾患の予兆が放置されることで重症化し，日常生活の基本動作となる立つ，座る，歩くなどの移動能力の低下をきたす。高齢者が自分の運動器の不調を認識し，自ら予防行動につなげるために，ロコモ度テストやロコモーショントレーニングなどの提案がされている。

❷ サルコペニア

サルコペニアは，加齢による骨格筋量の減少と筋力低下あるいは歩行機能が低下した状態をいう。高齢者は，体内の筋肉の合成と分解のバランスが崩れ，筋肉量が減少しやすい。また，加齢に伴う食欲低下や食事量の減少による慢性的な**低栄養**は，サルコペニアの進行を加速し，筋力低下がさらに進むという悪循環を引き起こす。しかし，たんぱく質やアミノ酸などの筋肉のもとになる栄養素や骨や骨格筋に影響する乳製品をしっかり摂取し，適度な運動を行うなどの適切な介入によって，筋肉量を維持・向上することができる。ロコモティブシンドロームへの移行を食い止めるため，健康的な食習慣を支援していく。

2 高齢者虐待

高齢者虐待とは，高齢者の世話をしている家族，親族，同居人などの養護者による虐待と，養介護施設従事者による虐待がある。また，高齢者虐待の種類は，身体的虐待，介護・世話の放棄・放任，心理的虐待，性的虐待，経済的虐待の5つがある。最も多いのは，たたく，つねるなどの身体的虐待であり，次いで心理的虐待と続く。

被虐待高齢者は，認知症があり，女性に多い傾向がある。虐待の背景には，介護者の心身の疲労の蓄積や，それに伴ううつ病などの精神障害が潜んでいる場合もあるため，高齢者を守る地域のネットワークを強化し，家族を含めて支援していく。

3 セルフネグレクト（自己放任）

自分自身による世話の放棄・放任のことであり，日常生活を維持するために必要な行為を行わない，あるいは行う能力がないために，不衛生な生活環境での生活を続け，また必要とされる医療を拒否して健康状態に悪影響を及ぼしている状態をいう。自分から周囲の支援を求めることはないため，家族や周囲から孤立し，孤独死につながる場合もある。セルフネグレクトを防止するには，地域における見守り体制が必要である。

3. 複数の疾患を併せもつ高齢者の服薬管理

　高齢者は，複数の慢性疾患をもつ人が多く，多剤併用による薬物有害事象や服薬管理の面で問題を生じやすい。多くの薬を服用することによって有害事象が生じている状態をポリファーマシー（polypharmacy）という。

　高齢者は，薬物代謝や排泄力が低下し，薬物の血中濃度が上がりやすい。また，幻覚や物忘れ，ふらつきによる転倒，尿失禁など，高齢者にみられがちな症状についても，多剤併用による影響が生じていないか注意深くアセスメントする。本来，健康を守るために処方された薬によって，高齢者の健康的な生活が阻害されないように働きかけていく。

4. 介護者支援（老老介護，認認介護）

　介護者を取り巻く状況として近年注目されているのは，老老介護，認認介護の問題である。超高齢社会，核家族化により，高齢者のみの世帯が増加しており，どちらか，または両者に介護が必要となった場合，主となる介護者も高齢者である。2016（平成28）年の国民生活基礎調査[60]の結果では，要介護者と介護者の組み合わせで，75歳以上同士が30%を超えており，増加傾向がみられる。

　認知症患者数は，2012（平成24）年に462万人と，65歳以上の高齢者の7人に1人（有病率15.0%）であり，増加傾向にある[61]。つまり，要介護者と介護者の両者が認知症となる可能性が高くなっていることが推定される。

　そのような状況のなかで，要介護者はもちろん，介護者に対する支援も必要となる。介護者についても，心身の状況をみながら必要に応じて介護認定を進め，適切なサービスが利用できるように支援していくことが求められる。また，介護者が介護によって自分の生活が縛られることなく，その人らしく生活できるような支援を考えることも必要となる。わが国では，海外の介護者支援の状況と比較して，介護者のQOLの向上の視点が少なく，サービスが不十分[62]ともいわれており，今後の課題となっている。

5. 高齢者のエンド・オブ・ライフケア

　すべての人にとって，死は必ず訪れるものであるが，特に高齢者の場合は差し迫った出来事としてとらえられる。どのように最期まで自分らしく生ききるか，健康生活を送るか，どこで最期を迎えるかを選択することが重要となる。

　エンド・オブ・ライフケア（end-of-life care）は，「診断名，健康状態，年齢に関わらず，差し迫った死，あるいはいつかは来る死について考える人が，生が終わる時まで最善の生を生きることができるように支援すること」[63]といわれている。事前に死を迎えるための準備が必要であるが，それまでの生き方の影響を受けるため個別性が高い。また，認知症の人のエンド・オブ・ライフケアは，本人の希望が伝わらない可能性もあり，取り組みが困難となることが考えられる。元気なうちに本人がどのように生きていきたいかを周囲の

人に伝えておくことが理想である。それは認知症に限らず，自分がどのように生きていきたいのか，加齢や疾患による状況の変化が起こった場合にはどうしたいのかについて，常々考え，準備をしていく必要がある。

看護の役割とその実際

1. 事例1：認知症の独居高齢者の在宅生活継続支援

1. 事例紹介

Aさん，80歳代，女性，アルツハイマー型認知症，高血圧症。
CDR（Clinical Dementia Rating，臨床的認知症尺度）2，認知症高齢者の日常生活自立度Ⅱb，要介護2。
家族状況：5年前に夫に先立たれてから，独居生活。息子が近隣に在住し，仕事の前後（朝，晩）に様子を見に来ている。
生活歴：結婚後，現在の家に住んでいる。専業主婦。一人息子を育て，仕事に忙しい夫の世話をしていた。

2. Aさんの今の状態

❶ 利用サービス
訪問看護：週に1回，健康状態の把握。
訪問介護：週に2回，昼食の調理，入浴介助。
夕食の宅配サービス：毎日。
訪問診療：月に2回。

❷ 在宅生活に対する思い
Aさん：亡くなった夫と長年過ごした家で暮らし続けたい。
息子：Aさんの希望どおりにしてあげたい。
Aさんは窓辺のソファーに座って過ごす時間が好きで，庭を眺めながらゆったりと過ごしているときは，笑顔がみられた。

3. Aさんに対する支援

❶ 認知機能と生活のアセスメント
徐々に物忘れが進行しており，時々不安そうに「お弁当の配達はまだだったかしら？」などの電話を，壁にあるサービス事業所の電話番号リストを見て，かけてくることがあった。また，前日にヘルパーが作った昼食が，冷蔵庫に入ったままになっていることもあった。伝い歩きの状態で，一人の時間にしりもちをついたこともあった。内服は朝だけであるが，残薬が多数あった。室内が暑くてもエアコンを使用していないことがあった。

これらAさんの生活の変化は，以下のように認知症や老化の進行によるものと考えられた。
記銘力低下によりヘルパーが作り置きした昼食の存在を忘れ，食べていない，弁当が何時に来るのかを忘れて不安になる，内服を忘れる。弁当の時間がわからなくなるのは，時間の見当識障害による可能性もある。
注意障害や下肢筋力の低下により転倒が増える。
エアコンを使用していなかったのは，観念失行によりエアコンのリモコンが使用できない，または温度覚の鈍化による可能性がある。
このように，日常生活がスムーズにいかず，不安感が増すと，壁に貼ってある電話番号を見て，電話をしてきていたと考えられる。
現在の生活状況では，健康の維持が困難になる可能性がある。たとえば，転倒による外傷，食事を摂らないことによる栄養障害，内服忘れによる血圧の上昇，脱水や室温管理ができず熱中症になるなどである。
認知機能低下により，日常生活がスムーズにいかないことによる自信喪失や不安感が増すなど，精神状態が不安定になる可能性もある。

❷ 健康的な在宅生活を送るための調整
予想される健康障害を予防し，また，認知機能低下や老化による日常生活の不自由さを少しでも感じずに，穏やかな気持ちで日々を送り，Aさんが望む家での生活を継続できるように調整する必要があると考えた。
看護職者は，多職種と共に，Aさんができることとできないことを把握し，必要な支援と利用できるサービスは何かなど，ケアマネジャーと協働して検討した。

・もてる力を生かす
内服薬を飲み忘れる日もあったが，自分で内服できる日もあった。長年，薬を入れていた引き出しから出して飲むという習慣を生かし，毎

日1回分だけを引き出しに入れておき，息子が朝食と一緒に「薬を忘れずに」という札をテーブルの上に置いておくと，忘れずに内服できた。息子の内服介助の負担を増やすことなく正確な内服ができるようになった。水分は，各サービス訪問時に水分摂取を勧め，また，テーブルの目に付くところにお茶を置いておくと飲んでいるので，息子と各訪問サービスで準備した。

- 認知機能低下を人的・物的環境で補う

訪問介護の頻度を増やし，昼食を確実に摂れるようにした。

エアコンのリモコンは，Ａさんの目につかないところに置き，各サービスで適温になるようにセットした。

室内に手すりをつけ，動線での転倒を予防した。

夕食の宅配に関しては，配達の時間を書いた紙を電話リストのそばに貼り，配達時間に不安を感じないようにした。また，室内まで入って弁当を手渡ししていたため，業者にも異常を感じた際の連絡先を伝達し，安否確認ができるようにした。

かかわる職種で，頻回に担当者会議を行った。サービス変更時には月に1～2回集まり，サービス内容を見直した。どのような食事メニューだと摂取が進むとか，1日のほとんどを過ごすソファーに座ったＡさんに直接風が当たらないようにエアコンの風向きを工夫するなど，Ａさんが健康に，快適に生活できるための細やかな検討が行われた。

その他，口腔ケア，更衣，排泄状況の把握など，看護と介護が連携して日常生活ケアの充実に努めた。

- 生活に楽しみ，生きがいを取り入れる

Ａさんは，過去に，レクリエーションに熱心に取り組むデイサービスを利用したことがあったが，「おもしろくない」とやめた経緯があった。Ａさんは，静かに過ごすことを好み，にぎやかなレクリエーションに参加することは，あまり好まないことがわかった。家事を熱心にこなし，夫や息子の世話をしてきたこれまでの人生に誇りをもっていたことから，食事の準備などを利用者と共に行っている小規模のデイサービスを勧めた。

最初は気が進まない様子であったが，週に1回の利用を開始した。デイサービスのスタッフも利用の意図を理解してかかわり，調理の補助や皿を並べるなどをＡさんに手伝ってもらうようにし，失敗せずに行えるよう配慮した。「Ａさんが手伝ってくれるから助かる」というスタッフの言葉にＡさんは笑顔を見せ，家では見せなかったようないきいきした表情がみられた。

Ａさんは，体操やレクリエーションで身体を動かすことは好まなかったが，食事の準備の手伝いで，デイサービスの室内を行き来し，意識せず身体を動かせるように工夫した。

　Ａさんの生活歴を理解し，もてる力を見きわめ，生かすとともに，認知機能低下を人的・物的環境で補うことで，健康の維持と自宅での生活の継続を目指した。さらには人との交流を取り入れ，生きがいをもって暮らすことを目指した。これらは，看護職者，介護スタッフ，デイサービスのスタッフ，ケアマネジャーからなる多職種チームが互いの役割を尊重し，協働することで達成できたといえる。在宅においては，24時間体制で援助することができないため，皆が情報の共有を細やかに行い，Ａさんが一人で過ごす時間も望む生活ができるように工夫した。

　介護保険サービスの調整においては，ケアマネジャーがチームの要であるが，看護職者は認知機能，身体機能に着眼し，健康を維持するという点において，率先してチームに働きかけていく役割がある。

　このように要介護状態であっても残りの人生を生きがいをもって健康的に暮らすことは，高齢者の尊厳の保持につながり，エンド・オブ・ライフケアでもあるといえる。

2. 事例2：茨城県シルバーリハビリ体操の取り組み
（社会参加支援，孤立予防）

　茨城県の人口は289.6万人，65歳以上の人口が約89万人，人口割合を示す高齢化率が28.4％（2018年1月現在）である。これは，全国平均の27.8％をやや上回っており[64]，今後も上昇するものと推計されている。

　このような状況において，茨城県では，行政や専門家だけでは現在の超高齢社会を乗り切れないという認識のもと，シルバーリハビリ体操指導士養成事業を開始した。この事業は，高齢者がボランティア活動として地域に入り，住民に介護予防体操を普及する住民参加型の介護予防の取り組みであり，介護予防体操を普及する高齢者はシルバーリハビリ体操指導士（以下，体操指導士）として活動している。

　シルバーリハビリ体操は，だれでも特別な道具を使用せずに行える体操で，関節可動域の維持のためのストレッチや筋力維持のための運動で構成されている。高齢者は，参加することで健康の維持・増進につながっていく。すなわち，この体操をとおして介護状態になることを先延ばしし，より長く自立した生活を送る，高齢者のQOLの向上につながるものである。

　この事業では，ボランティアを担う体操指導士が高齢者自身であり，この介護予防体操の普及活動そのものが，体操指導士である高齢者の生きがい支援にもなっている。まさに「住民が住民を教え育てる」活動であり，地域包括ケアシステムでいう自助と互助の活動である。

1 シルバーリハビリ体操とは

　シルバーリハビリ体操は，体操指導士の養成システムを含め，茨城県立健康プラザの大田仁史が考案した。2004（平成16）年度のモデル事業を経て，2005（平成17）年度から本格的に開始され，現在は茨城県下すべての44市町村で指導士会が発足し，それぞれの地域で高齢者を主体とした介護予防体操が普及している。

　シルバーリハビリ体操は，どのような姿勢でも行うことができる体操で，「いつでも，どこでも，ひとりでも，1日1ミリ，1グラム」をモットーに，関節可動域を維持し，最終的にはトイレに行くための筋力を維持することを目標にしている。シルバーリハビリという言葉には「最期まで人間らしくある」という願いが込められており，元気な高齢者だけでなく要介護者にも対応したプログラムになっている。元気なうちからシルバーリハビリ体操を学び，身につけておくことは介護予防につながる。たとえ介護を受けるようになっても上手に介護を受けることができるように，また最期まで尊厳が守られ，障害を負っても，年をとっても，人間らしく暮らし，人間らしくあるために考案された体操である。

2 介護予防体操養成事業をとおしてのヘルスプロモーション

❶ 体操指導士の養成

体操指導士の養成は，茨城県立健康プラザと市町村とが協働で実施している。受講資格はおおむね60歳以上の茨城県民で，常勤の職をもたず，受講後に地域でボランティア活動ができる者とされている。体操指導士は1級から3級まであるが，それぞれ立場の上下はなく，3級指導士は地域活動の実践者（6日間30時間の講習），2級指導士は地域活動のリーダー（5日間25時間の講習），1級指導士は地域で3級指導士養成講習会の講師を務める（4日間20時間の講習および6日間30時間の実習）という役割をもっている。これまでに，12年間で7803人（うち，1級指導士177人，2級指導士2606人，3級指導士5010人）の体操指導士が誕生した。

1級指導士の養成が開始された2007（平成19）年度から，養成講習会を開催した市町村数は増加傾向である。2016（平成28）年度には県内26市町村で実施され，養成された体操指導士数は560人，そのうち市町村開催の講習会で養成した3級指導士は357人であり，「住民が住民を育てる」形で養成した体操指導士は全体の64%に上った。

❷ 介護予防体操の普及活動

これまでに体操指導士が茨城県内で実施した介護予防体操教室の延べ開催数は4万864回であり，延べ60万8340人の住民が参加した。また，活動に参加した体操指導士は延べ14万1026人であった（図4-31）。開催された体操教室を主催別にみると，各市町村が協力している教室数，指導士会で開催している教室数ともに増加傾向が認められ，市町村

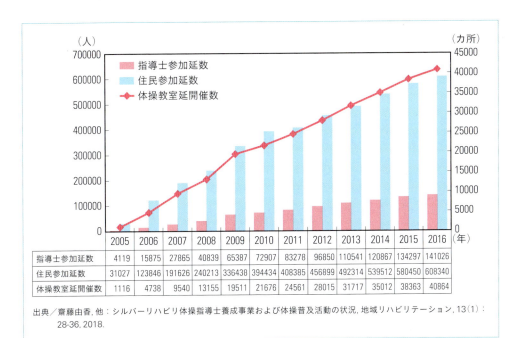

	2005	2006	2007	2008	2009	2010	2011	2012	2013	2014	2015	2016
指導士参加延数	4119	15875	27865	40839	65387	72907	83278	96850	110541	120867	134297	141026
住民参加延数	31027	123846	191626	240213	336438	394434	408385	456899	492314	539512	580450	608340
体操教室延開催数	1116	4738	9540	13155	19511	21676	24561	28015	31717	35012	38363	40864

出典／齋藤由香，他：シルバーリハビリ体操指導士養成事業および体操普及活動の状況，地域リハビリテーション，13(1)：28-36，2018.

図4-31 シルバーリハビリ体操指導士の活動状況

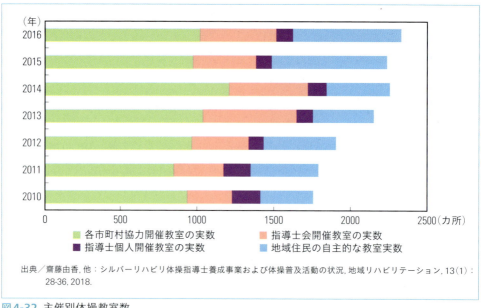

図4-32 主催別体操教室数

が指導士会と連携を図りながら、体操普及活動を展開できていることを表している（図4-32）。

事業の効果検証では、体操指導士による体操普及のボランティア活動が地域の介護予防に対して有用である可能性がすでに示唆され、教室参加者の多くが「動きが楽になった」「関節の痛みが緩和した」「友人や仲間が増えた」などポジティブな評価を示している[65]。これらのことから、シルバーリハビリ体操を広く周知し、高齢者が参加しやすい教室開催を工夫することで、高齢者の健康状態の維持・増進と生きがいづくりにつながっていることがわかる。

❸ 体操指導士として活躍する高齢者のヘルスプロモーション

介護予防運動を普及する体操指導士らは、身体の年齢とされる活力年齢が暦年齢と比較して有意に若く、運動習慣がある者と同等の活力年齢を保持することができていると報告[65]されている。また、体操指導士として活躍する高齢者にとって、介護予防体操の普及というボランティア活動そのものが自分の健康は自分でつくることの目的になっており、「世のため、人のため、自分のため」をモットーに活動できるシステムになっている。

実際に、2011年に発生した東日本大震災や、2015年の関東・東北豪雨による常総市の水害時には、体操指導士が避難所に出向き、住民と一緒にシルバーリハビリ体操を行い、エコノミー症候群などの健康被害を予防する活動を積極的に実施した。まさに、シルバーリハビリ体操指導士養成事業は、市町村と高齢者、健康プラザが協働し、自助・互助の精神を備えた地区組織活動、住民の醸成の形をなした県規模の住民の組織活動になっている。

高齢者のヘルスプロモーションを考えるうえで、その心身の特徴から、長期にわたり活動を継続していくことが重要である。そこで、ボランティア精神が持続するための取り組

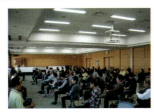
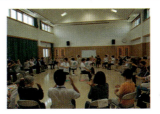
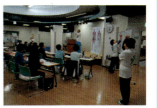

写真提供／茨城県立健康プラザ

図4-33 シルバーリハビリ体操教室の様子

みとして，体操指導士に対して，定期的に交流会やフォローアップ講習会を開催し，ボランティア活動が途切れないような取り組みが行われている。そのなかでは，交流集会や研修などのフォロー体制の整備のほかに，「褒める」という意欲への働きかけとして，表彰式や感謝状の授与なども実施している。

❹介護予防・日常生活支援総合事業との連携

2014（平成26）年の介護保険制度改正において，新たな取り組みとして総合事業が行われることになった（第4章-Ⅲ-B，p.216参照）。これは市町村が中心となって，地域の実情に応じて，住民の多様な主体が参画し，多様なサービスを充実することにより，地域の支え合いの体制づくりを推進し，要支援者に対する効果的かつ効率的な支援などを可能とすることを目指すものである[66]。

茨城県内の多くの市町村において，総合事業の一環として，高齢者保健福祉計画や介護保険事業計画などに，体操指導士の養成や体操普及活動に関する内容が明記されており，事業に対する理解と活用が促進されている。これにより，高齢者が参加しやすい教室運営やボランティア養成事業の実施など，市町村の協働による活動が行われ，高齢者が生きがいをもって生活することに直結する介護予防活動であるシルバーリハビリ体操が，高齢者のヘルスプロモーションの支援につながっている（図4-33）。

国家試験問題

1 改訂版デンバー式発達スクリーニング検査について正しいのはどれか。2つ選べ。
(104回 AM89)

1. 4領域について判定を行う。
2. 適応年齢は0～6歳である。
3. 判定結果は数値で示される。
4. 知能指数の判定が可能である。
5. 1領域に10の検査項目がある。

2 がん対策基本法で定められているのはどれか。
(105回 PM34)

1. 受動喫煙のない職場を実現する。
2. がんによる死亡者の減少を目標とする。
3. 都道府県がん対策推進計画を策定する。
4. がんと診断されたときからの緩和ケアを推進する。

3 生活習慣病はどれか。
(97回 AM3)

1. 髄膜炎
2. 虚血性心疾患
3. 関節リウマチ
4. アルツハイマー病

4 国際生活機能分類（ICF）の構成要素はどれか。2つ選べ。
(106回 AM84)

1. 参　加
2. 休　息
3. 社会的不利
4. 生活関連動作
5. 心身機能・構造

答えは巻末

文献

1) Bronfenbrenner, U.：The ecology of human development, Harvard University Press, 1979, p.16-42.
2) Orem, D. E. 著，小野寺杜紀訳：オレム看護論；看護実践における基本概念，第4版，医学書院，2005.
3) 小沢道子，片田範子編：標準看護学講座29 小児看護学，第2版増補，金原出版，1999, p.37.
4) 二木武，他編著：新版小児の発達栄養行動；摂食から排泄まで，医歯薬出版，1995.
5) 沼口知恵子，他：阿見町小中学生の食行動と生活リズムの関連，茨城県立医療大学紀要，21：127-132, 2016.
6) 日本学校歯科医会ホームページ：文部科学省 学校保健統計調査（歯科部分抜粋），平成29年度．https://www.nichigakushi.or.jp/dentist/material/pdf/toukei_2017.pdf（最終アクセス日：2018/10/11）
7) 厚生労働省ホームページ：人口動態調査，http://www.mhlw.go.jp/toukei/list/dl/81-1a2.pdf（最終アクセス日：2018/5/2）
8) 清水俊明：小児生活習慣病ハンドブック，中外医学社，2012.
9) 岡本祐子編著：成人発達臨床心理学ハンドブック；個と関係性からライフサイクルを見る，ナカニシヤ出版，2010, p.22-23.
10) 岡田昌毅：働くひとの心理学；働くこと，キャリアを発達させること，そして生涯発達すること，ナカニシヤ出版，2013, p.79.
11) 山崎喜比古監，朝倉隆司編：新・生き方としての健康科学，有信堂高文社，2017, p.1.

12) 藤村邦博，他編著：青年期以降の発達心理学；自分らしく生き，老いるために，北大路書房，2000，p.15-25.
13) 髙橋一公，中川佳子編著：生涯発達心理学15講，北大路書房，2014，p.120-124.
14) 大野久編著：エピソードでつかむ青年心理学〈シリーズ生涯発達心理学④〉，ミネルヴァ書房，2010，p.230-243.
15) 前掲書14），p.273.
16) 南博文，やまだようこ責任編集：講座生涯発達心理学5 老いることの意味；中年・老年期，金子書房，1995，p.66.
17) 前掲書13），p.153-159.
18) 前掲書16），p.53-58.
19) 前掲書13），p.153.
20) 厚生労働省ホームページ：平成28年国民健康・栄養調査結果の概要，https://www.mhlw.go.jp/file/04-Houdouhappyou-10904750-Kenkoukyoku-Gantaisakukenkouzoushinka/kekkagaiyou_7.pdf（最終アクセス日：2018/7/24）
21) 片山貴文，他：エレベータ停止とメッセージ掲示の一連の組み合わせによる職場における階段利用の促進，兵庫県立大学看護学部・地域ケア開発研究所紀要，17：75-86，2010．
22) CDCホームページ：Mall Walking：A Program Resource Guide，https://www.cdc.gov/prc/mall_walking.html（最終アクセス日：2018/7/24）
23) 厚生労働省ホームページ：健康日本21（休養・こころの健康），https://www.mhlw.go.jp/www1/topics/kenko21_11/b3.html#A31（最終アクセス日：2018/3/30）
24) 髙橋正也：睡眠と健康；成人期（勤労者），保健医療科学，64（1）：18-26，2015.
25) 厚生労働省ホームページ：健康日本21（歯の健康），https://www.mhlw.go.jp/www1/topics/kenko21_11/b6f.html（最終アクセス日：2018/3/30）
26) 日本歯科医師会：歯科医療に関する一般生活者意識調査，https://www.jda.or.jp/pdf/DentalMedicalAwarenessSurvey_h28.pdf（最終アクセス日：2018/7/24）
27) 厚生労働省ホームページ：健康日本21（アルコール），https://www.mhlw.go.jp/www1/topics/kenko21_11/b5f.html（最終アクセス日：2018/7/24）
28) 厚生労働省eヘルスネット：女性の飲酒と健康，https://www.e-healthnet.mhlw.go.jp/information/alcohol/a-04-003.html（最終アクセス日：2018/4/20）
29) 大井田隆，他：未成年者の喫煙・飲酒状況に関する実態調査研究，厚生労働科学研究費補助金 循環器疾患・糖尿病等生活習慣病対策総合研究事業，2013.
30) 厚生労働省ホームページ：健康日本21（第二次）目標項目一覧，https://www.mhlw.go.jp/file/05-Shingikai-10601000-Daijinkanboukouseikagakuka-Kouseikagakuka/0000166300.pdf（最終アクセス日：2018/7/24）
31) 前掲書11）p.105-106.
32) 上里一郎監，竹中晃二編：ストレスマネジメント；「これまで」と「これから」〈シリーズこころとからだの処方箋〉，ゆまに書房，2005，p.311.
33) 太田信夫監，竹中晃二編：健康心理学〈シリーズ心理学と仕事〉，北大路書房，2017，p.25-33.
34) 関崎一編：人間関係の発達心理学5 成人期の人間関係，培風館，1999，p.13.
35) Berkman, L. F., Syme, S.L.：Social networks, host resistance, and mortality：a nine-year follow-up study of Alameda County residents, American Journal of Epidemiology, 109（2）：186-204, 1979.
36) 近藤克則：健康格差社会；何が心と健康を蝕むのか，医学書院，2005，p.59.
37) 藤村邦博，他編著：青年期以降の発達心理学；自分らしく生き，老いるために，北大路書房，2000，p.71.
38) 前掲書37），p.50-55.
39) 総務省統計局：平成28年社会生活基本調査；生活時間に関する結果，結果の概要，2017，http://www.stat.go.jp/data/shakai/2016/pdf/gaiyou2.pdf（最終アクセス日：2018/6/2）
40) 神谷美恵子：生きがいについて〈神谷美恵子コレクション〉，みすず書房，2004.
41) 日本老年行動科学会監：高齢者の「こころ」事典，中央法規出版，2000，p.80-99.
42) 環境省：動物愛護に関する世論調査，2010，https://www.env.go.jp/press/files/jp/16452.pdf（最終アクセス日：2018/6/9）
43) 国立がん研究センター：プレスリリース，日本のがん罹患数・率の最新全国推計値公表 2013年がん罹患数86.2万人全都道府県のデータが県間比較可能な精度に到達，2017，https://www.ncc.go.jp/jp/information/pr_release/2017/0920/index.html（最終アクセス日：2018/5/2）
44) 「がんの社会学」に関する研究グループ：2013がん体験者の悩みや負担等に関する実態調査報告書，がんと向き合った4,054人の声，2016，https://www.mhlw.go.jp/file/05-Shingikai-10904750-Kenkoukyoku-Gantaisakukenkouzoushinka/0000129860.pdf（最終アクセス日：2018/7/24）
45) 長谷川友紀，他編：医療職のための公衆衛生・社会医学，第6版，テコム出版事業部，2018，p.121.
46) 厚生労働統計協会編：国民衛生の動向 2018/2019，p.328.
47) 総務省統計局：労働力調査（基本集計）平成29年（2017年）平均（速報）結果の要約，http://www.stat.go.jp/data/roudou/sokuhou/nen/ft/pdf/index1.pdf（最終アクセス日：2018/6/3）
48) 厚生労働省自殺対策推進室・警察庁生活安全局生活安全企画課：平成29年中における自殺の状況，2018，https://www.npa.go.jp/safetylife/seianki/jisatsu/H29/H29_jisatsunojoukyou_01.pdf（最終アクセス日：2018/6/3）
49) 厚生労働省ホームページ：平成29年度「過労死等の労災補償状況」を公表します，http://www.mhlw.go.jp/stf/newpage_00039.html（最終アクセス日：2018/10/12）
50) 厚生労働省ホームページ：平成28年国民生活基礎調査の概況，http://www.mhlw.go.jp/toukei/saikin/hw/k-tyosa/k-tyosa16/dl/16.pdf（最終アクセス日：2018/6/2）
51) 厚生科学審議会地域保健健康増進栄養部会，次期国民健康づくり運動プラン策定専門委員会：健康日本21（第2次）の推進に関する参考資料，2012，http://www.mhlw.go.jp/bunya/kenkou/dl/kenkounippon21_02.pdf（最終アクセス日：2018/6/2）
52) 総務省統計局：人口推計（平成29年10月1日現在），https://www.stat.go.jp/data/jinsui/2017np/index.html（最終アクセス日：2018/9/14）
53) WHO：World Health Statistics 2017：Monitoring health for the SDGs, http://apps.who.int/iris/bitstream/hand

le/10665/255336/9789241565486-eng.pdf;jsessionid=9047946290DECAC6D16DE810646A3EA6?sequence=1（最終アクセス日：2018/7/31）
54) 厚生労働省政策統括官：平成30年グラフでみる世帯の状況，https://www.mhlw.go.jp/toukei/list/dl/20-21-h28.pdf（最終アクセス日：2018/9/14）
55) 新開省二：健康長寿新ガイドライン；健康長寿のための12か条，エイジングアンドヘルス，84：6-9, 2018．
56) 厚生労働省ホームページ：介護予防について，https://www.mhlw.go.jp/topics/2009/05/dl/tp0501-1_01.pdf（最終アクセス日：2018/7/31）
57) 新田國夫監，飯島勝矢，他編著：在宅・地域で生きる支える，老いることの意味を問い直す；フレイルに立ち向かう，クリエイツかもがわ，2016．
58) 厚生労働省ホームページ：生活習慣に着目した疾病対策の基本的方向性について（意見具申），1996，https://www.mhlw.go.jp/www1/houdou/0812/1217-4.html（最終アクセス日：2018/7/31）
59) 鈴木隆雄：厚生労働科学研究費補助金行政政策研究分野厚生労働科学特別研究，後期高齢者の保健事業のあり方に関する研究，2015，https://mhlw-grants.niph.go.jp/niph/search/NIDD00.do?resrchNum=201504009A（最終アクセス日：2018/3/20）
60) 厚生労働省ホームページ：平成28年国民生活基礎調査の概況，介護の状況，https://www.mhlw.go.jp/toukei/saikin/hw/k-tyosa/k-tyosa16/dl/05.pdf（最終アクセス日：2018/7/31）
61) 内閣府ホームページ：平成29年版高齢社会白書（概要版），http://www8.cao.go.jp/kourei/whitepaper/w-2017/html/gaiyou/s1_2_3.html（最終アクセス日：2018/9/14）
62) 三富紀敬：介護者支援政策の国際比較；多様なニーズに対応する支援の実態，ミネルヴァ書房，2016．
63) 長江弘子：看護実践にいかすエンド・オブ・ライフケア，日本看護協会出版会，2014．
64) 茨城県ホームページ：高齢化関連の各種データ，http://www.pref.ibaraki.jp/hokenfukushi/chofuku/choju/stats/index.html（最終アクセス日：2018/4/8）
65) 齋藤由香，他：シルバーリハビリ体操指導士養成事業および体操普及活動の状況，地域リハビリテーション，13（1）：28-36, 2018．
66) 厚生労働省ホームページ：総合事業（介護予防・日常生活支援総合事業），http://www.mhlw.go.jp/stf/seisakunitsuite/bunya/0000192992.html（最終アクセス日：2018/4/8）

参考文献

- 上田礼子：発達スクリーニングのための日本版・乳幼児の家庭環境評価法，医歯薬出版，1988．
- 農林水産省ホームページ：平成28年度食育白書，http://www.maff.go.jp/j/syokuiku/wpaper/h28_index.html（最終アクセス日：2018/7/24）
- 厚生労働省ホームページ：平成26年（2014）患者調査の概況，https://www.mhlw.go.jp/toukei/saikin/hw/kanja/14/（最終アクセス日：2018/7/24）
- 石田貴士，他：女性の就業形態が食生活に与える影響，食と緑の科学，69：17-23, 2015．
- 厚生労働省ホームページ：健康日本21（身体活動・運動），https://www.mhlw.go.jp/www1/topics/kenko21_11/b2.html（最終アクセス日：2018/7/24）
- 厚生労働省ホームページ：平成27年国民健康・栄養調査結果の概要，https://www.mhlw.go.jp/file/04-Houdouhappyou-10904750-Kenkoukyoku-Gantaisakukenkouzoushinka/kekkagaiyou.pdf（最終アクセス日：2018/7/24）
- 公衆衛生審議会健康づくりのための休養指針策定検討会：健康づくりのための休養指針，http://www.pref.toyama.jp/sections/1205/health/sisin/30.htm（最終アクセス日：2018/7/24）
- 厚生労働省健康局：健康づくりのための睡眠指針2014，https://www.mhlw.go.jp/file/06-Seisakujouhou-10900000-Kenkoukyoku/0000047221.pdf（最終アクセス日：2018/7/24）
- 池田真紀，兼板佳孝：睡眠と健康；思春期から青年期，保健医療科学，64（1）：11-17, 2015．
- 高橋正也：睡眠と健康；成人期（勤労者），保健医療科学，64（1）：18-26, 2015．
- 香坂雅子：女性の睡眠と健康，保健医療科学，64（1）：33-40, 2015．
- 厚生労働省 e-ヘルスネット：若者の飲酒と健康，事件・事故，https://www.e-healthnet.mhlw.go.jp/information/alcohol/a-04-002.html（最終アクセス日：2018/4/20）
- 未成年者の喫煙・飲酒状況に関する実態調査研究，平成25年3月報告．
- 厚生労働省 e-ヘルスネット：わが国のたばこ規制・対策の現状，https://www.e-healthnet.mhlw.go.jp/information/tobacco/t-04-004.html（最終アクセス日：2018/4/20）
- 厚生労働省 e-ヘルスネット：若者の健康と喫煙，https://www.e-healthnet.mhlw.go.jp/information/tobacco/t-02-006.html（最終アクセス日：2018/4/20）
- 厚生労働省ホームページ：禁煙支援マニュアル（第二版），https://www.mhlw.go.jp/topics/tobacco/kin-en-sien/manual2/index.html（最終アクセス日：2018/7/24）
- 森和代監，石川利江，松田与理子編著：ライフコースの健康心理学，晃洋書房，2017, p.127．
- 日本老年医学会編：健康長寿診療ハンドブック；実地医家のための老年医学のエッセンス，2011，https://www.jpn-geriat-soc.or.jp/gakujutsu/pdf/public_handbook.pdf（最終アクセス日：2018/7/31）
- 上田敏：ICF（国際生活機能分類）の理解と活用；人が「生きること」「生きることの困難（障害）」をどうとらえるか，きょうされん，2005．
- 羽生春夫：生活習慣病と認知症，日本老年医学会雑誌，50（6）：727-733, 2013．
- フレイルに関する日本老年医学会からのステートメント，https://www.jpn-geriat-soc.or.jp/info/topics/pdf/20140513_01_01.pdf（最終アクセス日：2018/3/26）
- 厚生労働省ホームページ：平成28年人口動態統計（確定数の概況），https://www.mhlw.go.jp/toukei/saikin/hw/jinkou/kakutei16/index.html（最終アクセス日：2018/7/31）
- 厚生労働省ホームページ：平成26年度介護保険事業状況報告（年報），https://www.mhlw.go.jp/topics/kaigo/osirase/jigyo/14/index.html（最終アクセス日：2018/7/31）

第 5 章

看護の領域別における
ヘルスプロモーション

この章では

- 女性の健康において人権の視点を理解する。
- 女性のライフサイクルにおけるヘルスプロモーションの課題を理解する。
- 女性特有の健康課題におけるヘルスプロモーションを理解する。
- 女性の健康にかかわる看護の役割をヘルスプロモーションの視点で理解する。
- 精神の健康，心の機能と発達について理解する。
- 家庭・学校・職場における精神保健活動について理解する。
- 地域における精神保健活動を理解する。
- 保健医療従事者における精神保健活動を理解する。
- 精神の健康課題とヘルスプロモーションについて理解する。
- 地域の健康は住民相互のエンパワーによりつくられることを理解する。
- 地域を対象とするヘルスプロモーションの主な支援者と関係機関を理解する。
- 地域で生活する人々の健康への支援は，保健・医療・福祉の領域で構成されていることを理解する。

I 女性のヘルスプロモーション

A 女性の健康

1. 女性の人権と健康

　これまで長らく女性の声や経験，すなわち女性の人権が軽視されてきたという歴史がある。女性の健康を促進するには，人権の尊重や男女平等が前提となる。また，旧来の母子保健の枠組みでは，子どもを妊娠・出産し，育てる以外の女性の健康問題が置き去りにされている。ヘルスプロモーションを実現するには，文化的・社会的性差であるジェンダー（gender）の歴史や現状を踏まえる必要がある。

　世界史のなかで初めて人権という考え方が社会に周知されるようになったのは，18世紀フランス革命の人権宣言「人間および市民の権利の宣言」であったが，これには女性の人権は含まれていなかった。世界で初めて女性の参政権が実現したのは，約100年後，1893年ニュージーランドであった。日本における女性参政権は，第二次世界大戦後の占領軍管理下で1945年に改正衆議院議員選挙法公布により初めて実現している。

　1970年代にボストンで始まったフェミニズム（feminism，女性解放思想に基づく社会運動の総称）に連動して，女性の健康に焦点を当てた活動が国際的にも広がっていった。女性の健康問題は，妊娠や出産はもちろん，生涯にわたる課題であり，個人の認識や努力だけでなく，家族や社会のあり方，政策にも関与することが提言された。具体的には，保健医療関連においては，生殖補助医療，安全な人工妊娠中絶，避妊薬の使用，性暴力被害者支援を含めた法制化，支援体制づくり，個々の健康教育など，様々な内容を含んでいる。これらのルーツは必ずしもヘルスプロモーションを目指した成果ではないが，ヘルスプロモーションが女性の健康づくりの有効な戦略となっていることを示している。

2. リプロダクティブ・ヘルス/ライツ（性と生殖に関する健康/権利）

　1994年に国際人口開発会議（カイロ会議）にて，2015年までにだれもが，**リプロダクティブ・ヘルス/ライツ**（性と生殖に関する健康/権利）に関する情報とサービスを受けることができると宣言された。リプロダクティブ・ヘルス（reproductive health）とは，「人間の生殖システム，その機能と過程のすべての側面において，単に疾病，障害がないというだけでなく，身体的，精神的，社会的に完全に良好な状態であること」[1]と定義されており，また，基本的要素として以下の4項目を示している[2]。

①女性自らが妊孕性を調整し，抑制できること。単に避妊だけでなく，不妊の適切な治療を含むこと。

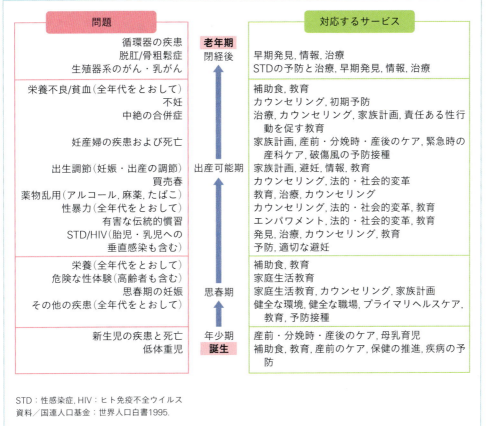

図5-1 ライフサイクルからみたリプロダクティブ・ヘルス

②すべての女性にとって安全な妊娠と出産を享受できること。
③すべての新生児が健全な小児期を享受できること。
④性感染症のおそれなしに性的関係をもてること。

　生涯にわたる健康問題を，誕生から死に至るまでリストアップすると図5-1のようになる。これらを実現するには，母子保健という枠だけではおさまりきれないため政策転換が必要となる。

　リプロダクティブ・ライツ（reproductive rights）とは，リプロダクティブ・ヘルスを享受する権利，そのために自己決定をする権利を指す。女性たちが自己管理でき，情報にアクセスできるようにすることが不可欠である。ヘルスプロモーション活動における公共政策づくり，環境づくりも重要である。

3. セクシュアルヘルス（性の健康）

　2005年にモントリオールで行われた第17回性の健康世界学会にて，「性の健康と性の権利宣言」が採択され，セクシュアルヘルス（sexual health，性の健康）について宣言された。性の健康は，リプロダクティブ・ヘルスよりも包括的な概念とされている。

宣言内容には次の8項目が含まれる。
①すべての人々の「性の権利」を認識し，促進し，保証し，保護する。
②ジェンダーの平等を促進させる。
③あらゆる形態の性暴力および性的虐待を排除する。
④セクシュアリティに関する包括的な情報や教育を広く提供する。
⑤生殖に関する健康（リプロダクティブ・ヘルス）のプログラムの中心的課題は「性の健康」である，という認識を確立する。
⑥HIV/AIDS や他の性感染症（STI）の蔓延を阻止し，状況を改善する。
⑦性に関する悩み，性機能不全，性障害の存在を認識し，それらに取り組み，治療する。
⑧性の喜びは幸福（well-being）の一要素であるという認識を確立する。

4. エンパワメント

1980年にコペンハーゲンで国際連合（以下，国連）による第2回世界女性会議が開催され，女性の**エンパワメント**の必要性が強く主張された。エンパワメントとは，「女性をたんに社会・経済転換の"犠牲者"や"受益者"と見るのではなく，変化を引き起こす力（パワー）を持つ存在と見て，その能力を備える（エンパワー）過程」[3] という意味で使われ始めた。「力」の意味する内容には，自己決定能力だけでなく法的・社会的・経済的能力まで含まれる。

5. 性差医療

性差医療とは，男女における様々な差異によって生じる疾患や病態の違いを念頭に置いて行われる医療を指す。アメリカで普及し，日本でも2000年頃から関心が高まり，2018年には全国で女性専門外来が328か所となっている[4]。性差医療では「傾聴」を重視し，総合医療を目指し，担う内容は以下とされている。
①男女比が圧倒的にどちらかに傾いている病気（自己免疫疾患，骨粗鬆症，うつ病など）。
②発症率はほぼ同じでも，男女間でその経過に差をみるもの（心筋梗塞など）。
③いまだ生理的・生物学的解明が男性または女性で遅れている病態。
④社会的な男女の地位と健康の関連など（ジェンダーと病気の関係など）。

6. 健康教育

女性の健康の維持・増進には**健康教育**が不可欠である。ヘルスプロモーションの視点から健康の意味を問い直し，個人だけでなく集団（家族，地域など）がエンパワメントされ，個人の努力を支える環境整備を意識した健康教育が望まれる。

B 健康生活におけるヘルスプロモーション活動

1. 思春期

1 思春期の特徴

　思春期は，子どもから大人への移行期であり，性的成熟に向かう成長と，精神的自立および経済面での相対的自立へ向かう成長の両方を意味する[5]。日本産科婦人科学会では，思春期を性機能の発現開始，すなわち乳房発育ならびに陰毛発生などの第2次性徴の出現に始まり，初経を経て第2次性徴の完成と月経周期がほぼ順調になるまでの期間と定義しており，現代の日本人では平均的には8，9歳から17，18歳の間であるとしている[6]。

2 思春期におけるヘルスプロモーション活動

　思春期は，特に女性にとっては将来の妊孕性（にんようせい）の獲得，骨量の維持に重要な時期である。この時期に生じやすい問題を理解し，早期に発見・対応することが，将来の健康を支えることにつながる。

❶やせ

　「健やか親子21」最終評価報告書によると，2002年と比較して思春期やせ症の割合がやや減少する一方で，思春期やせ症の前段階とされる不健康やせの割合が，中学生，高校生ともに増加している（図5-2）。

　思春期のやせは，後述の続発性無月経の原因となる。また，将来の妊娠前の母親のやせにつながることで，低出生体重児の出生や，次世代の子どもの将来の生活習慣病発症のリスクが上昇することも指摘されている。

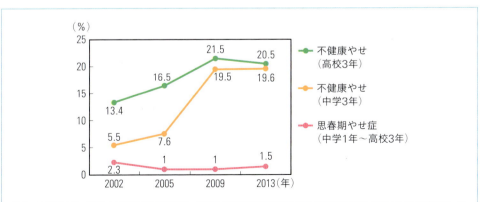

出典／山縣然太朗：「健やか親子21」の最終評価・課題分析及び次期国民健康運動の推進に関する研究，平成25年度総括・分担研究報告書，2014を参考に作成．

図5-2　思春期やせ症・不健康やせの発生頻度

Ⅰ　女性のヘルスプロモーション

思春期の女性に対して，極端なやせ志向による無理な食事制限の危険性と，将来の健康への影響について十分に教育するだけでなく，病的なやせに至る前の変化を，保護者など周囲の大人が早期に発見し，介入につなげることができるよう啓発していく。

❷ 月経異常

(1) 続発性無月経, 遅発性無月経

日本産科婦人科学会では，満18歳以上で初経をみない場合を原発性無月経，満15～18歳の間に初経をみた場合を遅発性無月経と定義している[6]。原因として，染色体異常や卵巣機能不全などがあり，医療機関を受診し，適切な治療につなげていく。

これまであった月経が3か月以上停止した場合を続発性無月経という。初経から数年は無排卵周期で月経周期が不規則であることが多いが，思春期では，減食による体重減少性無月経や，過度の運動負荷による運動性無月経などが多くみられる。女性の骨量は10歳代後半に最大となるが，無月経が持続すると，エストロゲンの不足によって骨吸収が亢進し，骨量の減少をきたす。思春期における低エストロゲン状態は，性成熟期以降の不妊や，骨粗鬆症などにもつながることから，成熟過程の現象か病的な状況かを鑑別し，必要な治療を開始する。

(2) 月経困難症

月経期間中に月経に随伴して起こる病的な症状を月経困難症といい，下腹痛，腰痛，腹部膨満などがみられる。思春期の月経困難症の原因には，月経に対する不安や緊張などの心理的要因も多いが，若年層での子宮内膜症が増加傾向にあり，これらの器質的疾患が原因になっていることもある。

思春期女性やその保護者に対して月経についての正しい知識を提供し，適切な健康観に基づいてセルフケアができるように支援する。

❸ 若年妊娠

2015年における19歳以下の母親からの出生数は1万1929人であり，この年の出生数全体の1.2%を占める[7]。20歳代の母親からの出生率が減少傾向にあるのに対し，10歳代の出生率はわずかな増減があるものの，ほぼ一定で推移している（図5-3）。年齢別の出生数をみると18歳以上での出産が多いものの，16歳未満の出産も200例近く報告されている（図5-4）。

16歳以上の妊娠・分娩は，母体の身体的な問題は少ないとされているが，10歳代の妊娠は**望まない妊娠**であることが多く，初診の遅れや**人工妊娠中絶**につながりやすいことが指摘されている。20歳未満の人工妊娠中絶実施率（女子人口千対）は近年減少傾向にあるものの，10歳代の年齢別人工妊娠中絶件数は，同年齢の出生数を上回っており，その傾向は年齢が低いほど顕著である（表5-1，図5-5）[8]。この年代の女性は，社会的には学校教育を受けている状況であることが多く，産む選択をした場合にも，学業との両立や経済的基盤の脆弱さなどの問題を抱えやすい。若年妊娠の母親に対しては，個々の発達段階や理解能力を見きわめ，ニーズに応じた個別のケアが必要である。

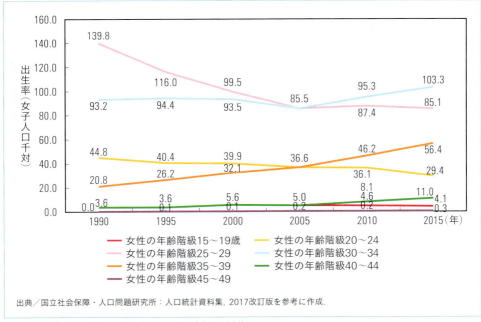

図 5-3 女性の年齢階級別出生率の推移（人口千対）

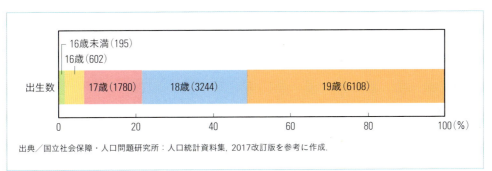

図 5-4 10歳代の母親による年齢別出生数（2015年）

表 5-1 10歳代の人工妊娠中絶件数（2016年度）

20歳未満（総数）	15歳未満	15歳	16歳	17歳	18歳	19歳
14666	220	619	1452	2517	3747	6111

出典／厚生労働省ホームページ：平成28年度衛生行政報告例の概要，http://www.mhlw.go.jp/toukei/saikin/hw/eisei_houkoku/16/（最終アクセス日：2018/8/15）を参考に作成．

　思春期は，心身の成長・発達の著しい時期であり，この時期の過ごし方はその後のライフスタイルにも大きく影響する。思春期には，避妊や妊娠，出産についての正確な知識の提供だけでなく，健康的な性に対する肯定的な価値観や，性に関する自己決定能力，他者との関係調整能力を養うための教育的支援が必要とされている。

I　女性のヘルスプロモーション

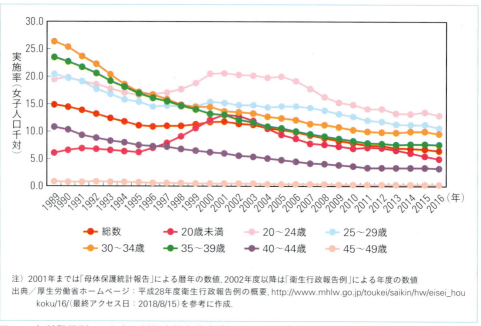

図5-5 年齢階級別にみた人工妊娠中絶実施率（女子人口千対）の年次推移

2. 性成熟期

1 性成熟期の特徴

　性成熟期とは，身体および生殖器が完全に女性としての機能を発揮する時期と定義され，思春期と更年期の間にある生殖可能な期間を指す[6]。女性にとって，性成熟期は身体的・精神的・社会的において，大きな変化の時期ともいえる。妊娠，出産を迎え，これまで親に支えられ頼っていた状況から，子育てが始まり，頼られる存在となる。社会的にも，女性であるだけでなく，1人の母親という役割が追加される時期といえる。昨今では，晩婚，DINKs（double income no kids：共働きで子どもをもたない夫婦），DEWKs（double employed with kids，共働きで子育てをしている夫婦）など多様な性成熟期のスタイルがある。どのような性成熟期を選択したとしても，ヘルスプロモーション活動が必要である。

2 性成熟期におけるヘルスプロモーション活動

❶ 性成熟期とたばこ

　日本における女性の喫煙率の推移をみると，性成熟期にある年代の喫煙率が高い（図5-6）。禁煙に対する認識が高まり，先進国における喫煙が激減し，禁煙志向が高まっているなかで，日本の女性は喫煙率が減少せず横ばいの傾向を示している。たばこのパッケージを比較しても，他国との認識の差が歴然としている。

　たばこは，喫煙者だけでなく，かたわらでたばこの煙を吸った者（受動喫煙者）にも影響

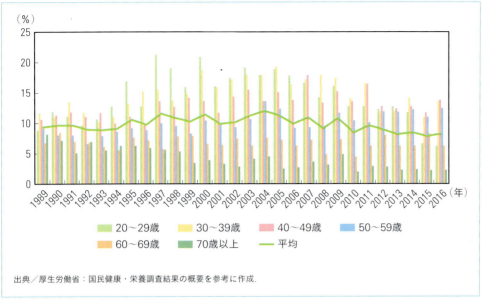

図 5-6 日本における女性の年代別喫煙率の推移

があるのは知られている。そもそも，喫煙者が吸う主流煙に含まれる有害物質の量と受動喫煙者が吸う副流煙に含まれる有害物質の量には差がある。主流煙の有害物質すべてを1とした場合に，副流煙に含まれる有害物質の量は，発がん物質であるニトロソアミンは50倍程度，目を刺激するアンモニアは45倍程度，酸素不足を招く一酸化炭素は4.5倍程度，血流障害を引き起こすニコチンは3倍程度となる[9)〜11)]。主流煙より副流煙による健康被害の影響が大きいことがわかる。

性成熟期における女性の身体への影響は，肌荒れだけでなく，肺がん，胃がん，咽頭がん，子宮頸がんにもなりやすい。妊娠や出産への影響として，排卵発育障害・排卵数の減

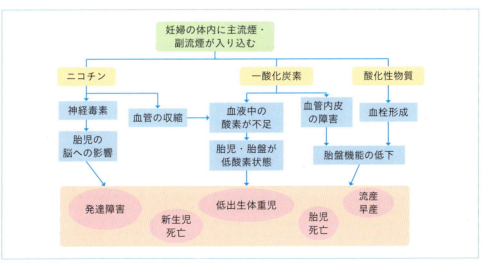

図 5-7 たばこの煙が妊娠・分娩に及ぼす影響

I 女性のヘルスプロモーション　239

少，早期閉経による不妊の原因や胎児発育不全により健康な児が生まれない可能性も高くなる（図 5-7）。

❷ 性成熟期と月経前症候群

月経前症候群（premenstrual syndrome：**PMS**）とは，月経前 3 〜 10 日間の黄体期に続く精神的あるいは身体的症状で，月経発来とともに減退あるいは消失するものと定義されている[6]。PMS の原因は多元的であり，月経前にエストロゲンとプロゲステロンのバランスが崩れることや，生活スタイル，精神的な問題なども要因となっている。症状としては，イライラや憂うつ，腹痛，腰痛，頭痛，頭重感，乳房痛などが出現し，仕事や学業などに支障をきたすことがある。

PMS の症状により日常生活に支障をきたす場合は，薬物療法や漢方療法を行うとよいが，自己対処として適度な運動と食事，保温などによる血液循環改善などもよい。さらに，周囲のサポートが，ストレスを軽減させ症状改善につながることもある。

❸ 性成熟期と子宮頸がん，子宮体がん

（1）子宮頸がん

子宮頸がんは，子宮頸部に発症するがんである。子宮頸がんの主要原因は，ヒトパピローマウイルス（human papillomavirus：HPV）感染といわれているが，HPV 感染で必ず発症するとは限らず，自然治癒に至ることも多い。HPV 感染の子宮頸がん発症率は，3 〜 4 割程度である。

感染経路は性行為であるため，性交経験がある場合は子宮頸がんを発症する可能性がある。子宮頸がんは若年女性に多く，日本では 20 歳以上の女性は 2 年に 1 回の子宮頸がん検診を推奨している。早期発見が早期治療につながり，子宮を温存できることで妊娠や出産に臨める身体を維持できる率が上がる。

（2）子宮体がん

子宮体がん（子宮内膜がん）は，子宮体部の内膜に発症するがんである。危険因子は肥満，

> **Column　プレコンセプションケア**
>
> コンセプション（conception）とは，新しい命を授かること（受胎）を意味する。国立成育医療研究センターでは，プレコンセプションケア（preconception care）に取り組み，将来の妊娠を考えながら，女性やカップルが自分たちの生活や健康に向き合えるように支援をしている。将来の妊娠を考える際には，女性だけでなく，男性も含めて取り組んでいく必要がある。男性も女性もヘルスプロモーションの視点をもつことが，プレコンセプションケアにつながっている。

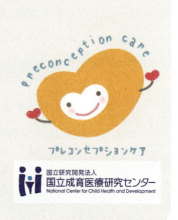

未産，無月経，閉経遅延，乳がんの既往，高血糖，糖尿病，閉経後のエストロゲンのみの投与などである。

　月経不順で月経周期が長い場合はエストロゲンの分泌期間が長くなるため，月経不順の治療を早期に開始し，エストロゲン分泌期間を延長させないことが望ましい。また，子宮体がん細胞の増殖を抑え，妊娠を成立・維持するホルモンであるプロゲステロン（黄体ホルモン）が，晩婚化や挙児希望の数の低下により分泌が減少もしくは消失している現状がある。

❹ 性成熟期と不妊（症）

　不妊（症）とは，生殖年齢の男女が妊娠を希望し，避妊することなく通常の性交を継続的に行っているにもかかわらず，妊娠の成立をみない場合をいう（2015年に妊娠の成立をみない期間を2年から1年にした）[6]。男性と女性の不妊原因率は，ほぼ同率であるともいわれているが，原因不明も5％程度占めており，男性不妊は35％程度といわれている[12), 13]。女性の原因として子宮内膜症や子宮奇形，卵管疎通障害などがあり，男性の原因としては精管機能障害，無精子症などがあげられる。晩婚化も不妊の原因といわれる。不妊治療により，妊娠はするが出産まで至らないことも多い。さらに，高齢出産により，遺伝子疾患のある児の出生率も上昇する。

　性成熟期を安易にとらえず，自分のからだづくりおよびライフプランを見据えた行動をとることで，生涯の健康を保持することができる。

3. 更年期

1 更年期の特徴

　更年期とは女性の加齢に伴う性成熟期から老年期への移行時期であり，わが国では閉経の前後5年の合計10年間とされる。卵巣の機能低下は自然閉経の数年前から始まり，それに伴い特にエストロゲンの分泌量が著しく低下するため，様々な身体的な症状を自覚することがある。

　心理面では，ライフサイクルの節目に差しかかることによって，生活上のストレスに変化が生じる時期でもある。たとえば，月経がなくなることで感じる女性らしさの喪失や，体力の衰えや老化に対する不安の増大，子どもの自立や夫の退職，孫の誕生，親の介護など，家族状況の変化がある。こうした変化にうまく対応できない場合に，不定愁訴などが起こるといわれている。しかし，必ずしもネガティブな変化ばかりではなく，月経からの解放や新たなステージに向けた自分らしさを見つめる大切な時期でもある（図5-8）。

2 更年期の健康問題

　卵巣機能の低下に伴いエストロゲンが欠乏してくると，様々な健康問題が生じる。直接または間接的に関連する症状を図5-9に示す。

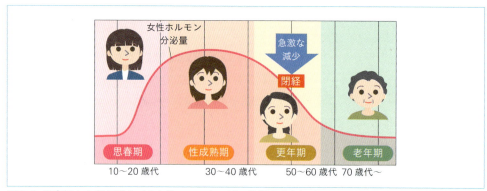

図5-8 思春期から老年期までの女性のエストロゲン分泌変化とライフサイクル

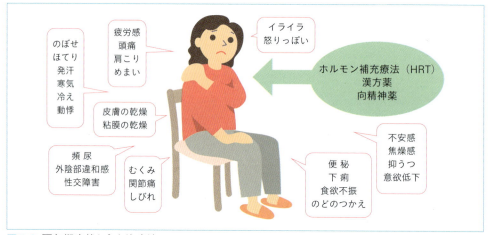

図5-9 更年期症状と主な治療法

❶更年期症状と更年期障害

更年期に現れる多種多様な症状のなかで，器質的変化によらない症状を更年期症状とよぶ。更年期症状のなかで，日常生活に支障をきたす病態を**更年期障害**という。うつ病や甲状腺疾患などは，好発年齢や症状が似ているため，器質的疾患をはじめに除外する。

❷婦人科系の変化

（1）月経周期の変化

卵巣機能の低下に伴い無排卵周期が増え，月経の周期，回数，期間，出血の量にばらつきが生じ，月経不順を自覚することが多い。

（2）性器の萎縮・腟炎

エストロゲンの欠乏により，上皮細胞の割合が減少するため閉経後の腟は萎縮する。また，腟分泌物が減少するため，乳酸と酢酸の産生が減少し自浄作用が低下し萎縮性腟炎を生じやすい。これは閉経後の良性出血としてたびたびみられる。

❸泌尿器科系の変化

エストロゲンの欠乏は骨盤底筋群の弛緩をもたらすため，骨盤臓器脱や腹圧性尿失禁を

生じやすい。また，尿道も萎縮するため，尿路感染症を起こしやすい。

❹骨粗鬆症
骨吸収と骨形成のバランスを維持するエストロゲンがなくなることで代謝のバランス維持にも影響を及ぼし**骨粗鬆症**になりやすい。

❺睡眠障害
更年期によくみられる症状の一つで，ほてりや発汗など血管運動神経症状が夜間に生じると睡眠が障害される。また，この時期の様々な心理社会的ストレスが睡眠障害の原因になることもある。

❻更年期障害の治療
更年期障害の治療法にはホルモン補充療法（hormone replacement therapy；HRT）や薬物療法などがある。日々の生活習慣を見直し，健康維持・増進を心がけ，婦人科や更年期外来，女性外来などで相談するとよい（図 5-9）。

3　更年期の生活とヘルスケア

❶セクシュアリティと健康
この時期の女性は，いつまでも女性としてありたいというアイデンティティ（**セクシュアリティ**）に反し，更年期障害がもたらす心身の不調や，腟粘膜の萎縮，腟の潤滑の低下によって性交痛が生じやすい。さらに，性欲や性的興奮に関与する卵巣から分泌されるテストステロンは，閉経によってほとんど消失する。

また，月経不順があると妊娠の可能性が頭をよぎるので，この時期の性交に対し消極的になる女性もいる。一方で，閉経を迎えると「妊娠する」という機能から解放され，性に対し開放的になる女性や，性行為に必要性を感じなくなる女性など，性に対する考え方には個人差も大きい。

心身の症状の有無や程度，パートナーとの関係や価値観によって考え方は様々であるが，性交痛に対しては潤滑ゼリーを用いることや，パートナーとのスキンシップなどをとおして心身の充実感を高めることができる。

❷健康維持・増進
日本女性の健康寿命は，2016 年には 74.79 歳となった。健康寿命とは人生において継続的な医療・介護に依存しないで自立した生活ができる期間をいう。つまり，多くの女性は閉経後も長い人生を謳歌することになる。更年期は女性のライフサイクルの一部であり，閉経もまたライフサイクルにおける生理的な出来事である。一方で，それは QOL の低下や疾病のリスクの上昇をもたらす可能性がある。この時期に感じる健康上の不安を安易に更年期症状と決めつけず，器質的疾患と鑑別することが大切である。

更年期を健康的に過ごし，次のライフステージに備えるには，変化する心身の声に耳を傾けることが大切である。この時期の心身の変化に理解を示し，医学的にサポートするかかりつけ医を活用し，健康の維持・増進に努める。

更年期女性をサポートするには，主な症状への対症療法だけでなく，その特性をよく理解し，心理社会的因子にも目を向け傾聴し，社会環境の見直しやストレス因子の整理ができるように助言するとともに，本人やその家族が現状について理解できるように情報を提供し教育する。

　また，老年期に備えた健康管理を視野に入れて，喫煙や飲酒の習慣の改善や，規則正しい食習慣や栄養管理，定期的な運動習慣により，症状の改善を図る。また，活動範囲を広げ，社会とのつながりを楽しむことができるよう健康教育をしていく。

C 健康課題（問題）とヘルスプロモーション

1. 性感染症

1　性感染症とは

　性感染症とは，性行為または性行為に類似する行為によって感染する疾患のことである。従来，英語表記では STD（sexually transmitted disease）が用いられてきたが，最近では，発症以前の感染している状況を含めた概念として STI（sexually transmitted infection）という表現を用いるようになった。

2　性感染症の動向

　わが国では「感染症の予防及び感染症の患者に対する医療に関する法律」に基づき，「性感染症に関する特定感染症予防指針」[14]が制定されており，性器クラミジア感染症，性器ヘルペスウイルス感染症，尖圭コンジローマ，淋菌感染症および梅毒を対象として予防指針が示されている。

　後天性免疫不全症候群（acquired immunodeficiency syndrome：AIDS）については，「後天性免疫不全症候群に関する特定感染症予防指針」[15]が制定されており，これらの指針に基づき，性器クラミジア感染症，性器ヘルペスウイルス感染症，尖圭コンジローマ，淋菌感染症は定点把握感染症として指定届出機関から都道府県知事に届出が行われ，AIDS と梅毒は，診断医師からの都道府県知事への届出による全数調査が行われている。

　性器クラミジア感染症，性器ヘルペスウイルス感染症，尖圭コンジローマ，淋菌感染症の報告数は近年ほぼ横ばいであるが，梅毒は 2010 年以降増加を続けており，2013 年以降は梅毒患者における女性の割合が増加している（図 5-10 〜 14）。年齢別にみると，女性では 20 〜 24 歳の報告数が最も多く，男性は 20 〜 40 歳代で報告数が多い（図 5-15）。

　梅毒報告数増加の原因は明らかになっておらず，今後も動向に注意が必要である。

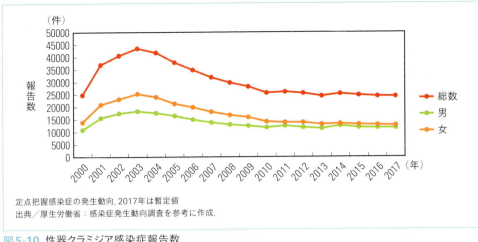

定点把握感染症の発生動向，2017年は暫定値
出典／厚生労働省：感染症発生動向調査を参考に作成．

図 5-10　性器クラミジア感染症報告数

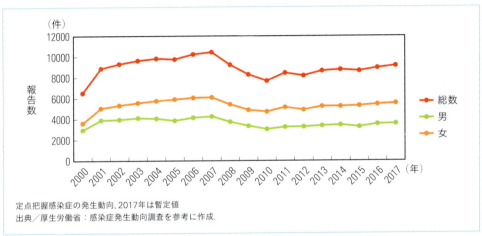

定点把握感染症の発生動向，2017年は暫定値
出典／厚生労働省：感染症発生動向調査を参考に作成．

図 5-11　性器ヘルペスウイルス感染症報告数

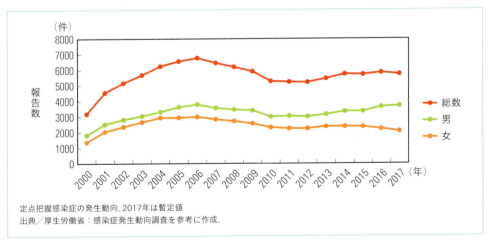

定点把握感染症の発生動向，2017年は暫定値
出典／厚生労働省：感染症発生動向調査を参考に作成．

図 5-12　尖圭コンジローマ報告数

Ⅰ　女性のヘルスプロモーション　　245

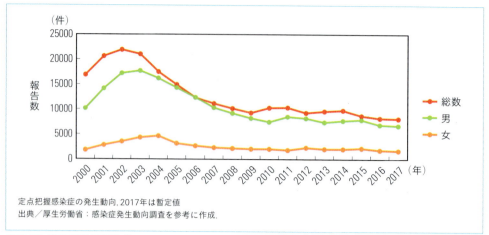

定点把握感染症の発生動向，2017年は暫定値
出典／厚生労働省：感染症発生動向調査を参考に作成．

図 5-13 淋菌感染症報告数

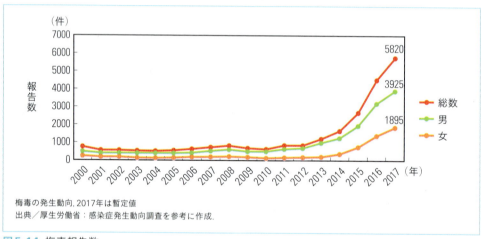

梅毒の発生動向，2017年は暫定値
出典／厚生労働省：感染症発生動向調査を参考に作成．

図 5-14 梅毒報告数

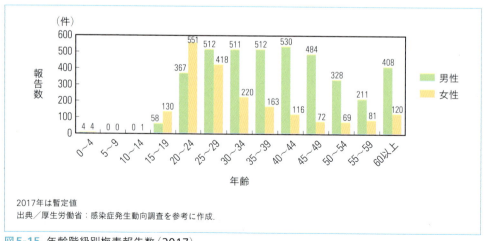

2017年は暫定値
出典／厚生労働省：感染症発生動向調査を参考に作成．

図 5-15 年齢階級別梅毒報告数（2017）

246　第5章　看護の領域別におけるヘルスプロモーション

3 性感染症の概要

❶ 性器クラミジア感染症

クラミジアトラコマティス（Chlamydia trachomatis）による感染症で，わが国では男女共に報告数が最も多い性感染症である。無症候性感染が多く，妊婦健診において正常妊婦の3〜5％にクラミジア保有者がみられる[16]。

女性では，感染後1〜3週間で子宮頸管炎を発症する。子宮頸管炎では帯下の増加，不正出血が最も多い症状である。病原体が尿道口から侵入すると尿道炎を発症し，排尿時痛などの症状がみられる。進行して子宮内膜炎や卵管炎を発症し，不妊症や子宮外妊娠の原因となる場合もある。

妊娠中に感染していると絨毛膜羊膜炎を起こし，流・早産や子宮内胎児死亡，低出生体重児，前期破水などの原因となる。子宮頸管にクラミジア感染があると，分娩時に産道感染し，新生児結膜炎や新生児肺炎の原因となる。

❷ 性器ヘルペスウイルス感染症

単純ヘルペスウイルス（herpes simplex virus；HSV）1型（HSV-1）と2型（HSV-2）による感染症で，再発を繰り返すのが特徴である。

初感染では2〜10日の潜伏期間後に，外性器の瘙痒感や灼熱感，発熱，排尿時痛，外陰部の皮膚や粘膜に水疱や多発性の潰瘍などの症状がみられる。無治療でも約2〜3週間で治癒する。一度感染すると体内で持続感染の状態となり，体力や免疫力が落ちると再発するが，再発型の症状は軽度である。

妊娠中の感染は，免疫能が抑制されるため長期化しやすく，再発しやすい。母子感染の経路としては，胎内感染，産道感染，出産後の水平感染があるが，このうち産道感染が最も頻度が高い。分娩時にヘルペス病変を外陰部に認める場合には，産道感染の防止を目的に帝王切開を選択する。

❸ 尖圭コンジローマ

ヒトパピローマウイルス（HPV）による感染症である。HPVは子宮頸がんなどの発がんに関与するウイルスとしても知られているが，HPVは100種類以上のタイプが同定されており，尖圭コンジローマの原因となるHPVはがんと関連するHPVとは異なるタイプである。

症状として，外陰部や腟内，肛門周囲などに多発性の潰瘍や乳頭状の小さな腫瘍が出現する。痛みは少なく，自然消退することもある。妊娠中に感染していると，HPVの産道感染により新生児喉頭乳頭腫が発生することがある。

❹ 淋菌感染症

淋菌（Neisseria gonorrhoeae）による感染症で，クラミジアと同時感染することが多い。非常に感染性が強く，性交渉の多様化によって咽頭や直腸への感染が増加している。

女性の場合は主に子宮頸管炎を発症する。子宮頸管炎は粘液性・膿性の腟分泌物の増加

I 女性のヘルスプロモーション

がみられることがあるが，女性における淋菌感染は多くが無症候性である。上行感染が起こると急性子宮内膜炎や卵管炎などを起こし，不妊症や子宮外妊娠の原因となる。

淋菌は分娩時の産道感染により，主に新生児の眼に感染し，新生児膿漏眼の原因となる。これを放置すると失明に至るため，日本では出生直後の新生児に抗菌薬の点眼が行われている。近年，抗菌薬の耐性化が進んでいる。

❺ 梅毒

梅毒トレポネーマ（Treponema pallidum）による感染症で，性行為によって粘膜や皮膚の小さな傷から感染する。皮膚や粘膜から血液に侵入し，血行性に全身に散布されて全身症状につながる。梅毒には，無症状で梅毒血性反応が陽性の無症候性梅毒と，有症状の顕症梅毒がある。いずれも診断から7日以内に診断医による都道府県知事への届出が義務づけられている。

母体が感染していた場合，経胎盤的に母子感染し，先天梅毒の原因となる。妊娠中のどの時期でも胎内感染が起こり得る。母体の不顕性感染があるため，妊娠初期の血清抗体検査は重要である。

顕症梅毒は，感染から3週間ほどたつと性器に硬結や丘疹が生じる。しばしば無痛性の鼠経リンパ節腫脹がみられるが，どちらも1か月ほどで消失し，潜伏したまま進行する。感染後2～3か月ほど経過すると発熱や倦怠感，丘疹性梅毒（梅毒性乾癬），梅毒性バラ疹などの全身症状が出現する。外陰部や肛門周囲の硬結，口腔粘膜に乳白色の粘膜疹がみられることもある[17]。

❻ HIV感染症，AIDS

ヒト免疫不全ウイルス（human immunodeficiency virus：HIV）により血液や体液を介して感染する感染症で，わが国では異性間および男性同性間の性的接触が主要な感染経路である。HIV感染から免疫不全状態となると，AIDSを発症する。標準予防策を講じることで，診療行為にかかわる感染を予防することができる。

HIV感染の初期は，インフルエンザ様の症状が数週間続く。その後の無症候期の間に，HIVがCD4陽性リンパ球に感染し，徐々にCD4陽性リンパ球が破壊され免疫能が低下する。これにより，やがてAIDSを発症する。

近年の抗HIV療法の進歩により，感染者の予後が改善された結果，早期治療を開始した感染者は健常者と同等の生活を送ることができるようになった[18]。

4 性感染症とヘルスプロモーション

性感染症は，感染しても無症状であったり比較的軽い症状にとどまることも多い。そのため自覚のないまま感染を拡大させたり，治療を受けずに病気が進行して，不妊症や流産，早産，母子感染などの問題につながる。

予防のために，まずは性感染症とその予防についての正しい知識をもつこと，また，罹患した場合は早期発見，早期治療することである。疑わしい状況があれば医療機関で検査

を受け，パートナーと一緒に治療を進めていく。

2. 周産期における健康課題(問題)

　日本は，妊産褥婦死亡率や新生児および乳児死亡率が低く，安全に出産できる国である。一方で，母親が育児で孤立しやすく，子どもの虐待や母親の産後うつ病などの精神障害が問題となっている。うつ病による自殺者も多いが，周産期によるものかは明らかになっていない。

1 周産期のメンタルヘルス

　周産期は，精神疾患の発症や既往の精神疾患の再発および悪化が生じやすいとされていることから，早期発見と悪化の防止に努める。日本国内では，**子育て支援**のワンストップ窓口として，子育て世代包括支援センターを各市区町村に設置することを定めている。

　また，日本産婦人科医会は，全妊産褥婦に**メンタルヘルス**のスクリーニングを行うことを推奨している。推奨している質問票は，①育児支援チェックリスト，②エジンバラ産後うつ病質問票（Edinburgh Postnatal Depression Scale：EPDS），③赤ちゃんへの気持ち質問票である。この3つの質問票を使用し，妊娠期から産褥期にかけて，母親の育児の状況を包括的に把握する。

　2017年度からは，産後1か月健診だけでなく，産後2週間健診が経済的な負担なく受けられるように費用を助成することが決定した。産後2週間健診の導入によって，早期予防・早期発見が可能となり，適切なケアが行えるようになった。

2 特定妊婦

　特定妊婦とは，2009年の児童福祉法の改正において第6条の3第5項「出産後の養育

表5-2 特定妊婦

❶すでに養育の問題がある妊婦 　要保護児童，要支援児童を養育している妊婦
❷支援者がいない妊婦 　未婚またはひとり親で親族など身近な支援者がいない妊婦，夫の協力が得られない妊婦など
❸妊娠の自覚がない・知識がない妊婦，出産の準備をしていない妊婦
❹望まない妊娠をした妊婦 　育てられない，もしくはその思い込みがある，婚外で妊娠をした妊婦，すでに多くの子どもを養育しているが経済的に困窮している状態で妊娠した妊婦など
❺若年妊婦
❻こころの問題がある妊婦，知的な課題がある妊婦，アルコール依存，薬物依存など
❼経済的に困窮している妊婦
❽妊娠届の未提出，母子健康手帳未交付，妊婦健康診査未受診または受診回数の少ない妊婦 　なお，未受診となった背景を把握することが重要である

出典／厚生労働省雇用均等・児童家庭局総務課：子ども虐待対応の手引き，平成25年8月改正版．https://www.mhlw.go.jp/seisakunitsuite/bunya/kodomo/kodomo_kosodate/dv/dl/120502_11.pdf（最終アクセス日：2018/8/15）．

について出産前において支援を行うことが特に必要と認められる妊婦」と定義された。特定妊婦の明確な考え方としては、2013年に『子ども虐待対応の手引き』の改訂版で示されている（表5-2）。

　2004年には、児童福祉法改正において、要保護児童対策地域協議会が法制化された。要保護児童対策地域協議会の活動は虐待家庭の支援に有効であり、乳幼児死亡を予防するために、特定妊婦や要支援児童（ハイリスク）も要保護児童対策地域協議会の対象に加えられた。特定妊婦は、虐待に移行するリスクが高いといわれており、保健医療従事者は母親を加害者にさせないよう支援していく。

3　糖代謝異常合併妊娠

　2016年の国民健康・栄養調査[19]によれば、日本国内の糖尿病有病者、糖尿病予備軍はそれぞれ1000万人を超えると推計され、妊娠期の女性が糖代謝異常を合併していることも少なくない。

　妊娠中の糖代謝異常には、糖尿病の診断を受けている女性が妊娠した場合の糖尿病合併妊娠と、妊娠中に初めて発見または発症した糖尿病に至っていない糖代謝異常である妊娠糖尿病（gestational diabetes mellitus：GDM）がある。現代では、全妊婦の1割程度に何らかの糖代謝異常が認められる状況である[20]。

　妊娠中は胎盤から分泌されるホルモンの影響により、母体のインスリン抵抗性が亢進する。そのため、糖尿病合併妊娠では血糖コントロールが増悪しやすく、妊娠前から潜在的な耐糖能低下がある女性は、妊婦健診におけるスクリーニングでGDMと診断されると考えられている。

　妊娠初期の高血糖は胎児奇形のリスクとなり、中期以降の高血糖は、巨大児分娩や、それに伴う分娩外傷の原因となり得る。また、GDMと診断された女性は、産後に一度耐糖能が正常化しても、将来糖尿病に進展するリスクが高いことが知られている。

　母親は、「無事に元気な子どもを出産すること」を目標に、妊娠期の厳格な血糖コントロールには積極的に取り組むが、産後は無事に出産した安堵感や育児の負担などから、自分自身の健康管理がおろそかになりやすい。産後の健診や乳児健診などで女性にかかわる各専門職が、子どもだけでなく母親のヘルスプロモーションにも着目し、妊娠中に糖代謝異常のあった女性が、長期的に健康的な生活を送ることができるように支援することが求められている。

4　周産期の問題とヘルスプロモーション

　周産期における健康問題へのアプローチは、ハイリスク側だけを重要視するのではなく、全例の妊産褥婦にアプローチすることで、ヘルスプロモーションを維持できるような支援となる。

　政府は、2001（平成13）年度から母子の健康水準を高めるために「健やか親子21」を

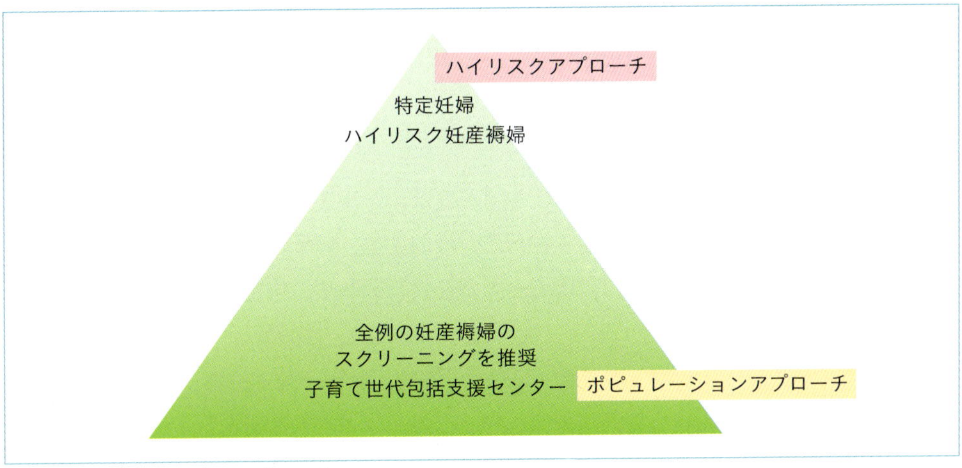

図5-16 周産期におけるアプローチ

（ピラミッド図の説明）
- ハイリスクアプローチ：特定妊婦、ハイリスク妊産褥婦
- ポピュレーションアプローチ：全例の妊産褥婦のスクリーニングを推奨、子育て世代包括支援センター

開始した。2015（平成27）年度に見直しを行い，新たな計画「健やか親子21（第2次）」[21]では10年後に目指す姿として「すべての子どもが健やかに育つ社会」を掲げている。

健やか親子21（第2次）では，3つの基盤課題（①切れ目のない妊産婦・乳幼児への保健対策，②学童期・思春期から成人期に向けた保健対策，③子どもの健やかな成長を見守り育む地域づくり）を設定し，特に育てにくさを感じている親に寄り添う支援と，妊娠期からの児童虐待防止対策を重点課題として取り組んでいる。

子育て世代包括支援センターにおけるポピュレーションアプローチから特定妊婦およびハイリスク妊産褥婦におけるハイリスクアプローチまでの一貫した切れ目のない支援を提供していかなくてはならない（図5-16）。

3. 女性に対する暴力

1 女性に対する暴力とは何か

1993年の国連総会で採択された「女性に対する暴力の撤廃に関する宣言」のなかで，女性に対する暴力とは，「性別に基づく暴力行為であって，女性に対して身体的，性的，若しくは心理的な危害又は苦痛となる行為，あるいはそうなるおそれのある行為であり，さらにそのような行為の威嚇，強制もしくはいわれのない自由の剝奪をも含み，それらが公的生活で起こるか私的生活で起こるかを問わない」[22]と定義されている。その背景として，暴力被害者は女性の割合が高く，加害者は男性の割合が高いという特徴がある。加えて，相手（女性）を支配するための手段として暴力（威嚇や強制，自由の剝奪など）が用いられる社会は女性差別を生み，さらに差別を助長するという問題がある。

日本では，2001年に「**配偶者からの暴力の防止及び被害者の保護等に関する法律**」（以下，**DV防止法**）が制定され，男女共同参画基本計画でも女性への暴力の根絶が掲げられ取り組まれている。女性に対する暴力の問題は社会全体で取り組むべき重要課題である。

2 男女間の暴力とその実態

❶ 性暴力

(1) 性暴力とは

　WHO は，**性暴力**（sexual violence）を「個人のセクシュアリティに対する強制，威嚇あるいは暴力を用いて行われたいかなる性行為，性的衝動，望まない性的言動，性的売買といったあらゆる性的行為であり，被害者との関係性は問わず，自宅や職場に限らずあらゆる状況が含まれる」[23]と定義している。性暴力のなかには，性的暴行（sexual assault）があり，本人の同意がない強制的な性行為（レイプ），性的に身体を触る行為，口腔や肛門性交，性的虐待，近親姦，わいせつ目的に身体を触る行為，レイプ未遂を含む。性暴力は，暴力を用いたあらゆる性的行為であるという理解が重要になる。

　日本では，2017年7月に110年ぶりに刑法が改正され，強姦罪，準強姦罪から強制性交等罪，準強制性交等罪となった。意思に反した性交などが対象となり，今までは女性だけに適応されていたが性別は問われなくなり，非親告罪（被害者などの告訴がなくても公訴を提起できる犯罪）となった。

(2) 性暴力の現状

　WHO の世界各国の研究をまとめた報告書[24]は，性暴力は世界中の至るところで起こり得る暴力であるとしている。アメリカの親密なパートナーと性暴力に関する研究[25]は，女性の5人に1人，男性の59人に1人は，人生のなかでレイプを経験していると報告している。

　性暴力は，望まない妊娠を引き起こし，HIV や他の性感染症の罹患など，身体的な健康状態や女性のリプロダクティブ・ヘルス/ライツに大きな影響を与える。また，DSM-5（Diagnostic and Statistical Manual of Mental Disorders, Fifth Edition）において，トラウマを引き起こす出来事の一つと明記されており，性暴力が精神面に大きな影響をもたらすことも明らかになっている。心的外傷後ストレス障害（posttraumatic stress disorder；PTSD）の発症率が高く，長期間にわたり被害者の健康状態に強い影響を与える（第5章-Ⅱ-C, p.276参照）。

　男女間における暴力に関する調査[26]では，無理やり性交などをされた経験のある女性は7.8%であり，被害女性のうち58.9%はどこ（だれ）にも相談しておらず，警察に連絡・相談した被害女性は2.8%，医療関係者に相談した被害女性は2.8%となっている。2017年度の犯罪白書（法務省）[27]では，強姦989件，強制わいせつは女性5941件，男性247件の認知件数が報告されている。被害者の多くが被害を訴えずにいる現状から，性暴力被害者の認知件数は氷山の一角であり，実数はもっと多いことが推測される。

(3) 支援体制

　内閣府犯罪被害者等施策推進室は，2012年に「性犯罪・性暴力被害者のためのワンストップ支援センター開設・運営の手引」を作成し，被害直後からの総合的支援の提供が必

要であると述べている。総合的支援には，医療，相談・カウンセリングなどの心理的支援，捜査関連の支援，法的支援などがある。現在，全国にワンストップ支援センターが立ち上がっており，支援の体制づくりとともに支援内容の充実が求められている。

2008年には，日本産婦人科医会が「産婦人科医における性犯罪被害者対応マニュアル」を作成し，そのなかで診察の際の看護職者の立会いが明記されており，性暴力被害者支援において看護ケアを提供していくことが求められる。

❷ ドメスティックバイオレンス（DV）

ドメスティックバイオレンス（domestic violence：DV）とは，親密な関係間で起こる暴力をいう。DVは女性の健康や人権を侵害する社会問題として，国際的にも女性の安全と健康を守るための取り組みが行われている。

国内では，DV防止法が制定され，配偶者暴力相談支援センターなどの設置が進み，支援体制が強化されてきた。同法には，医療従事者の役割としてDV被害者を発見した際の通報と情報提供が定められている。

男女間における暴力に関する調査[26]では，女性の31.3％は配偶者から被害を受けたことがあり，女性の13.8％は何度も被害を受けており，被害を受けたことのある女性の15.0％は命の危険を感じた経験があると報告されており，配偶者間の暴力における女性へ被害の深刻さが推測できる。

同調査では，被害を受けた女性の38.2％，男性の69.5％はどこにも相談していないことも明らかになっている。相談先は，家族や親戚，友人・知人が多く，医療者（医師，看護職者）への相談は2.8％であった。DV被害女性の7割は，被害後にけがや精神的不調で医療機関を受診している[28]ことから，医療者がDV被害者とかかわる機会は少なくない実態がある。したがって，医療現場のDV被害者への支援体制を整えることは喫緊の課題である。

❸ デートDV

交際相手，恋人間の暴力被害は「デートDV」とよばれる（表5-3）。背景として「愛情」と「支配」のすり替えによる感情支配があり，過度な嫉妬，監視，相手の時間や空間の独占など，精神と身体の一方的支配である。「恋愛」の名を借りた過度な独占欲は，性支配という暴力を生むリスクとなる[29]。

子どもへの深刻な影響

DVが実際に行われる場は「家庭」である。「児童が同居する家庭における配偶者に対する暴力」は「面前DV」といわれ，児童虐待の防止等に関する法律（児童虐待防止法）には，心理的な児童虐待であると明記されている。

日常的な暴力の目撃は，摂食障害や睡眠障害，不安障害，攻撃的な行動，心的外傷後ストレス障害（PTSD）など，深刻な健康被害をもたらす。安全な親子関係が構築されないことは，子どもの心身の健やかな成長に大きな影響を与える。

表5-3 デートDVの具体例と相談先

> デートDVの具体例
> - 電子メールなどがひっきりなしに届き，すぐに返信しないと怒る
> - 記念日などに高価なプレゼントを買わせようとする（無理な要求と通そうとする）
> - 「裸の写真を送れ」と命令する
> - 「別れたら死ぬ，生きていけない」と自殺をほのめかす
> - 友人と話したり一緒にいたりすると嫉妬する
> - 要求に応じないと不機嫌になる
> - 「お前が悪い」といって殴る
>
> 相談先の例
> - デートDV110番：電話 0120-51-4477，http://ddv110.org

　男女間における暴力に関する調査[26]では，交際相手からの暴力の被害経験の調査も行われ，当時の交際相手から，身体的暴行，心理的攻撃，経済的圧迫，性的強要のいずれかの被害を受けたことがあった女性は21.4%，男性は11.5%であった。命の危険を感じた女性は21.3%，男性は12.1%であった。また，交際相手からの被害によって，生活上に何らかの変化があったのは，女性が72.5%，男性が46.5%であり，「自分に自信がなくなった」「夜，眠れなくなった」「心身に不調をきたした」「転居（引越し）した」「生きているのが嫌になった・死にたくなった」などがあった。相談先は，友人・知人が47.4%と多く，医療者は1.6%，学校関係者は1.0%と低かった。

　デートDVへの対策は，何より予防教育が重要になる。また，被害者が学校関係者や専門機関に相談しやすい支援体制を整えることが必要となる。

3　暴力被害女性のヘルスプロモーション

　暴力は，相手を支配するための手段であり，その背景には不均等な力関係がある。暴力の被害者は，安全が脅かされ自尊心が低下し，主体性が奪われた状況になる。したがって，支援者との対等な関係性のなかで，被害者の自己決定プロセスを支え，被害者が安全で健康な生活に向かい，回復への第一歩を踏み出せるように支援する。被害者を取り巻く人，地域，文化，社会全体が，「暴力は許さない」という信念に基づいた取り組みをすることが必要不可欠である（表5-4）。

男性被害者へのケア

　男性の19.9%は，配偶者から被害を受けたことがあると報告されており，強制性交等罪でも性別による区別はなくなった（強姦罪では，被害者は女性のみであった）。暴力は，関係性のなかで起こるため，男性被害者がいることをきちんと理解し，暴力を許さない社会づくりのなかで，性別にとらわれない被害者支援が必要になる。

出典／内閣府男女共同参画局：男女間における暴力に関する調査報告書，平成29年度調査，http://www.gender.go.jp/policy/no_violence/e-vaw/chousa/pdf/h29danjokan-12.pdf（最終アクセス日：2018/8/15）

表5-4 WHOの性暴力撲滅に向けた3つの予防

第1次予防	暴力を未然に防ぐ手立て
第2次予防	被害者の早期発見，危機介入
第3次予防	被害者の回復および社会復帰を目指した長期フォローアップなど 加害の再予防と問題からの回復・社会への統合

D 看護の役割とその実際

1. 事例1：妊娠糖尿病妊婦への支援

1. 事例紹介

Aさん，38歳，2回経産婦。
既往歴：なし，家族歴：父方祖母が糖尿病。

2. Aさんの今の状態

自然妊娠で第3子を妊娠し，妊娠初期から自宅近くのクリニックで妊婦健診を受けていた。

妊娠27週で妊娠糖尿病と診断され，最寄りの総合病院の産科を紹介され，妊娠糖尿病の管理が始まった。

外来で栄養士による栄養指導を受けて6分割食を開始し，1日2回の血糖自己測定（self-monitoring of blood glucose；SMBG）も導入した。Aさんは分割食やSMBGに真剣に取り組み，インスリンを導入することなく，食事療法だけで分娩まで血糖コントロールは良好に保たれていた。

妊娠38週1日に自然に陣痛が発来し，経腟分娩で2850gの女児を出産した。児は出生後に低血糖になることもなく，生後1日目から母児同室で過ごした。Aさんは，医師の指示のもと産褥入院中は毎食2時間後に血糖値を測定したが，血糖値は100〜120mg/dLで経過した。

産褥経過も良好であり，産褥5日目にSMBGも終了し，母児共に元気に退院した。

3. Aさんに対する支援

❶ 疾患と治療の受容への支援

妊娠糖尿病と診断された女性は，診断直後から血糖コントロールを開始することになるため，疾患の受容と治療への取り組みは同時進行にならざるを得ない。妊娠の限られた期間で血糖コントロール目標を達成できるよう支援する。

Aさんは診断時，「今まで健康に気をつけてきたつもりだったのに妊娠糖尿病になってしまって…。おなかの赤ちゃんが心配です。家族の健康にも気をつかって食事を作ってきたけれど，自信がなくなりました」と暗い表情であった。まずは突然の診断に戸惑い，これまで母親として家族の健康管理をしてきた自分に対しての自信も喪失しつつあるAさんの思いを傾聴し，これから上の子の子育てをしながら血糖コントロールを行う具体的な方法について，ふだんの生活の細かなスケジュールを確認しながらAさんと一緒に考えていった。

❷ 食生活の振り返りと課題の共有

糖代謝異常の治療の基本は食事療法である。食事は生活の一部であり，急に食生活を変えるのは容易ではないことを支援者は十分に理解しておく。現代ではやせの妊婦も多く，食べ過ぎの有無だけでなく，これまでのダイエット歴や生活習慣も含めて把握する。

Aさんに食事記録をつけてきてもらうと，主食は玄米，野菜の摂取量も多く塩分や油の摂取量も少なめであるなど，ふだんから食事内容に配慮していることがうかがえた。血糖値は比較的低めで推移しており高血糖はなかったが，Aさんは夕食時には主食（炭水化物）をまったく摂取せず，そのため次の食事で炭水化物を摂取したときに，血糖値が上昇しやすい傾向にあった。食生活に対する意識の高さの一方で，食事の摂り方にやや偏った印象があったため，妊娠前のこれまでの食生活についても話を聞いた。

Aさんは，家族が肥満体型で祖母が糖尿病だったこともあり，もともと太りたくないという気持ちが強く，思春期の頃からいつもダイ

I 女性のヘルスプロモーション

エットを意識していたこと，糖質制限ダイエットで体重が減ることを体験してから，何年も夕食で主食を食べていないことなどを話した。話をするうちに，Aさんは「健康に気をつけた食事のつもりが，いつの間にかやせていることが目的になっていたのかもしれません」と，これまでの食生活を振り返ることができた。栄養士が現在の食事の摂り方の問題点を説明すると，「作る食事が悪かったのではなく，食べ方が悪かったのですね」と納得し，これまでの食習慣を見直して，胎児の成長のために必要な食事量をバランスよく摂取することに留意するようになった。

❸ 分娩の準備と産後の糖尿病予防への支援

糖代謝異常合併妊娠では，医療者も妊婦本人も血糖コントロールや児の状態に注目しがちであるが，分娩に向けての一般的な準備教育もおろそかにしてはならない。また，妊娠糖尿病では，産後に血糖値が安定しても長期的には糖尿病を発症するリスクが高いため，長期的なヘルスプロモーションの重要性についても伝えていく。

Aさんは妊娠中の血糖コントロールを良好に保ち，無事に出産して退院した。退院前に，次回の妊娠を予定する場合は妊娠前に必ず，そうでない場合も定期的に血糖値を確認することが重要であることを説明し，産後の耐糖能検査*の予約を確認した。

将来の糖尿病のリスクが心配と言いながらもAさんは，「妊娠糖尿病になってよかったです。自分ではずっと健康に気をつけていたつもりだったけど，そうじゃなかったことに気づけた。この子が，『お母さんは将来糖尿病になりやすいから気をつけて』と教えてくれたのだと思います」と笑顔で退院した。

2. 事例2：性暴力被害者への支援

1. 事例紹介

Bさん，18歳，女性，学生。
大学の友人とサークルの飲み会に参加し，初めてクラブに行った。そこで，飲物を飲んだ後に記憶がなくなり，気がついたらホテルのベッドの上だった。知らない男性が隣にいた。性感染症と妊娠が心配でインターネットを調べ，友達に相談し被害からおよそ8時間後に病院を受診した。Bさんは受診費用を心配している。
病院受診までの間に，下着や洋服は着替えていない。うがいをし，お茶を飲んだ。排尿後にビデで洗浄した。排便はしていない。シャワーを浴び，顔を洗った。

2. Bさんの今の状態

来院時のBさんの様子は，とても冷静で淡々としているようにみえた。
月経歴：30日型，最終月経から14日目
妊娠歴：なし，既往歴：なし，アレルギー：なし，交際相手：なし。
住居：学生用アパートで一人暮らし，家族構成：父親，母親の3人家族。

3. Bさんに対する支援

Bさんの状況から起こり得る身体的・精神的リスクをアセスメントする。実際の診療は，産婦人科医が実施するため，診察環境を整えながらBさんを支援する。
表5-5 参照。

性暴力被害女性の被害後早期にかかわる看護職者は，被害女性が安心できる診察環境を整え，自身が診察をとおして回復のプロセスを歩み出せるように意思決定を支え，寄り添ってケアを提供することが求められる（表5-6）。

性暴力被害者支援では，警察やワンストップ支援センターとの連携が重要になる。実際

＊『産婦人科診療ガイドライン；婦人科外来編2017』では，妊娠糖尿病女性には分娩後6〜12週で75g OGTTを勧める（推奨レベルC）としている。

表 5-5 看護診断と達成目標

看護診断	達成目標
#1　性暴力による望まない妊娠の可能性	①緊急避妊薬を内服することができる ②緊急避妊薬の副作用や注意点がわかる
#2　性暴力による性感染症罹患の可能性	①必要な治療薬を内服することができる ②適切な検査時期がわかる
#3　性暴力による身体外傷の可能性	①外傷の治療を受けることができる ②自分の身体の外傷の程度，必要な治療がわかる ③行われた検査（証拠採取）の内容がわかる
#4　性暴力による急性ストレス障害の可能性	①急性ストレス障害の症状がわかる ②帰宅後にストレス障害が生じた際の相談先や対応方法がわかる
#5　性暴力による社会生活の安全が脅かされる可能性	①経済的負担について利用できるシステムがわかり，必要時利用できる ②キーパーソンや相談先を見つけ，孤立しない方法がわかる

出典／加納尚美，他編：フォレンジック看護：性暴力被害者支援の基本から実践まで，医歯薬出版，2016，p.137 を参考に作成．

表 5-6　性暴力直後の看護介入のポイント

❶被害にあった人が安全と感じる環境を提供する
❷共感的に話を聞き，批判をしない。二次加害*をしない
❸「悪いのは加害者であって，あなたではない」というメッセージを伝える
❹診察，検査，処置，治療は一つひとつ説明し，同意を得てから行う
❺医療処置や警察の捜査を優先せず，本人の希望を最優先する
❻性暴力の有無の判断は支援者，医療者の役割ではない
❼急性ストレス障害（ASD），心的外傷後ストレス障害（PTSD）について認識を深め，症状を理解し対応する
❽告訴に備えての診療にも対応する（証拠採取，記録，傷などの写真撮影，診断書の発行）
❾自分で選択して進むというプロセスが被害者の自己決定権を回復させることを理解しかかわる

＊二次加害：セカンドレイプともいわれ，性暴力被害者が，加害者からではなく，支援者を含めた第三者に傷つけられることである。二次加害は，被害者をより傷つけ二次被害をもたらす。

の証拠採取は，警察のレイプキットを使用し実施する。受診費用も助成制度（各都道府県によって詳細が異なる）がある。被害直後の医療の役割は，身体的・精神的支援を行い，その後の支援につなげることである。

性暴力被害者支援看護職（SANE）

　日本における性暴力被害者支援に関する看護職者の教育として，女性の安全と健康のための支援教育センターが，2000 年から性暴力被害者支援看護職（sexual assault nurse examiner；SANE）養成講座を開始し，現在約 400 名の修了生がいる。日本でのSANE 普及を目指し，看護師，助産師，保健師を対象に，アメリカと同様に 1 年間 40 時間以上の講座を受講する。
　2014 年には，日本フォレンジック看護学会が設立され，暴力と虐待の防止とケアに向けて活動が始まっている。フォレンジック（forensic）とは法医学のことである。

I　女性のヘルスプロモーション　257

II 精神のヘルスプロモーション

精神の健康

1. 精神の健康(メンタルヘルス)とは

　1999年に開催されたWHO総会では,従来の健康の概念である「身体的」「精神的」「社会的」な健康のほかに,「スピリチュアル (spiritual)」な健康を付け加えることが提案されたが,激しい論争の末にこの提案は保留という結果になった(第1章-I-B-5〔p.6〕参照)。その議論から20年近く経過しているが,現在のスピリチュアルな健康の位置づけはどうであろうか。日本語では以前は「霊的」と訳されることが多かったが,ここ数年は「スピリチュアル」のままとされ,従来の「霊的」「霊魂」という言葉がもつ束縛から解放されつつある。

　WHOの定義に戻るが,現在のところ,**メンタルヘルス**（mental health,**精神の健康**,**心の健康**）は,単に悩みや悲しみのない,幸福感や満足感でいっぱいの平穏無事な状態をいうのではない。たとえ悩みがあっても,それを解決できる力をもっていること,また,悲しいことがあったとしても,それに耐える力をもっていることなど,解決・対処する力がある状態を健康であると考えられている。WHOの定義では,メンタルヘルスとは,「人が自身の能力を発揮し,日常生活におけるストレスに対処でき,生産的に働くことができ,地域社会に貢献できるような良好な状態 (a state of well-being) である」,そして精神的な健康と安寧とは,われわれの個人としてまた集団としての力量のことであり,「思考し,感情を表出し,相互に交流し,働き,人生を楽しむ」ための基盤であるとしている[30]。厚生労働省による定義では,心の健康とは「自分の感情に気づいて表現できること(情緒的健康),状況に応じて適切に考え,現実的な問題解決ができること(知的健康),他人や社会と建設的でよい関係を築けること(社会的健康)」[31]としている。また,精神の健康がQOLに影響することについても言及している。

　メンタルヘルスの基準として明確に定まっているものはなく,単に障害の有無ということでもない。器質的な疾患がないのにいつも不調を感じている人や,精神的な障害がなくても,社会で疎外感や生きにくさを感じている人もいる。病気がないという人であっても,その健康レベルは様々である。一方で,障害をもちながらも逆境に耐え,自分自身の考えや価値観をしっかりともち,健常者より充実した生活を送っている人もいる。すなわち,自分らしく生きること,生きているという実感をもって生活しているということが心の健康の1つの指標になっているといえる。筆者は,相手の立場に立って誠実に真摯に思いやることが,メンタルヘルスの鍵を握っているのではないかと思っている。

2. 心の機能と発達

1 心の機能

　心を理解するために，まずは心の機能を知らなければならない。医学や生物学をはじめとする自然科学の分野において，心を理解するためにこれまで様々な取り組みがなされてきた。心は，以下にあげるような諸機能が統合されたものと考えることができる。

❶意識
　意識は精神的活動全体の場であり，この場の明るさや広がりから覚醒の程度を表す指標になる。外部からの刺激に適切に反応でき，外界に十分な注意を向けられ，自分の状況について正しく認識し，誤りのない記銘力があり，周囲の出来事を正しく理解し，思考のまとまりがある状態を「意識が清明である」という。

❷知能
　知能は目の前の出来事や状況を分析し判断する能力であり，学習能力，抽象的な思考能力，課題への処理能力などが統合されたものである。臨床的には，記憶力，計算力，判断力，思考力などによって評価する。知能の程度は通常，知能指数で示される。

❸記憶
　記憶とは，新しい情報（知覚や体験など）が取り込まれ保存されることをいい，後で想起する機能をもっている。すなわち，新しい事柄を印象づける（覚える）【記銘】，記銘されたものを維持する【保持】，保持されたものを再び意識にのぼらせる【再生】，再生されたものが過去に記銘されたものと同一であると確認する【再認】の4つの機能で構成されている。

❹感情
　快，不快を中心とした主体的な感じや気持ちをいい，不安，抑うつ，爽快など様々な広がりをもっている。情動，気分という用語もほぼ同義に使用される。

❺欲動と意志
　欲動は，人間を行動に駆り立てる内在的な心的エネルギーで，身体的欲動（食欲，性欲，睡眠欲など）と精神的欲動（愛，承認，名誉など）があり，身体的欲動は意志によって統制される。

❻知覚
　知覚は感覚器によって得られた情報を，ある意味づけをもって認知する働きである。外界からの刺激は感覚器をとおして身体に入り，大脳皮質に到達する。脳がその情報をもとに外的な刺激を判断する。

❼思考
　直面している課題に関して，いくつかの観念を思い浮かべて整理・統合し，それを分析・解決する働きである。思考の内容とともに，その流れが重要である。

❽ 注意

同時に存在する複数の対象のなかから,自分の行動に関連する対象に焦点を合わせる機能をいう。

❾ 自我意識

自己についてもっている意識で,心を自分で統合・制御しているという感覚を伴う。能動性(自分の体験を自分がしているという意識),単一性(自分は1人であるという意識),同一性(自分が過去から現在まで同一であるという意識),限界性(自分が外界から区別されているという意識)の4つの意識が自分というものをつくっている。

❿ 性格

感情,意志,行動における個人的な特性をいう。性格は感情面の先天的な素質である気質を基盤とし,後天的な要因(環境,しつけ,教育など)が加わって発展し形成される。

2　心の発達

人間は誕生してからしだいに成長して大人になり,徐々に年をとり,やがて死に至る。心もまた身体的な成長に伴って発達し成熟していく。人間の心の発達に関しては多くの理論があるが,エリクソン(Erikson, E. H.)の発達理論では人生を8つの段階に分けて説明しており,精神医学はもちろん,心理学や社会学などの領域にも影響を与えている(詳細は,第2章-Ⅲ-A,p.90参照)。

B 健康生活におけるヘルスプロモーション活動

1. 家庭における精神保健活動

1　現代の家族とその課題

現代の家族の形は様々である。核家族の増加はいわれて久しいが,その家族構成員も夫婦のみの他,両親と子ども,父親や母親の一人親と子ども,両親が再婚しそれぞれの子ども(ステップファミリー),また同性の両親と血縁関係のない子が暮らす家族など多様化している。家族の形態については,固定観念でとらえずその多様性を認めかかわっていくことが大切である。

また,共働き世帯が増えており,夫婦(パートナー)や子どもが共有する時間が短くなり,お互いの気持ちを察したり,相手の変化に気づくことが難しくなっている。そのため,言葉にして気持ちを伝えることや共にいる時間をつくろうという気持ちを意識的にもつことが必要である。

家族のヘルスプロモーションをサポートする看護職者に必要なことは,このような家族形態の多様化や家族のつながりの変化を認識したうえで,一人ひとりの家族構成員をみる

とともに，家族を一つのまとまりととらえることである。そして，その家族がどのような時間を共有しているのか，様々な問題解決をどのように図っているのか，家族がまとまるようなコミュニケーション機能が働いているのかなどについて，積極的に知ることが大切である。個人の成長・発達段階には課題があり，その課題を乗り越えるときに危機があるように，家族にも成長・発達の段階や課題があり，危機が訪れる。家族がそれらの危機をうまく乗り越えられるようにサポートすることで，危機は家族の成長につながる。

核家族化が進み個人を尊重する意識が高まるなかで，個人情報をどこまで聞いてよいのか，時として看護職者も戸惑うことがある。しかし，ヘルスプロモーションを促進するための専門職であるという高い倫理観と意識をもってかかわっていくことが大切である。

2 家庭における精神的な危機的状況とその対処

家庭における危機と精神的問題に着目すると，核家族の増加など家族構成員の減少により，家族構成員個々の問題が表面化しやすく大きな問題になりやすいことがあげられる。たとえば，二世帯，三世帯が共に暮らす大家族においては，子どもの**不登校**や親の失業，高齢者の介護の問題は家族という枠組みの中では小さな問題であったが，家族構成員が少ない場合，すぐさま大きな問題になってしまう。

❶虐待

近所づきあいが希薄になりつつある現在，相談相手がおらず孤立化する家庭が増えている。子どもをうまく育てられない**育児不安**をだれにも相談できず，しつけと称した身体的虐待，子に「お前なんか産まなければよかった」と言うような心理的虐待，親としての子どもを育てるという役割自体を放棄するネグレクト（養育拒否），親による性的虐待など，子への虐待は現代の大きな問題となっている。

こうした虐待は，子ども自身に問題がなく親のストレスのはけ口として行われることが多い。つまり，親のストレスコントロール，心理的寂しさや孤立感から生じた行動ともいえる。一方，虐待をされる，特に幼少期や児童期の子どもは自分の気持ちを言葉に出してうまく表現することができず，また親の虐待は自分が悪いからだと，自責的に物事をとらえやすい。さらに，深刻な状況ほど他者に話せないこともあり，学校の健康診断で身体に暴行の跡が見つかったり，親のネグレクトから清潔が保てないためう歯（虫歯）が多い，栄養状態が悪いためのやせなどによって周りの人が気づくことが多い。学校や地域，近隣との連携，児童相談所（子ども家庭センター），警察など様々な機関との連携は，親と子の両者を助けることにつながる。なお，子ども時代に受けた虐待はトラウマ（心的外傷後ストレス障害については，第5章-Ⅱ-C，p.276参照）として成人期における問題に発展していくことにも注意したい。

虐待については，特に介護が必要な高齢者がいる家庭でも問題になっている。高齢になった親や配偶者に対し，身体的虐待，心理的虐待，介護や世話の放棄，性的虐待，必要なお金を渡さない，本人のお金であるにもかかわらず無断で使うなどの経済的虐待がある。

Ⅱ 精神のヘルスプロモーション

高齢者虐待についても，被介護者だけの問題ではなく，虐待する側のストレスが強く影響している点を忘れてはならない。

❷ 依存症

家庭における精神的問題としては，アルコール，買い物，ギャンブル（賭け事），インターネットなどに日常生活を脅かすほどのめりこむなど，様々な依存症（物質関連障害）やアディクション（addiction，嗜癖）があげられる。現状では，本人や家族など周囲の人に病気という認識が薄く，「意志が弱い」という理由ですませてしまう風潮がある。しかし，依存症は病気であり，治療の対象であることを本人や周囲の人は自覚し，認識することが必要である。

「アルコール依存症＝アルコール使用障害」に関しては断酒が基本とされてきたが，依存症になる前から徐々に酒量を減らす減酒も効果があることなど，治療法は変化しつつある。依存症は早期治療や，治療を受けやすい環境づくりが大切である。

なお，ギャンブル依存，インターネット依存などは今後の大きな社会問題となることが予測され，専門職だけでなく，広く人々に知識を普及し，治療システムを構築することが望まれる（第5章-Ⅱ-C，p.274参照）。

2. 学校における精神保健活動

1 学校教育の動向と問題

インターネットの普及がめざましい現在，小さい子どもをもつ親が子育ての道具としてスマートフォンを活用するなど，情報通信技術（information and communication technology：ICT）は私たちの生活にとって必需品になりつつある。このような環境のなかで育つ子どもにとって，ICT や SNS（social networking service）によるコミュニケーションはすでに身近な存在である。小学生でもインターネットを介して様々な情報に触れる機会が増えた一方で，正確な情報の取捨選択という判断能力を獲得する前から，感覚的な面白さで様々な情報を得ることができることによる問題も生じている。たとえば，SNSで知り合った相手が優しい言葉をかけてくれ，以前からの友人のように心理的距離が近くなり，無防備に会うことで生じる事件が増えている。

インターネットゲームをしているうちに，いつの間にか大金を使ってしまうなどの問題も生じている。そこまで至らなくても，長時間の使用による眼精疲労，睡眠不足，それに伴う生活習慣の乱れ，集中力の低下や学業不振など，様々な問題が生じている。

内閣府は，2009（平成21）年に施行された青少年が安全に安心してインターネットを利用できる環境の整備等に関する法律（以下，青少年インターネット環境整備法）により，施行状況のフォローアップ調査を行っており，2018（平成30）年に発表された実態調査[32]では，平日1日当たりの利用時間は，小学生約1時間37分，中学生約2時間29分，高校生は約3時間34分であった。このような状況のなか，WHOでは，オンラインゲームにより

学業や日常生活に大きな支障をきたす状態が12か月以上続く症状を，ゲーム障害（gaming disorder）として国際疾病分類に加えると発表した。

終日ひきこもってゲームをするなどして日常生活のリズムが乱れ，睡眠障害，自律神経失調症，学業不振，不登校，ひきこもりにつながる場合がある。早期に改善できるよう，家庭をはじめ学校と協力しつつ子どもを見守り，必要時医療につなげていくことが望ましい。

子どもの成長時期に合わせて情報の閲覧制限（フィルタリング）を行うことも1つの手段である。ヘルスプロモーションの観点からは，情報リテラシー教育の推進，時間の自己管理能力の育成，家族，友人，近隣住民などと対面する時間をもち情報機器にすべてをゆだねないような人間関係づくりが必要である。一方でその使いやすさや身近さを活用し，厚生労働省は自殺予防対策としてメールやSNSで相談できるような窓口を民間団体の支援と共に行っている。インターネットとうまく付き合いながらヘルスプロモーションを推進していく時代となっている。

2 学校教育における精神的な危機的状況とその対処

❶ 不登校

不登校については，家庭の問題（経済的問題や生活上の問題），勉強についていけず学校に興味がもてなくなる学業の問題のほか，**いじめ**（最近ではSNSによる不特定多数からのいじめや，友人からのネットを介したいじめなどがある）などが理由としてあげられている。いじめは，自殺や**ひきこもり**に発展する場合がある。

自殺やひきこもりのなかには，**小児うつ**や統合失調症などの精神疾患を発症している場合があり，判断が難しいケースもある。精神疾患についての理解を深め，早期の治療につなぐなどの対応も必要である。対応が遅れるとひきこもりが長引き，本人だけでなく家族が社会から取り残される事態となる。現在，親が80歳代，ひきこもりを続けている子どもが50歳代となり，親の年金だけに頼った生活から親が病気や介護が必要になり，経済的な困窮が生じるという「8050問題」が社会問題となっている。

❷ 発達障害

現在，「心のバリアフリー」または「インクルーシブ教育」*を掲げ，障害の有無にかかわらず共に学ぶ環境・教育システムを構築しているなかで，発達障害（自閉症スペクトラム障害）をもつ子どもも，障害をもつ子ではなく，個性をもつ子という考え方に移行しつつあり，学校には支援員が配置されている。

発達障害は脳機能障害の一つで，知的障害を伴わない場合が多く，周りの人が気づきにくい。コミュニケーションが不得意で，相手の気持ちを汲み取ったり察したりできない，

---

* **インクルーシブ教育**：障害の有無にかかわらず，共に学ぶことをとおして共生社会の実現に貢献しようという考えから，「可能な限り障害者である児童及び生徒が障害者でない児童及び生徒と共に教育を受けられるよう配慮しつつ，教育の内容及び方法の改善及び充実を図る等必要な施策を講じなければならない」（障害者基本法16条）と定められた。

順番が待てない，こだわりが強い一方で忘れっぽいなどいくつかの特徴がみられる。また，鏡に映る自分の姿を見て整えることができるが，見えていない後ろ姿を想像できず，ズボンやスカートからシャツが出ているなど身なりを整えられないこともある。通常の人より音に敏感であるということもわかってきている。このように，現れ方に個別性はあるものの「空気が読めない子」というレッテルを貼られ，「みんなと違う」ということでいじめの対象になることもある。

こうした特徴を明らかにすることは，生きにくさや生活のしにくさを解消していくことにつながる。また，本人や家族だけでなく，周囲にいる人に対しても知識の普及に努めていくことが，国民全体の心のバリアフリーにつながることを忘れてはならない。

3. 職場における精神保健活動

1 職場環境の変化と職業性ストレス

2017（平成29）年の厚生労働省の労働者健康状況調査[33]によると，労働者の約6割が強いストレスを感じており，仕事の量や質，人間関係がその主な原因であった。1998（平成10）年から自殺者が年間3万人を超える数で推移しており[34]，個人の問題ではなく国として自殺対策に取り組まなくてはいけないと，2006（平成18）年に自殺対策基本法が制定された。

2017（平成29）年の警察庁資料[35]によると，勤務問題を理由とする自殺者は1991人で，うつ病が多いことなどから，**職場のメンタルヘルス**が注目されている。

2016（平成28）年に自殺対策基本法が改正され，現在，自殺総合対策推進センターが中心となって，自殺対策を地域レベルでより現実的に行っていく動きになっている。さらに，勤労者に対して，国は労働安全衛生法を一部改正し，2015（平成27）年から事業所（従業員50人以上の事業場）において，必ず従業員全員が**ストレスチェック**を受けることを義務づけた。これはトータルヘルスプロモーションの一環でもある。

2 職場における精神的な危機的状況とその対処

現在の職場環境は，それまで年齢や勤務年数で職位や給料が上がっていくという年功序列制度から，年齢，経験に関係なくどのような成果を上げたかが評価される能力成果主義となってきた。これは労働時間にとらわれず成果を上げれば認められることもあり，長時間労働の問題の解消という意味ではメリットである。しかし，成果だけで評価されるということは，それまでの過程，つまり目に見えない努力は評価されにくく，精神的ストレスも大きくなるデメリットもある。こうした状況から，うつ病や自殺につながる問題として，大きな課題となっている。

❶うつ病

うつ病に関しては，まじめで几帳面な人がなりやすい病気で，心のエネルギーを消耗し

きってしまうので自分では気分転換ができないといわれてきた。しかし、現在はうつ病でもいろいろなタイプがあることが明らかとなり、職場には行けないが休職すると良くなり、海外旅行や遊びなど、気分転換を図れるという人も増えている。どちらにしても仕事ができない状況は同じであるが、後者のタイプは、イライラしたりつらいときにそのときの気分を記述するなどして自分の気持ちや感情をコントロールすることで改善する可能性がみえてきた。

また、うつ病になると「自分が休むことで周囲に迷惑がかかる」と考えすぐに仕事を退職する判断をしがちであるが、リワークプログラムによって徐々に**職場復帰**ができるというサポートが増えており、病気をもちながらも社会とのつながりを絶たないという選択肢もある。一方で、うつ病の同僚が休んでいる間に、サポートする周りの人が疲弊しうつ病を発症するという連鎖も現実には起きている。

❷ ハラスメント

職場のパワーハラスメントとは「同じ職場で働く者に対して、職務上の地位や人間関係などの職場内の優位性を背景に、業務の適正な範囲を超えて、精神的・身体的苦痛を与える又は職場環境を悪化させる行為」[36]と定義されている。職務上の地位や優位性というのは、必ずしも上司から部下に行われることとは限らず、部下から上司の場合も含まれる。このほか異性、同性にかかわらず性的な言動によるセクシュアルハラスメント、妊娠している人に対して不当な扱いをするマタニティーハラスメントなどがある。厚生労働省は、人格を否定するハラスメントを6つの類型（身体的な攻撃，精神的な攻撃，人間関係からの切り離し，過大な要求，過小な要求，個の侵害）に分けている（表5-7）。

以上のように、ハラスメントの深刻化や長時間労働の問題により、上司が部下に注意できない、部下を定時に帰宅させ上司が部下の仕事を担う、また上司、部下にかかわらず職場でできなかった仕事を自宅に持ち帰って行うなどの負担の偏りが生じている。職場において各自設定された目標を達成すれば、労働場所や労働時間は個々の裁量に任せるという裁量労働制も検討されており、自分でヘルスプロモーションの力をつけコントロールしていくことが課題といえる。

表5-7 職場のパワーハラスメントの6類型

身体的な攻撃	暴行・傷害
精神的な攻撃	脅迫・名誉毀損・侮辱・ひどい暴言
人間関係からの切り離し	隔離・仲間外し・無視
過大な要求	業務上明らかに不要なことや遂行不可能なことの強制、仕事の妨害
過小な要求	業務上の合理性なく、能力や経験とかけ離れた程度の低い仕事を命じることや仕事を与えないこと
個の侵害	私的なことに過度に立ち入ること

これらは職場のパワーハラスメントに当たりうる行為のすべてについて網羅するものではないことに留意する。
出典／厚生労働省ホームページ：職場のパワーハラスメントについて、https://www.mhlw.go.jp/stf/seisakunitsuite/bunya/0000126546.html（最終アクセス日：2018/7/31）．

Ⅱ 精神のヘルスプロモーション

4. 地域における精神保健活動

1 地域精神保健の動向

　地域において精神的なヘルスプロモーションを図る専門機関の一つとして**精神保健福祉センター**があげられる。これは，精神保健及び精神障害者福祉に関する法律（以下，精神保健福祉法）によって，各都道府県または政令指定都市に設置することが定められている。具体的な活動は各地域により特徴があるものの，精神保健福祉の向上と障害者福祉を推し進めるための支援を行うところである。たとえば，心の病気などで困っている本人や家族，あるいは住民などからの精神保健福祉に関する相談に乗ること，精神保健福祉の専門家らに対して技術指導や助言を行うこと，患者会や家族会などの組織づくりの支援や地域の精神保健福祉の実態調査，知識の普及啓発を行うことなどである。

　なお，保健所と精神保健福祉センターの違いは，法的根拠，つまり保健所は地域保健法に基づく機関，精神保健福祉センターは精神保健福祉法に基づく機関であるということである。

　このほか，地域の民生委員および児童委員があげられる。この仕事は厚生労働省に委嘱された公的役割で，地域住民，子育て，介護などの身近な相談役を担うものであり，ボランティア精神のもと成り立っている。なお，民生委員法に基づいた民生委員は，同時に児童福祉法による児童委員も兼ねている。

2 地域における精神的な危機的状況とその対処

　核家族化，単身の高齢者，あるいは老老介護といわれるように，介護をする側もされる側も高齢者であるという高齢者世帯は増えている。単身の高齢者が自宅で亡くなり，何日も気づかれなかったというような問題も起きている。人に迷惑をかけたくないという強い気持ちでいる高齢者が，人に頼るタイミングを逃して身体的・精神的・経済的援助を受けられないまま，病死あるいは自殺で亡くなるケースもある。

5. 保健医療従事者における精神保健活動

　保健医療従事者においては，近年の医療の高度化や疾患分類の細分化による多くの知識と技術の習得，医療事故を含めたリスク管理，患者および家族だけでなくスタッフとのコミュニケーションのあり方など，非常に多くの事柄への対応が求められており，精神的な負担が大きくなっている。なかでも看護職者は，業務上，不規則な勤務形態や身体的過重労働となることが避けられないこともあり，ストレスなどのメンタルヘルスの問題は，自身の病気や休職，離職などにもつながる可能性のある非常に重要な問題といえる。

　このような背景から，保健医療従事者のメンタルヘルスに対する働きかけとしては，質問紙などを用いたストレスなどのスクリーニングや，管理者およびスタッフに対するヒア

リングなどから医療従事者の置かれている現状を把握し，ストレスおよびアンガーマネジメント研修やフォローアップ研修，またそれを実施する管理職に対する支援など，実際に働いている職場の環境の改善にも焦点が当てられている。さらには，リエゾン精神看護専門看護師を配置して，スタッフのメンタルサポートを実施している医療施設もある。

1 保健医療従事者の精神保健の現状

厚生労働省の 2017（平成 29）年度の過労死等の労災補償状況[37]における精神障害に関する事案の請求件数をみると，業種別では「医療，福祉」が 313 件で最多となっている。看護職者においては，日本看護協会が発表した 2011 年の病院看護実態調査[38]によると，1 か月以上の長期病気休暇を取得した看護職者の 35.7% がメンタルヘルス不調によるものであり，身体的な理由では病気休暇が約 1/3 にも上っている。

このような状況に対し，わが国では保健師助産師看護師法や看護師等の人材確保の促進に関する法律の改正などにより対処してきた。日本看護協会の報告書から離職率の年次推移（図 5-17）をみると，2007 年をピークに低下してきており，これらの取り組みに対して一定の評価をすることができる一方で，2017 年の病院看護実態調査[39]では，看護職者の離職率が常勤で 10.9%，新卒者で 7.6% であり，近年横ばいの状況が続いている。このように，看護職者の精神の健康に対する保健活動は，いまだ十分とはいえない状況である。

2 看護職者における精神的な危機的状況とその対処

看護職者は，対人サービスのなかで，特に人の人生にかかわる仕事であり，生命の誕生から死に至る過程に携わることになり，精神的な重圧から多大なストレスにさらされる職

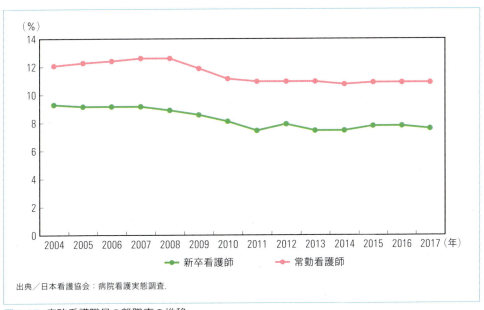

出典／日本看護協会：病院看護実態調査．

図 5-17 病院看護職員の離職率の推移

Ⅱ 精神のヘルスプロモーション

業といえる。

❶新卒看護師の場合

新卒看護師は，知識と技術が未熟な状態で臨床場面に対応しなくてはならず，基礎教育終了時点の能力と現場で求められる能力とのギャップから**リアリティショック**（Column, p.268 参照）という状態に陥りやすいとされ[40]，早期離職につながる可能性がある。具体的な活動としては，新卒看護師に対しては，スムーズに職場に適応できるようプリセプターシップの導入や新人の教育研修体制の充実などが図られ，2010年には新人看護職員の研修が努力義務化されるなど，法律の面からもメンタルヘルスへの働きかけが実施されるようになった。

❷現任看護師の場合

看護師は，過剰労働や不規則な勤務体制という労働環境，患者および家族など多様な人とかかわる心理的な疲労により，ストレス症候群である**バーンアウト**に陥りやすい（Column, p.269 参照）。バーンアウトは早期離職との関連も明らかにされており[41]，看護師の定着率にかかわる現象であり，医療事故や患者の満足度の低下[42,43]など看護の質にもかかわる。

看護師のストレス対策としては，勤務時間選択制，フレックスタイム制だけでなく，短時間正職員制度など，柔軟な勤務・就職形態の導入や，夜勤時間の調整を含めた労働条件の見直しが図られ，看護師のメンタルヘルスに対する包括的な支援がなされている。

Column リアリティショック

リアリティショック（reality shock）とは，クラマー（Kramer, M.）が「数年間の専門教育と訓練を受け，卒業後の実社会での実践準備ができていないと感じる新卒専門職者の現象，特定のショック反応である」[1]と定義した現象で，日本では1980年代に紹介され広まった[2]。日本においては「新人看護師が実際に職場で仕事をしたときに感じる現象や特定のショック反応」「現実と理想のギャップ」と解釈され，新卒看護師の離職にも影響する問題とされている。

リアリティショックに陥る時期に関しては，就職後3か月前後と報告されており[3,4]，その要因は，職場での人間関係，看護実践能力の不足，身体的要因，精神的要因，業務の多忙さと待遇，仕事のやりがい・楽しさ，業務への責任感，患者の死に関する対応の8因子[5]である。

出典／1）Kramer, M.：Reality Shock：Why Nurses Leave Nursing, Mosby, 1974, p.1-8.
2）アメリカ看護アカデミー著，小寺和男訳：リアリティ・ショック，マグネットホスピタル；魅力的な病院づくりと看護管理，資料編，メヂカルフレンド社，1985, p.129.
3）縄秀志，他：新規採用看護婦の自己イメージ，ナースへのイメージ及び仕事への期待の変化について；リアリティショックの予防策を考える，日本看護学会集録看護管理，24：146-148, 1993.
4）近藤美月：新人看護師のリアリティショックに関する縦断的研究；リアリティショックに陥る時期と要因の関連性について，日本看護学会論文集，看護管理，33：257-259, 2002.
5）平賀愛美，布施淳子：新卒看護師のリアリティショックに関する文献を用いた構成要因の分類，北日本看護学会誌，8（2）：13-25, 2006.

C 健康課題（問題）とヘルスプロモーション

1. 抑うつ障害群（うつ病）

この疾患は，疲労感，倦怠感などの不快な身体感情や，悲哀，抑うつ気分などの心的感情など感情の障害だけでなく，不眠や食欲低下など身体症状をも含む多様な症状を呈し，これらにより職業的，社会的な機能障害が引き起こされた状態をいう。

うつ病は最近，日本の精神科外来において受診者数が増加しているが，男性より女性に多く発症し，以前より初発年齢の低年齢化が進んでいる。また，うつ病の概念が拡大して，新型うつ病といわれる一群の患者が増加している。発症に関係する因子として，生活環境の変化（転勤，転居，昇進，失業，結婚，離婚など）や暴力被害，経済的問題，病気，ストレスなどの環境要因，メランコリー親和型性格*などの，もともとその人に備わっている気質や病前性格，脳内神経伝達物質であるセロトニンの減少などの生物学的変化が考えられている。

バーンアウト

バーンアウト（burnout）は，元来はロケットエンジンが焼き切れることや，電球の球が切れるなど技術用語であったが，フロイデンバーガー（Freudenberger, H. J.）[1]が対人援助従事者に関する学術用語として用いた。

バーンアウトの尺度を開発したマスラック（Maslach, C.）によると，バーンアウトとは「長期間にわたり人に援助する過程で心的エネルギーが絶えず過度に要求された結果，極度の心身の疲労と感情の枯渇を主とする症候群であり，自己卑下，仕事嫌悪，関心や思いやりの喪失を伴う症状」[2]と定義されている。

バーンアウトの状態は，人を相手に仕事をする人に起こる心身疲弊感，非人間化，個人的達成感の低下という3つの状態を伴った症候群である。心身疲弊とは，人を相手に働く過程で消耗し，心的エネルギーが枯渇した状態である。非人間化とは，サービスを提供する相手に対する否定的で冷淡で距離を置いた態度のことを示す。個人的達成感の低下とは，自分の仕事ぶりに否定的評価を下す傾向を指す。心身疲弊および非人間化は得点が高いほど，個人的達成感は得点が低いほど，バーンアウトのリスクが高いと解釈される。

出典／1) Freudenberger, H. J.: Staff Burn-Out, Journal of Social Issues, 30（1）: 159-165, 1974.
2) Maslach, C., et al.: The measurement of experienced burnout, Journal of Occupational Behavior, 2: 99-113, 1981.

＊**メランコリー親和型性格**：ドイツの精神医学者テレンバッハ（Tellenbach, H.）は，几帳面，勤勉，責任感が強い，自分よりも他者を大切に思うなど，メランコリー（melancholia）に陥りやすい性格特徴をもち，うつ病を発しているものをメランコリー親和型うつ病とした。

1 ライフステージ別の特徴

抑うつ障害群は，各ライフステージにおいて様々な原因により多様な症状が現れる。各ライフステージによって異なるライフイベントの特徴があり，それに伴いケアの方法も変化するため，各ライフステージの特徴を概説する。

❶ 思春期～青年期

過眠や体重変動に加え，不快気分や攻撃的になること（逆に，ひきこもることもある），アルコールや薬物に手を出すなど行動上の問題が現れることがある。ほかの精神疾患（注意欠如・多動性障害，不安症，物質関連障害，摂食障害など）との関連にも注意する。

❷ 成人期

人間関係の問題，仕事や育児，介護など生活に伴う葛藤から発症する例もある。強いストレスから解放されて生じる「荷下ろしうつ病」や，昇進など役割変化が負荷となって引き起こされる「昇進うつ病」などがある。

不安や焦燥を特徴とする月経前症候群や更年期のうつ，また出産に伴って発症する産後うつ（第5章-Ⅰ-C，p.249参照）など，女性特有のうつ病もある。なお，産褥期早期に発症するうつ病は自殺念慮や自責感が強く，入院を要することが多いので注意する。

❸ 初老期～老年期

抑うつ気分よりも不安や焦燥感が前面に現れる例が多い。逆に精神症状は目立たず，身体の不調などの身体愁訴や自律神経症状が現れるタイプもある（仮面うつ病）。重症化すると幻聴や微小妄想（心気妄想，貧困妄想，罪業妄想など）がみられることがある。

無症候性の脳血管障害を伴う血管性うつ病，甲状腺疾患，心疾患，悪性腫瘍などの身体疾患による症候性うつ病，インターフェロン，副腎皮質ステロイド，抗腫瘍薬など薬剤に起因するうつ病もあるので注意する。

2 うつ病の症状

うつ病は気分が落ち込む，気が滅入る，憂うつ，もの悲しい，寂しいなどの抑うつ気分がある程度の期間（2週間以上）持続することを特徴とする。興味や喜びが減退し，趣味なども楽しめなくなる。疲れやすく，気力の減退がみられ，集中力が低下する。入眠困難，早朝覚醒などの睡眠障害や，食欲低下，体重減少，性欲低下が起こる。希死念慮もしばしば出現する。

表情や口数，動作が少なくなる状態は精神運動制止とよばれるが，これが強くなり昏迷状態になったものをうつ病性昏迷という。不安や焦燥感が強く，じっとしていられず多動で衝動的なこともある。

うつ病では朝方に最も症状が強く，夕方に軽減するという日内変動がみられる。

身体症状としては，頭重感，頭痛，胸部圧迫感，腹部膨満感，手足のしびれ，口渇などを訴える。これらの身体症状が前面に出て，抑うつ気分が覆い隠されている場合は仮面う

つ病とよばれる。

3 うつ病の治療

❶薬物療法

（1）抗うつ薬の種類

抗うつ薬はうつ状態を改善するとともに，再発予防効果をもっている。うつ病だけでなく，パニック障害や強迫性障害，心的外傷後ストレス障害（PTSD）にも用いられる。抗うつ薬はシナプスにおけるセロトニンやノルアドレナリンの再取り込みを阻害する作用をもっている。三環系抗うつ薬，四環系抗うつ薬，SSRI（selective serotonin reuptake inhibitor，選択的セロトニン再取込み阻害薬），SNRI（serotonin/noradrenaline reuptake inhibitor，セロトニン・ノルアドレナリン再取込み阻害薬），NaSSA（noradrenergic and specific serotonergic antidepressant，ノルアドレナリン作動性・特異的セロトニン作動性抗うつ薬）などがある。

（2）副作用

口渇，起立性低血圧，眠気，排尿困難などがある。SSRIやSNRIの服用初期の副作用としては，吐き気や下痢，眠気などの副作用が比較的多い。NaSSAは重症のうつ病にも効果がある一方で，眠気や体重増加が出やすい。なお，抗うつ薬の治療効果が現れるのは，服用し始めてから10〜14日後といわれ，逆に副作用の出現は早いため，患者は病気の悪化と考えやすいので，患者には治療効果が現れるまでに時間がかかることを伝えておく。

SSRIの注意点として，若い患者や一部の敏感な患者では逆に不安や焦燥感が高まることがある。特に24歳以下の患者は，服用初期の不安，焦燥感の惹起により希死念慮や自傷行為，自殺のリスクが高まることが明らかとなり，リスクとベネフィットを慎重に考慮して用いるように警告が出されている。

❷精神療法

精神療法とは心理的交流を用いて患者の精神状態に良い効果をもたらそうとする精神医学的治療法の一つである。

（1）精神分析的精神療法

フロイト（Freud, S.）によってつくられた精神分析的な考えをもとにした精神療法で，医師や臨床心理技術者による定期的な面接が行われる。この療法では医療者は受け身となり，患者は思いついたことを自由に語るように求められる。そのような面接を繰り返すうちに，患者の発言や医療者との関係のなかに患者の無意識の思考や対人関係のパターンが出てくるようになり，そのなかで，患者も医療者も様々な感情や思考を体験する。そうした無意識のあり方が患者の病理の中核をなしていると考えられる。やがて患者は自分自身の行動や症状の背景にある欲望や不安と関連した意味を見いだし，とらわれから自由になって，病状や苦しみから解放される。

(2)行動療法

　病的な行動を取り除いたり変容させたりすることを目的とする治療法である。観察可能な行動だけを心理学の対象とする行動主義の考え方と，症状は学習によって形成されるとする学習理論の考え方を背景にしている。

(3)認知療法

　患者の病理の中核には，患者が物事を認知したり解釈したりする仕方にゆがみがあるという考えを基礎とする治療法である。患者が気づいていない内的なパターンの変化を目指している。患者がある刺激に出会ったときに自動的に浮かんでくる思考の背後にある思い込みを，患者自身がモニターできるように援助し，それを修正するように働きかけることが技法の中心である。

(4)認知行動療法

　認知行動療法（cognitive behavioral therapy：CBT）は，何らかの不都合な信念や自動思考（ある状況や場面で，頭に浮かんでくる考えやイメージ）に気づき，解決方法を見つけるものである。前述の認知療法は認知や感情に焦点を当てる精神療法であるが，それに，パブロフ（Pavlov, I. P.）の条件反射理論から発展した学習理論に基づく行動療法の要素が加わって構築された。認知行動療法では，誤った認知やゆがんだ認知に気づき，修正しつつ，小ステップからなる問題行動の改善を目指すプログラムを織り込み，問題行動を変容させる。

　感情や行動は，ものの見方や考え方に影響を受けるため，その認知（ものの見方，考え方）に働きかけることにより，落ち込む感情や悪循環になりやすい行動を変化させ，情動の安定化や再発の予防を目指している。

　現在では，うつ病をはじめとした精神疾患に限らず，がんや生活習慣病など身体疾患をもつ人や，日常のストレス対処，教育現場などに幅広く適応されている。

4 自殺

　わが国の**自殺**件数は，1998（平成10）年から急増し，以降14年連続し3万人を超える状態が続いた。2003（平成15）年をピークに2012（平成24）年に3万人を下回り，2017（平成29）年には，2万1321人となっている[44]。

❶わが国の自殺の特徴

- 心理的視野狭窄を伴い，「自殺念慮→自殺企図→自殺」へと至る。
- 罪悪感や絶望感などのため，自ら語られることが少ない。
- 自殺既遂者の約9割が自殺直前に何らかの精神疾患に罹患している。
- 複雑で複合的な背景から生じるため，心理社会的側面を含めた包括的なアセスメントが重要である。

❷アセスメントのポイント

- 思いは両価的で，死にたい気持ちと生きたい気持ちが変動する。片方の側面で判断せず，複数回，複数人でアセスメントする。

表 5-8 自殺で評価すべき項目

緊張度の高い徴候	・現在の自殺念慮（死にたい気持ちが続いているか） ・自殺の意図（自殺を実行しようと思うか，死を予測しているか） ・自殺の計画性（手段の確保など準備があるのか，遺書などの存在） ・幻聴，幻覚，妄想などの精神症状 ・不安，焦燥感（そわそわして落ち着かない） ・衝動性（アルコールや薬物による修飾も含む） ・修正不能な絶望感，心理的視野狭窄
その他の危険因子	・過去の自殺企図歴，自傷歴 ・精神疾患，身体疾患，苦痛 ・ストレスイベント（苦痛な体験），喪失体験 ・経済問題，職業問題，生活問題
防御因子	・安定した精神科通院 ・ソーシャルサポート（家族，相談できる人，何でも話せる友人） ・自殺をとどまる要因 ・地域の相談窓口

- 家族や同伴者などの周囲からの情報も収集する。
- 評価すべき項目を表 5-8 にあげる。患者が自殺念慮を訴えていなくても，評価項目に基づいて総合的にリスクを判断する。
- 自殺企図歴は将来の自殺の最大の危険因子であり，自殺未遂者はすでにハイリスク群である。手段の重篤度にかかわらず，評価を徹底し，手段がエスカレートしていないか，自殺企図の間隔が短くなっていないか確認する。
- 「眠りたい」「逃げ出したい」というあいまいな表現の際は，致死的となり得ることを少しでも予測していたかを問い，自殺念慮を判断する。

5 過労死

　極度の長時間労働などの過重な労働によって，脳・心臓疾患，呼吸器疾患，精神疾患を発病し死亡した場合を，過重な労働による死亡すなわち**過労死**とよぶ。また，過重労働がもとで疲労が蓄積し，うつ病などになり，その結果自殺に至る場合を過労自殺とよぶ。

❶労働環境の変化と対策

　過労死や過労自殺はわが国の景気の動向とも密接にかかわっており，バブル経済の崩壊後，企業は正規社員の採用を控え，非正規社員を多く採用した経緯がある。その結果，正規社員の1人の負担が増し，長時間労働が強いられることになった。

　国の対策として，厚生労働省は 2002（平成 14）年に「過重労働による健康障害防止のための総合対策について」を公表し，過労死の認定基準を明確にした。そして，2006（平成 18）年に労働安全衛生法が改正され，長時間労働者に対する医師の面接指導が義務化された。事業者は，労働者の週 40 時間を超える労働が 1 か月当たり 100 時間を超え，かつ疲労の蓄積が認められるときには，労働者の申し出を受けて，医師による面接指導を行わなければいけない。また，週 40 時間を超える労働が 1 か月当たり 80 時間を超えた場合に

より疲労の蓄積が認められ，または健康上の不安を有している労働者（申し出を受けて実施）や，事業場で定める基準に該当する労働者には，面接指導など必要な措置を講じるように配慮することが事業者に求められている。

❷ 精神障害と労働災害

労働者災害補償保険法により，労働者（雇用されている者）は業務上の事由または通勤による労働者の負傷，疾病，障害，死亡に関して保険給付を受けることができる。精神障害や自殺も業務上との関連性が認められる場合には，業務上災害として補償を受けることができる。

1999（平成11）年の「心理的負荷による精神障害等に係る業務上外の判断指針」によって，精神疾患が業務上災害と認められる基準が明確に公表されてから，業務上災害と認定される精神疾患および自殺者数が上昇した。

2. 物質関連障害および嗜癖性障害群
（アルコール依存症，薬物依存，ニコチン依存，ギャンブル依存）

依存症はWHOが提唱した概念で，物質，行為・プロセス，関係などにより，高揚感や快感を伴う体験を重ねるうちに，その刺激を求めて抑えがたい欲求に突き動かされるようになり，生活に破綻をきたしているものをいう。中毒とよばれることがあるが，薬物などの毒性による急性中毒，慢性中毒は依存症ではない。

依存症は依存する対象によって，物質依存（アルコールやニコチン，各種薬物），行為依存（プロセス依存：ギャンブル，インターネットなど），関係依存（恋愛，共依存，家庭内暴力など）の3種に分類されている。

1 依存症の症状

❶ 依存症の形成

依存症はもともと，ちょっとしたきっかけからその行為が始まり，何らかの原因で習慣性となっていく疾患である。その後，特に物質依存の場合，耐性（同じ量では効かなくなり量が増える）ができ，依存症（コントロールできなくなる状態）となる。このような状態になると，物質依存の場合，中断により離脱症状（頭痛や発汗，幻視など）が出現し，ますます依存を深めることになる。

依存には，精神的依存と身体的依存がある。身体的依存は，薬物を中断することで身体に生じる離脱症状（痙攣など）があるが，一部の薬物で発生するだけである。精神的依存は中断すると強い不快感が発生し，コントロールできなくなる状態で，すべての依存で生じる。

❷ 否認

依存症患者は，しばしば否認をするため「否認の病」ともいわれる。「自分だけは大丈夫」と依存の影響を過小評価し，問題と向き合おうとしない。また，依存により周囲との関係

性やコミュニケーションが変わってしまい，経済的にも変化があるにもかかわらず，「お酒さえやめれば，また働ける」「やめさえすれば，もとどおりになる」というように，すでに生じている依存以外の問題もないように振る舞う。依存症患者にみられる否認は，病的な防衛機制である。

❸ イネーブラーと共依存

　ケアの支え手であるのに，患者の飲酒や薬物使用で生じる様々な出来事の後始末をし，結果的に飲酒や薬物使用を助長してしまう人のことを**イネーブラー**（enabler）という。イネーブラーは，良かれと思って先回りして世話をしたり，患者の依存症によって生じる問題を何とか自分の力で解決しようと背負ったり，患者を抱え込んだりしてしまう。イネーブラーからさらに進み，心配をかけたり，世話をすることで相手を支配しようとする硬直した二者関係を**共依存**（codependency）という。

　依存症の家族や周囲には，このようなイネーブラーがいることが多いため，患者の治療や教育だけでなく，イネーブラーとなる人の教育も必要である。看護職者は，イネーブラーや共依存の関係性を考えながら家族などを理解し，援助していく。

2 依存症の治療

❶ 薬物療法

　依存症の治療では，離脱症状に対して薬物療法を行い，加えてアルコール依存症には抗酒薬を用いた薬物療法を行う。離脱症状に対して使用する薬物は，離脱初期には抗不安薬と全身状態の改善のための水分や栄養を含んだ補液となる。また，肝炎や膵炎，胃潰瘍などの合併症があることも多いため，症状に応じてこれらに対する薬物療法も行う。

❷ 個人精神療法

　個人精神療法では，依存症における精神療法は，依存するものに対する両価的な気持ち（したい気持ちとやってはいけないという気持ち）を患者や家族に認めさせることから始まる。そのうえで，患者・家族と共に「したい気持ち」を抑えるのではなく，「それをしなかったらどうなるのかという気持ち」を伸ばすように精神療法を行っていく。すなわち，「お酒を飲んではいけない」ではなく，「お酒を飲まないと家族が喜ぶ」というようにポジティブな思いに変換する。

❸ 集団精神療法

　集団精神療法では，同じ悩みをもつ仲間の体験を自分の体験と重ねながら聞くことにより，悩みが自分だけではないことを知る機会になる。また，自分の体験を語ることにより，自分自身を客観視し，振り返りをする機会にもなる。さらに，仲間同士で支え合い，回復した同じ疾患の仲間の姿を見ることにより希望をもてるようになる。

❹ 作業療法

　作業をとおして気分転換やストレス解消，生活リズムの維持，体力や集中力の獲得，意欲や自主性の向上を目指す。作業療法では，集団生活を通じて他者との交流を広げること

ができ，作品の完成の喜びや達成感など情緒的な体験を重ねることで他者と楽しみを共有することができる。単に薬物によって気分をコントロールするのではなく，日常生活や他者とのつながりによって，快感や高揚感を得る経験を重ねていくことが大切である。

3 アルコール依存症，薬物依存症の看護

アルコール依存症および薬物依存症の看護援助の基本は，急性期には全身状態の観察，離脱症状の予測とその対処を行う。その後，身体状態が安定すると，生活リズムと体力の回復を図りながら治療プログラムへの参加を促し，集団精神療法や作業療法などが行えるように援助する。こうしてグループ活動から，断酒（断薬）を目指していくが，単に断酒（断薬）をするのではなく，お酒（薬物）なしでもその人らしく生きられるようにすることが目的である。

4 その他の依存症の看護

性依存，ギャンブル依存，共依存についても，都市部の大きなクリニックのデイケアなどでミーティングを行っているところが増えてきている。これらの依存症も，基本的にはミーティングをとおしての振り返りとサポートが中心となる。依存症は，複数の異なる依存症を重複して抱えていることがあることにも留意する。

3. 心的外傷およびストレス因関連障害群（PTSD, ASD, 適応障害）

1 心的外傷後ストレス障害（PTSD）

心的外傷後ストレス障害（PTSD）は，もともとアメリカにおいてベトナム戦争から帰還した兵士の問題や，性犯罪被害者の苦痛から注目されるようになった。戦争や犯罪被害，自然災害，大事故など生命を脅かすような重大な出来事の体験や目撃によって受けた心の傷による障害をいう。

❶再体験，回避，過覚醒
PTSD にみられる症状として，再体験，回避，過覚醒があげられる。

▶ **再体験**　過去に心に受けた大きな衝撃が，現在の自分の日常生活に深刻な影響を及ぼしている状態をいう。特に，今起きているかのように再体験することをフラッシュバックとよぶ。悪夢をみるという場合も，専門的にはフラッシュバックが入眠時に起きる現象であるといわれている。

▶ **回避**　過去に起きた大きな出来事を避けるため，またそのような気持ちが生じないように，思い起こさせる場所や言葉，人を避ける行動をとることをいう。たとえば，以前に交通事故を起こした場所を通ると当時のことが思い出されるので，遠回りになってもその場所を避けて別の道を通るという行動も回避の一つといえる。

▶ **過覚醒**　何となくいらだち不機嫌になる，自暴自棄になる，ちょっとしたことにひどく

驚いてしまうなどの神経過敏な状態となる，気分が興奮してしまって眠れないなど，集中できない状態をいう。

上記の状態が，PTSDの原因となった状況から1か月以内に生じるものを**急性ストレス障害**（acute stress distress：ASD）といい，1か月以降3か月以内にこの状態にあるものをPTSDと判断する。いずれも早期の適切な治療がPTSDからの回復につながる。阪神淡路大震災や東日本大震災など大きな自然災害では，時間が経過してからPTSDを発症することも多い。早期に発見・治療するとともに，啓発が必要である。

❷ 解離

つらい出来事が日常的に生じている場合，「解離」という形で心が脅かされることがある。たとえば，幼少時に受けた虐待を，虐待されているのは自分ではなく，もう一人の違う子どもとして自分の人格を別の人に置き換えることがある。これにより自分のなかに自分以外のもう一つの人格をつくることになる。これは，つらくて精神の恒常性を保てないときに生じる対処行動の結果といえる。しかし，これは一時的な回避行動であり，治療が必要であるという認識をもつことが必要である。

治療は，まず過去の傷に脅かされている自分に気づくことから始まる。患者に思うままに語ってもらい，聞き手は自分の解釈をはさむことなく，語る場に共にいる存在であるよう心がける。また，患者がその体験を過去のものとして語り，泣く，怒るなどの感情が表出できるよう日記を書くことも効果的といわれている。自分を責めず，客観的にとらえ，行動を振り返り，あのときこう対処すればよかったなど，自分のペースで振り返ることができる。PTSDの症状が生じる前のトラウマ（trauma，心的外傷）は，一人で抱え込んだ結果ともいえ，そのときに助けてくれるだれか，相談できるだれかがいることで回避できる可能性がある。

2　体罰，暴言

2017（平成29）年，厚生労働省旧雇用均等・児童家庭局母子保健課は「体罰によらない育児を推進する」ことを目的にリーフレットを作成した[45]。そこには，体罰や暴言が子どもの脳の発達に深刻な影響を及ぼすことが記されている。厳しい体罰で，前頭前野が萎縮し，また言葉の暴力により聴覚野が変形する研究結果が述べられている。前頭前野が萎縮することで，常に危険や恐怖を感じやすく，感情がコントロールできなくなる。また，言葉の暴力は子ども本人への言葉の暴力のほか，両親のけんかやドメスティックバイオレンス（DV）を見たり聞いたりすることも，記憶力低下などの弊害につながる。これは子どものPTSDであり，重要な社会問題といえる。

日本トラウマティック・ストレス学会は，2013（平成25）年，PTSDの初の治療指針を作成した[46]。診察の際，特に最初の数回の診察ではじっくり時間をかけ，患者のペースで語ってもらうことや，またフラッシュバックなどが起きたときに患者自身がその症状を和らげる方法を行うことの有効性を述べている。

薬による治療がすべてではないものの，抗うつ薬であるSSRI（選択的セロトニン再取込み阻害薬）は継続投与によって改善がみられること，ベンゾジアゼピン系抗不安薬は，あまり効果がないことなどが明記されている。

3 適応障害

人生を脅かすような大きな出来事でなくとも，私たちは日々，何らかのストレスにさらされ，そして何らかの方法で対処しながら生活している。たとえば入学，転校，卒業，就職，転職，結婚，離婚，あるいは病気やけがによる入院や手術など，だれにでも起き得る生活の変化によってストレスが生じることは理解できるだろう。あるいは学校でクラス替えにより友達関係が変わったり，職場内の異動により仕事内容やかかわる人が変わることによって，新たな環境に適応するために気をつかうなどのストレスが生じることは，多くの人が経験する。このような状況で，多かれ少なかれ気分が落ち込んだり，不安になったり，いつもより眠りが浅かったり，口数が減ったり，食欲不振になることがある。このようにストレス反応が日常生活を脅かすほどの影響を与えるようになった場合，たとえば学校に行けない，職場に行けないなど，環境に適応できない状態になったものを適応障害という。基本的には，ストレスの原因となることが生じてから3か月以内に症状が出現し，多くは6か月以内に落ち着くとされている。

適応障害の治療としては，精神的な安定を保つための抗不安薬，十分な睡眠を確保するための睡眠導入薬など対症療法が行われることがある。しかし根本的には，その人自身がストレスにどのように対処するか，その力を獲得することが必要になってくる。たとえばその症状が，友人のいじめや，職場の特定の人による影響で生じた場合，自分のもののとらえ方（認知）をより柔軟にし対処行動を身につけることが有効な方法である。なお，適応障害に似た症状が出現する病気として，前述したPTSDやASDのほか，うつ病などもあげられる。うつ病の場合，より積極的な薬物療法や入院治療が必要になることもある。

ヘルスプロモーションの観点から，看護職者は適切な治療につなぐことを意識しながら，その人の話をよく聞くことが大切である。そして本人自身が現在のストレスの原因は何なのか，どのようなときに生じるのか，今困っていることはどのようなことなのかを具体化できるようにすること，状況を見ながら押しつけのない対処行動の提案をしつつ，本人自身が認知を広げストレス対処行動を身につけていくようかかわることが必要である。

4. 食行動障害および摂食障害群

食べる，食事をするということは，呼吸をする，睡眠をとることと同じくらい生命維持に必要な人間の基本的な行動である。しかし，何らかの心理的問題から食行動に異常をきたす病気を**摂食障害**（eating disorder）という。

1 摂食障害の分類

　摂食障害には，食べられる状態にあるのに食べない拒食，食べる量をコントロールできず大量に食べる過食，食べた後で体重増加を防ぐためにわざと吐いたり（自己誘発性嘔吐），下剤を乱用するなどの不適切な代償行動を繰り返すなどがある。これらは神経性やせ症（神経性無食欲症，anorexia nervosa；AN），過食と嘔吐などのやせる行動を繰り返す神経性過食症（神経性大食症，bulimia nervosa；BN），過食性障害に分けられる。

2 患者の年齢分布と特徴

　摂食障害は一般に10歳代後半～30歳代の女性に発症することが多いが，男性や小児，中高年に発症することもまれではない。10歳代の女性では，**ダイエット**をすることが多いが，以降遷延して異常な食行動をとることになれば病気として治療の対象になる。摂食障害は生命の危機にも影響する重大な病気であるという認識をもつべきである。きっかけはダイエットであったとしても，ストレスのコントロールができない，居場所がない寂しさなど，様々な深刻な要因が背景として考えられ，治療の個別性が高い。そのため，対症療法が多く，これまで専門的治療が提供されてこなかった。

　前述したように摂食障害は，最近では50歳代以降の人にもみられるようになった（図5-18）。これは初発というより，適切な治療を行わないことによる症状の遷延と考えられる。実際に，専門の医療機関が全国的に少ないことも指摘されている。

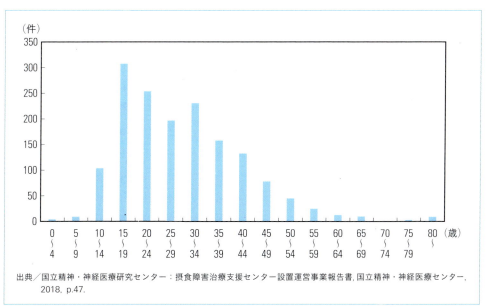

出典／国立精神・神経医療研究センター：摂食障害治療支援センター設置運営事業報告書，国立精神・神経医療センター，2018, p.47.

図5-18 摂食障害相談対象患者の年齢分布

3 国の対策，自助・ピアサポート

国は 2015（平成 27）年，国立精神・神経医療研究センターに摂食障害全国基幹センターを設置し，全国 4 か所にある摂食障害治療支援センターの情報を集約し，治療・支援プログラムの抽出や，ガイドライン作成の研究を行っている。

摂食障害治療支援センターでは，精神科医のほか，栄養士などが連携して治療にあたり，その役割は，①摂食障害に関する専門的相談・支援，②急性期における摂食障害患者の適切な対応，③医療機関などへの助言と指導，④関係機関との連携・調整，⑤当事者，家族，地域住民などへの知識の普及・啓発活動である。

摂食障害の自助・ピアサポートグループである日本アノレキシア（拒食症）・ブリミア（過食症）協会（Nippon Anorexia Bulimia Association：NABA）など，ピアサポートグループの存在も大切である。

4 症状，対応

摂食障害による主な症状は，う歯，めまい，低体温，不整脈，無月経，筋力低下，浮腫，骨粗鬆症，心臓への負担など身体的な合併症を伴うことが多い。栄養バランスの乱れによって栄養状態が不十分なため体力がなく，体力がないはずなのに過剰に運動をすることでの骨への負担や，栄養失調による浮腫などがみられる。自己誘発性嘔吐をする人は，嘔吐による胃酸でう歯になりやすく，また口に指を入れて嘔吐を誘発するため手指に「吐きだこ」ができていることもある。患者の心の動きに真摯に向き合い，身体の異常の早期発見に努めることが大切である。

時として見捨てられ不安から，周りの人に攻撃的な態度をとったり，あるいは信頼できると思うと異常にあまえてくるなど，人との距離のとり方が不適切な場合がある。治療は身体管理，栄養指導など多岐にわたるため，専門職（精神科医，内科医，看護師，栄養士，作業療法士，薬剤師）の連携と家族の協力が必要である。

5. 睡眠−覚醒障害群（不眠，過眠）

1 睡眠の状況

睡眠は生活習慣の一部であり，身体的な疲労の回復だけでなく，精神的な健康の保持・増進にとって欠かせないものである。しかしながら，現代社会は「24 時間社会」ともいわれ，「日中に活動し夜は眠る」というパターンが崩れつつあり，われわれの睡眠を取り巻く環境は大きく変化してきている。厚生労働省の睡眠に関する調査[47]では，睡眠に関する問題を感じていない人は 31.5% となっており，つまりは日本人成人の約 70% 近くは，何らかの問題を抱えていることになる。また，健康づくりのための睡眠指針検討会報告書[48]では，睡眠は，神経系，免疫系，内分泌系などの機能と深くかかわる生活を営むうえ

での自然の摂理であり，健康の保持・増進にとって欠かせないものであり，**睡眠障害**などの問題は，疲労感をもたらし，情緒を不安定にし，適切な判断力を鈍らせるなど，QOLに大きく影響することを示している。

2 睡眠の分類

　睡眠の問題は，身体だけでなく精神的な疾患につながる問題である。睡眠に関する障害は，最新のDSM-5の診断基準[49]によると，不眠障害は睡眠の量または質に関する不満があり，そのことが身体だけでなく日中の生活にも影響を及ぼしており，それが長期にわたっているものとされている。この基準では，不眠に関する概念について変更があり，今までのような何らかの疾患から2次的に出現する症状ではなく，独立した障害であるとされ，身体的疾患あるいは精神的疾患と併存していると解釈されるようになった。つまり，特に疾患をもっているから睡眠に障害が出るのではなく，だれもが陥る可能性のある障害といえる。また，身体的な問題だけでなく，薬剤性も含め，本人が気がつかない，または意識していない事柄が睡眠障害につながっている可能性もある。

❶不眠障害

　一般的に**不眠症**といわれるものをいう。寝るために適切な状態が準備されているにもかかわらず入眠困難，中途覚醒，早朝覚醒が起こり，QOLに支障をきたしている状況である。入眠困難は寝ようとしてもなかなか寝つけないもの，中途覚醒は寝ついた後に何度も覚醒するもの，早朝覚醒はいつ寝ても，あるいはもっと寝たいのに早朝に覚醒し，再入眠できないというものである。

　先の睡眠に関する調査[47]によると，寝つきにいつもより時間がかかった人が13.7％，夜間，睡眠途中で目が覚めて困った人が22.8％，起きようとする時刻より早く目が覚め，それ以上眠れなかった人が17.0％となっており，明らかに，睡眠は潜在的に危機的な状況にあることがうかがえる。

 寝だめはできるか

　睡眠は，大きく分けて体内時計と睡眠物質（ウリジン，酸化型グルタチオンなど）の蓄積という2つの仕組みが司（つかさど）っている。体内時計は約25時間周期の時計で，おおよそ決まったタイミングで眠くなるように作用する（光によってリセットされる）。睡眠物質は，眠らなかったり脳を使い過ぎるとどんどんたまって眠くなるよう作用する。これは睡眠をとることでしか減少させることができない。つまり，起きている間にたまった疲労や睡眠物質を睡眠で清算することはできるが，あらかじめたくさん寝ることで，これらの発生を抑えることはできない。よって「寝だめはできない」ということになる。
　睡眠物質には脳を修復する機能もあり，睡眠を促しつつ脳を保護するという大切な役割を担っている物質なのである。

❷ 過眠障害

　過眠障害とは，夜間に入眠して朝方に覚醒するという睡眠が確保されているにもかかわらず，日中に強い眠気が生じるため日常生活に支障をきたしている状態をいう。中枢神経系や夜間の睡眠に問題を抱えているものや，抗ヒスタミン作用のある薬剤によるものがある。
　中枢神経系の原因によるものとして**ナルコレプシー**があり，これは脳内の覚醒物質や覚醒機構に問題が生じ，日中に断続的に強い眠気に襲われるものである。情動脱力発作という強い感情が生じたときに脱力発作を有する場合もある。

❸ 呼吸関連睡眠障害群

　夜間の睡眠の問題としては，主観的な睡眠に対する満足度は高いが十分な睡眠がとれていない，または**睡眠時無呼吸症候群**のように自覚しにくい症状によって，質の高い睡眠が得られていないことによるものである。

❹ 物質・医薬品誘発性睡眠障害

　薬剤性のものとしては，抗不安薬や抗うつ薬など抗精神病薬だけでなく，かぜ薬や花粉症などの抗アレルギー薬などでも発生する。

3 ｜ 国の対策

　厚生労働省は，2014年に発表した「健康づくりのための睡眠指針2014」[50]のなかで「睡眠12箇条」（第3章-Ⅲ-A 表3-5, p.140参照）を提示し，質の良い睡眠の確保を推奨している。看護職者のように夜勤のある職業に就く者は，睡眠に対してはより注意を払う必要がある。

D 看護の役割とその実際

1. 事例1：うつ病で入院した患者の退院に向けた支援

　精神障害者の就労・雇用は，厚生労働省発表の統計データ[51]からも明らかなように，この数年間で大きく進展してきている（図5-19）。2018年には障害者法定雇用率の算定対象として，精神障害者保健福祉手帳所持者の雇用が義務化された。身体障害者雇用促進法の制定から遅れること58年，知的障害者の雇用義務から20年である。今後は，右肩上がりの精神障害者就職件数にいっそう拍車がかかることが予想される。以下，入院しているうつ病患者の復職支援についての事例を紹介する。

 1. 事例紹介

　Aさん，40歳，男性。職業は運送・配送業，妻と一男一女の4人家族。
　高校卒業後，現在の職場に入社してまじめに勤務していた。
　38歳のときに，配送事業部の責任者に抜擢され，残業や職場の人間関係の調整役をこなさなければならず，徐々に精神的に追い詰められていった。
　39歳のときに，不眠，体重の減少，出社不安などの症状が出現し，職場近くの精神科クリ

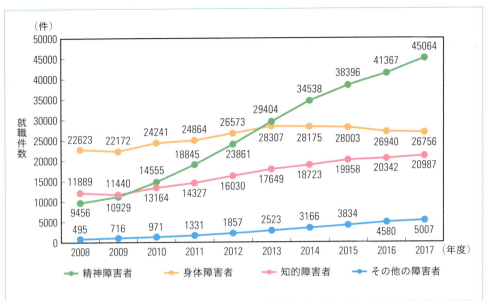

図5-19 精神障害・身体障害・知的障害・その他の障害の就職件数

出典／厚生労働省ホームページ：ハローワークを通じた障害者の就職件数が9年連続で増加；平成29年度障害者の職業紹介状況等, 2018, https://www.mhlw.go.jp/file/04-Houdouhappyou-11704000-Shokugyouanteikyokukoureishougaikoyoutaisakubu-shougaishakoyoutaisakuka/0000208520.pdf（最終アクセス日：2018/6/29）．

ニックを受診し，うつ病と診断され，SSRI（選択的セロトニン再取込み阻害薬）の処方と，仕事のペースを現在よりも緩やかにすることをアドバイスされた。

初めての受診から3か月は規則的に内服していたが，症状の緩和とともに怠薬がみられるようになり，しだいに薬を飲まなくなった。

2. Aさんの今の状態

初診から6か月後，ますます仕事が忙しくなり，自身も荷物の配送を行うかたわら，配送事業部の責任者としての職務（事務処理）もこなさなくてはならなくなり，徐々に不眠，不安，焦燥感，「自分は消えてなくなればいい」などの希死念慮が現れ，家族に連れられて受診・入院となった。

薬物療法（SSRI），支持的精神療法，認知行動療法，生活技能訓練（SST），作業療法（絵画，園芸など）を行い，1か月半で症状は改善傾向がみられた。本人は再び現職場に勤務することを望んでおり，職場のほうも受け入れの意思がある。

3. Aさんに対する支援

本人は現職場に復職したいという意思が強く，家族も同様の意見である。そこで，看護師が多職種連携の合同カンファレンスを提案した。カンファレンスでは，作業療法士や臨床心理士，精神保健福祉士などから客観的な意見を聞くことができ，退院・復職に向けての準備に入ることになった。

退院まで3か月半～4か月の見通しを立てた。具体的には，職場復帰支援（リワーク支援）といわれるもので，その人独自のプログラムを組み，会社との調整を行うものである。Aさんのリワークプログラムは，第1段階として生活リズムを整え症状の改善を図ること，第2段階は症状の理解と発症要因の分析を通じて認知の修正に取り組むこと，第3段階では行動変容により対人関係能力や復職後のセルフマネジメントスキルの向上を図ることとなった。

第1段階として，復職に向けて睡眠－覚醒リズムを取り戻すことを目指した。仕事をしていた頃と同じ時間に起きて，散歩や軽い運動などをして昼間の活動時間を徐々に伸ばしていった。最初のうちは疲れてしまうことも多かったが，焦らず継続した。

第2段階は，自身の病気への理解，症状への対処に焦点を絞った。病気そのものを本人が的確に把握していなければ，対処方法に結びつ

かないので，病気や症状の理解に時間を費やした。また，自身の思考のくせを把握し，その後の物事の考え方や行動の仕方に反映していくよう促した。これは認知行動療法といい，回復へのプロセスに直結している。また，社会生活をしていくうえでの技能を身につけるSSTや，集団での作業療法も徐々に行った。

第3段階として，職場との調整を行い，リハビリ出勤などの際に，職場適応援助者（以下，ジョブコーチ）などを活用した。ジョブコーチは，Aさんが職場に適応できるようにアドバイスをして，事業主や職場の従業員に対しても助言を行う役割がある。

以上のような支援を行い，Aさんは退院して1週間後に復職し，現在も自分の身体と相談しながら勤務している。外来看護師との調整も不可欠で，病棟看護師と外来看護師が連携をとり，気になることがあればすぐにコンサルトする体制を整えている。

1 うつ病の薬物療法

Aさんに使用したSSRIは，不安を抑える作用が強く，副作用は比較的少ないが，飲み始めに吐き気やむかつき，便秘，下痢がみられることもある。

そのほか，うつ病の治療にはSNRI，NaSSA，三環系抗うつ薬，四環系抗うつ薬が使用されている（第5章-Ⅱ-C，p.271参照）。

2 認知行動療法

認知行動療法は，自分のものの見方や考え方（認知）を見つめ直すことで，気分や行動を変えることを目指す精神療法である（第5章-Ⅱ-C，p.272参照）。Aさんの職務に対する強い責任感や，自分を追い詰めていく思考経路の修正を図った。

3 生活技能訓練（SST）

生活技能訓練（social skills training：SST）は，リバーマン（Liberman, R. P.）らによって開発された社会で生活していく技能を身につけるための集団トレーニングプログラムで，認知行動療法の一つとして位置づけられる。

プログラムは，①練習したい課題を決める，②デモンストレーションを見る，③ロールプレイをする，④フィードバックをもらう，⑤宿題を設定する，の5つからなる。

4 職場復帰支援（リワーク支援）

リワーク（rework）は復職を意味し，うつ病などで休職中であり，主治医から職場復帰のための活動の開始を了解されている人が対象となる。障害者職業カウンセラー（リワークカウンセラー）がAさんと家族から職場復帰に関する考えを聞き，主治医や会社の担当者と相談しながら，生活リズムの構築，ストレス対処方法，会社との調整を行い，「リハビリ出勤」を開始した。復職後も継続して，Aさんと事業者の双方を支援していく。

5　職場適応援助者（ジョブコーチ）

　ジョブコーチは，厚生労働省が定める養成研修を修了した者で，Aさんが職場に適応できるよう，職場に出向いて直接支援を行う者である。Aさんが仕事を遂行し，職場に適応するため，具体的な目標を定め，支援計画に基づいて実施する。Aさんだけでなく，事業主や職場の従業員に対しても，Aさんが職場に適応できるよう助言し，必要に応じて職務の再設計や職場環境の改善を提案する。

2. 事例2：ひきこもりの成人に向けた支援（就労支援）

　内閣府は2010（平成22）年にはじめてひきこもりに関する実態調査[52]を行った。そのときの調査対象者は15〜39歳で，学校や仕事に行かず，半年以上自宅にひきこもっている人である。2016年の調査[53]では2010年から約15万人減少し，全国で推計54万1000人のひきこもりの人がいることを発表した。しかし，この調査では40歳以上のひきこもりの人が調査対象から外れており，課題となっている。

1. 事例紹介

　Bさん，大学1年生，男性。1年浪人をして第一志望の大学に入学し，両親もとても喜んでいた。もともと人と話すことが好きではなかったBさんであったが，大学に入学して授業やサークル活動に参加していた。授業ではグループワークで話し合う場面も多く，サークル活動でもいろいろな飲み会があり，人に気をつかうことが増えた。

　あるとき，張り詰めていた糸がぷつんと切れたように，すべてがどうでもよくなり，大学に行かなくなった。

　サークルの友人はLINEでつながっていたものの，Bさんの家を知らず，だれもアパートを訪ねてくることはなかった。Bさんは大学の単位を落として休学することになり，両親が迎えに来て，一度実家に帰った。両親は役場に勤めており，経済的不安はなく，Bさんが外出しなくても暮らせる状態であった。両親は心配していたが，日中は仕事で家におらず，Bさんが大学を退学するまでどこにも相談することなく時間が過ぎてしまった。

2. Bさんの今の状態

　Bさんは，実家に戻ったことに対して肩身が狭いと感じていた。夜は両親に「大学はどうするんだ。今後仕事に就かないのか」と言われ，責められているように感じていた。日中は外出することなく部屋にいるため，食べたりゲームをしたり寝たりして過ごし，夜は自分の部屋でゲームをするなど，昼夜逆転の生活になっていった。そのうちに，親と言い合いになって，怒鳴り合うこともあった。

3. Bさんに対する支援

　近所の人が，Bさんの部屋の明かりが一晩中ついており，怒鳴り声が聞こえるため，近くの保健所に相談するよう母親に勧めた。母親もこの状況をどこに相談していいのかわからなかったため，近所の人の勧めに感謝し，保健所に電話をした。保健所の保健師は電話で話を聞き，「保健所のほかにも保健センターや精神保健福祉センターで相談できますが，Bさんはすでにひきこもりが6か月以上続いているので，ひきこもり地域支援センターを紹介しましょう」と話した。

　母親がそこに連絡すると，ひきこもり支援コーディネーターの社会福祉士の資格をもつ男性と，ひきこもりサポーターという2人の男性が訪ねてきた。しかしBさんはもともと人とかかわることが苦手で，知らない人が急に訪ねてきたことに対し，恥ずかしさを感じ，親への不信感をもつようになった。

　その後も定期的に訪問があり，Bさんと同年代であるひきこもりサポーターの「僕も2年前までひきこもっていました」という声かけに，Bさんは親近感を感じるようになっていった。

2人と話すうちに，Bさんはまだ若いので仕事をする力を身につけたほうがいいということになった。しかし，今まで知らない人のなかにいることがなかったので，個別的な専門的助言をしてくれる人が訪問するサポートを受けてみることを勧められた。Bさんが「自分から行かなくてもいいの？　家で何をするの？」と質問すると「これは専門的には就労準備支援事業といい，日常生活や社会生活，仕事ができるような訓練が受けられます」と教えられた。「自分たちより，もう少し仕事をするということを目指した専門的サポートを受けることで，収入を得ることができるようになります。ご両親も安心するでしょうし，Bさん自身がもっと自由に，自信をもって生活できるようになると思います」という助言をもらった。

2人と話しているうちに，Bさんは仕事への希望や，ひきこもりサポーターとして，自分のようなひきこもっている人を助けてあげたいという希望をもつようになり，自分の人生に可能性や期待がもてるようになった。

一方，両親はKHJ全国ひきこもり家族会連合会を紹介された。両親も，自分たちだけが困っているのではなく，全国に同じような親がいるのだということに驚き，早速ホームページを見た。親の苦労や国の対策など様々な情報がわかり，次は講演会に行ってみようと話している。

1 近所の人の勧め

ひきこもりの子どもをもつ親や家族は，現状について悩みながらも相談する場所や相手がわからず困っていることが多い。こうした状況で，地域における近隣住民の役割は大きく，気づいたときに声をかけることが，その家族を助ける大きな一歩になる。

2 ひきこもり地域支援センター

2009（平成21）年に厚生労働省が行っているひきこもり対策推進事業の一つで，ひきこもり地域支援センター設置運営事業により，都道府県，指定都市に設置されている。社会福祉士，精神保健福祉士，臨床心理士などのひきこもり支援コーディネーターが中心となって，地域における関係機関と情報交換し，連携ができるようなシステムを備えている。

3 ひきこもりサポーター

ひきこもり支援に携わる人材の養成研修・ひきこもりサポート事業は，2013（平成25）年から行われているひきこもり対策推進事業の一つである。この事業では，各都道府県，指定都市において訪問支援などを行うひきこもりサポーター（ピアサポーターを含む）を養成している。

4 就労準備支援事業

ひきこもり対策推進事業の強化を目的として，2018（平成30）年から行われている。生活困窮者の自立支援を行う福祉事務所設置自治体ごとに実施している就労準備支援事業において，訪問支援などの取り組みを含めたひきこもり地域支援センターのバックアップ機能などの強化を図っている。たとえば就労準備支援プログラムを作成し，就労準備支援担当者がひきこもり世帯を訪問し支援している。

5 | KHJ全国ひきこもり家族会連合会

ひきこもりに取り組む全国組織として，1999年に埼玉県で創設された。特定非営利活動法人である。ひきこもりの子どもをもつ親が孤立しないように取り組む家族会である。KHJの略称は，2014（平成26）年度からKazoku Hikikomori Japanに改訂された。

III 地域のヘルスプロモーション

A 地域づくりと健康

　ヘルスプロモーションにおいては，一人ひとりの健康だけでなく，**健康な地域づくり**という広がりをもってとらえていかなければならない。それはウィンスロー（Winslow, C. E. A.）の公衆衛生の理念（健康教育，組織的な活動，住民参加による健康の実現など）でも唱えられており，個々の人に対するポピュレーションアプローチとして，今の時代にも通じる考え方である。

1. 地域の力と健康

　健康レベルをはかる要素の一つとして生活環境があげられる。たとえば，日照時間が少ない地域ではうつ病の発症率が高いことや，生活する地域の産業によって起こる健康課題は変わってくる。たとえば，農業が盛んな地域であれば，作物によって育てる際の労働時の姿勢が異なるため違う症状が現れ，様々な健康課題が出現する。

　健康日本21が始まって以降，健康志向が高まり，自治体ではウォーキング道路を整備するなど対策をとってきた。たとえば，茨城県は健康づくりの推進を目的に，県内に309のウォーキング道路を整備している。この道路はヘルスロードとよばれ，県民への願い（いばらきヘルスロードのねがい）[54]がこめられている。すなわち，ヘルスロードは単なる健康づくりのための道ではなく，人々をつなぐ道として設定され，地域づくりにつながっている。

　ヘルスプロモーションにおいてエンパワメントする対象は，個人，集団・組織，コミュニティ（地域）の3つに分けられる。個人の健康に関する自己決定や自主的な行動が集団や組織を動かし，その力がコミュニティの変容につながる。わが国の健康推進員制度はその一つである。

　もともとは，健康づくりに関心がありセルフケア能力が高い住民が，その自治体の健康推進員となり，活動を組織や地域へと広めていく。健康推進員の主な活動は，自治体が行う健診の補助や，他の住民と対等な関係性のなかで健康学習を提供することである。また，

祭りなどの行事で活動の紹介や報告を行うこともある。このような活動をコミュニティオーガニゼーション（community organization）といい、住民同士をつなぐソーシャルキャピタルの一つである。専門家ではない住民が行うことで、健康づくりを身近に感じる住民が増え、健康志向を高めることにつながる。母子を対象とした母子愛育班員や母子保健推進員、エイズ予防を目的とした学生による学生へのAIDS活動、当事者同士の患者会、家族会の活動も同様である。住民自らが健康にかかわることで地域の力が高まり、健康なまちになっていく。

2. 人の絆と健康

地域住民の交流によって絆ができ、それが地域の健康につながる。昨今はコミュニケーション力の不足から、近所付き合いの減少、ひいては地域の崩壊がいわれて久しい。超高齢社会において、わが国の地域再生は大きな課題となっている。人が人と交流をする意味は「自分自身を知るため」でもあり、人は自分のことをわかってこそ、人とコミュニケーションをとることができる。人との交流の機会をつくることはその人個人にとって大切なことといえる。

難病の地域ケアシステムとして、東京都三鷹市に住む筋ジストロフィー患者を抱える家族が、自分の家を中間施設として開放し、多くの近隣住民がボランティアとなり家族と共に介護を行ったという事例が紹介されている[55]。地域の力とは、言い換えれば人の絆の力である。この事例のように、自宅療養をしている人が、たとえ独居であっても、人の絆によって健康を支え合い、暮らしていけるような地域であることが望まれる。

B ヘルスプロモーションの支援者

1. 保健師

地域を対象としてヘルスプロモーションを展開する支援者は「保健師＝公衆衛生看護師」である。保健師は日本国憲法第25条「すべての国民は、健康で文化的な最低限度の生活を営む権利を有する。国は、すべての生活部面について、社会福祉、社会保障、及び公衆衛生の向上及び増進に努めなければならない」で規定される生存権の実現に沿った活動を展開する。主な活動場所は、都道府県の保健所や市町村保健センターであり、約2万5000名の保健師が就業している（表5-9, 10）。

日本公衆衛生看護学会において、「公衆衛生看護の対象は、あらゆるライフステージにある、すべての健康レベルの個人と家族、及びその人々が生活し活動する集団、組織、地域などのコミュニティである。公衆衛生看護の目的は、自らの健康やQOLを維持・改善する能力の向上及び対象を取り巻く環境の改善を支援することにより、健康の保持増進、健康障害の予防と回復を促進し、もって人々の生命の延伸、社会の安寧に寄与すること

表5-9 都道府県別にみた二次医療圏・保健所・市町村保健センター数

	二次医療圏	保健所	市町村保健センター		二次医療圏	保健所	市町村保健センター
総数	335	469	2456	三重	4	9	45
				滋賀	7	7	37
北海道	21	30	143				
青森	6	8	33	京都	6	8	49
岩手	9	10	53	大阪	8	18	76
宮城	4	8	74	兵庫	8	17	81
秋田	8	9	42	奈良	5	5	40
				和歌山	7	8	37
山形	4	4	29				
福島	6	9	72	鳥取	3	3	22
茨城	9	12	74	島根	7	8	37
栃木	6	6	39	岡山	5	7	65
群馬	10	12	55	広島	7	7	45
				山口	8	8	47
埼玉	10	17	93				
千葉	9	16	71	徳島	3	6	16
東京	13	31	109	香川	3	5	35
神奈川	9	10	35	愛媛	6	7	53
新潟	7	13	91	高知	4	6	38
				福岡	13	19	73
富山	4	5	14				
石川	4	5	5	佐賀	5	5	36
福井	4	6	26	長崎	8	10	10
山梨	4	4	29	熊本	10	11	53
長野	10	11	95	大分	6	7	42
				宮崎	7	9	28
岐阜	5	8	86				
静岡	8	9	58	鹿児島	9	14	66
愛知	11	16	67	沖縄	5	6	32

注1) 二次医療圏数は,平成30年4月1日現在
2) 保健所数は,平成30年4月1日現在
3) 市町村保健センター数は,平成29年4月1日現在
4) 政令市と特別区の保健所は,当該都道府県に加えた
資料／二次医療圏数は厚生労働省医政局指導課調べ,保健所数・市町村保健センター数は厚生労働省健康局地域保健室調べ
出典／厚生労働統計協会：国民衛生の動向 2018/2019, p.31.

ある」[56]と定義されている。

2. 主要な機関

保健師が就業している主な機関を以下に紹介する。

1 行政機関

❶ 保健所

保健所は,地域保健法に基づき都道府県,政令指定都市,中核市,施行時特例市,その他指定された市(保健所設置市),特別区に設置されており,地域における公衆衛生の第一線機関である。

保健所の活動は対人保健と対物保健に分けられる。保健師が主にかかわるのは対人保健

表 5-10 職種別にみた常勤職員の配置状況

各年度末現在

	2016年度（平成28年）（人）	都道府県が設置する保健所（人）	政令市・特別区（人）	政令市・特別区以外の市町村（人）	2015年度（平成27年）（人）
合計	54874	13750	19942	21182	54504
医師	883	414	400	69	894
歯科医師	131	42	56	33	154
獣医師	2521	1343	1178	—	2508
薬剤師	3071	1710	1356	5	3016
理学療法士	149	23	50	76	161
作業療法士	98	25	36	37	105
歯科衛生士	706	97	319	290	722
診療放射線技師	501	268	216	17	514
診療エックス線技師	11	8	2	1	19
臨床検査技師	710	490	214	6	748
衛生検査技師	56	18	38	—	70
管理栄養士	3306	656	741	1909	3183
栄養士	480	30	91	359	542
保健師	25624	3661	6928	15035	25377
助産師	143	13	42	88	133
看護師	743	47	180	516	848
准看護師	116	2	9	105	122
その他	15625	4903	8086	2636	15388
〈再掲〉精神保健福祉士	968	408	356	204	1006
精神保健福祉相談員	1308	791	500	17	1322
栄養指導員	1108	626	482	—	1122
食品衛生監視員	5673	2938	2734	1	5567
環境衛生監視員	4870	2803	2067	—	4850
医療監視員	8860	6248	2612	—	8741

注1）「精神保健福祉士〜医療監視員」は，「医師〜その他」の再掲である
 2）「政令市・特別区」には，設置する保健所を含む
資料／厚生労働省「地域保健・健康増進事業報告」
出典／厚生労働統計協会：国民衛生の動向 2018/2019，p.35．

であり，感染症，難病，精神保健などを担当している。

❷市町村保健センター

　市町村保健センターは，保健師の就業数が最も多い機関である。市町村保健センターでは，主に母子保健や成人保健，高齢者保健などの年代別にみた住民の健康づくりを担っている。

❸その他の行政機関

　都道府県では，精神保健福祉センター，児童相談所，福祉事務所などに保健師が従事していることがある。また，公衆衛生の企画業務などを担当する県庁に配置されている。

　市町村では，住民のうち主に自営業者や退職者を対象とした健康保険である国民健康保険関連部局や，高齢者のあらゆる相談に対応する地域包括支援センター，妊娠から子育てまでの一貫した支援を担当する子育て世代包括支援センターに保健師が配置されている。また，それぞれの市町村の判断により，障害者の生活支援を担当する福祉関連部局，児童生徒の教育を担う教育委員会に配属されることがある。また，都道府県，市町村を問わず

職員の健康管理を担う総務課などにも保健師が配属されることがある。

2 産業保健分野

❶企業（事業所）

産業保健で最も一般的な就業先は，一般的に総務課内に設置される企業の健康管理部門である。人事管理の一つとして，企業に勤める就業者の健康管理を担っている。

❷健康保険組合

健康保険組合は，企業単位もしくは同じ職種の会社が集まってつくられる。対象は従業員だけでなく，健康保険に加入している家族も含まれる。

❸健診機関

日本では，生まれてから亡くなるまで，様々な法律によって年に1回以上の健康診断を受ける機会が設定されている。企業や行政機関，学校などから依頼を受けて健康診断を実施する健診機関に就業する保健師もいる。

❹都道府県産業保健総合支援センター，地域産業保健センター

労働者健康安全機構が運営するこれらの施設は，産業看護職である産業保健関係者の研修を実施している。

3 開業保健師

それぞれの保健師の得意分野をもとに，産業保健分野のコンサルティングや，家族問題に特化して対応する会社を運営し，活動している。

4 国際支援分野で働く保健師

国際協力機構（Japan International Cooperation Agency；JICA）のボランティアなどの一つである青年海外協力隊に所属し，世界の公衆衛生に貢献している。

5 その他

災害発生時には，行政機関単位やその他の組織，個人で自発的になど，様々な経路を通じて被災者の健康管理を支援するボランティアとして活動している。

3. 関連機関

地域の健康や生活を支援するときに基本となる視点は，保健，医療，福祉である。

1 公的制度，社会制度に基づいた機関

❶保健分野

保健の対象は，地域に住んでいる住民すべてであり，健康状態や生活状態は問わない。予防の視点からそれぞれの個人や集団に合った健康状態の改善を目指す。保健活動を実施

Ⅲ　地域のヘルスプロモーション

する主な機関として，保健所，市町村のほかに，地域の精神業務に従事するスタッフを支援する精神保健福祉センターなどの施設がある。

❷ 医療分野

医療の対象は，病院を受診するような身体や精神の疾患がある状態の人であり，また治療を受けて病状を維持・改善する見込みがある人が対象となる。総合病院，診療所などがある。地域医療として，往診や在宅医療も含まれる。

❸ 福祉分野

福祉の対象は生活支援を必要とする人である。福祉事務所，地域包括支援センター，子育て包括支援センターなどは，生活支援が必要な人に様々な福祉制度を活用してサービス利用を促す役割をもっている。障害者を対象とした地域活動支援センターなども含まれる。

2 │ 私的な機関やボランティア

主な機関として，特定非営利活動（nonprofit organization：NPO）法人があげられる。保健医療福祉に関連した例としては，保健医療福祉連携会議や，地域づくりの活動を行っている事務局などがある。

身近なボランティアの例としては，最近広がりをみせている「こども食堂（子どもや親を対象とし，食事を提供したり団らんの機会をもったりする）」などがあげられる。

関連機関は，多くの場合，地域によって偏りがあるため，現在ある関連機関を有効に活用するとともに，状況に応じて新たに地域の生活支援に必要な関連機関をつくる活動も必要である。

地域の健康とヘルスプロモーション活動

1. 地域診断

患者を対象に看護を展開する方法として看護過程があるように，地域看護を展開する方法として**地域診断**がある。

地域看護には以下の2つの特徴がある。

①対象は1人ではなく，集団を基本とする。地域では，多くの場合，個人が家族，町内，学校，企業などの所属するグループを単位として生活している。

②疾病の回復ではなく，予防を基本とする。地域に居住する人の多くは健康で特別な疾病管理を必要としていないことが多い。一方で，成長・発達の観点から健康管理が必要な乳幼児や高齢者，疾病や障害を抱えながら暮らしている人もいる。

このように様々な特徴をもった集団を把握し，それぞれの健康課題に応じた看護を提供する方法が地域診断である。地域診断の代表的な理論（モデル）であるコミュニティアズパートナーモデルを図5-20に紹介する。

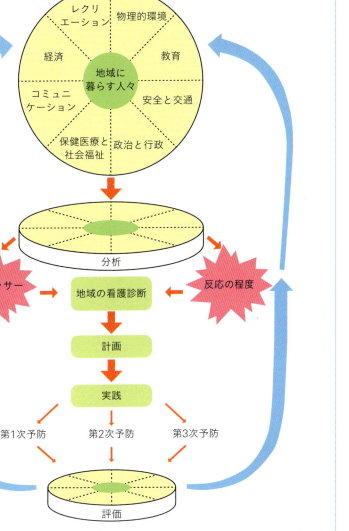

出典／Anderson, E.T., McFarlane, J.編, 金川克子, 早川和生監訳：コミュニティアズパートナー：地域看護学の理論と実際, 医学書院, 2002, p.125を一部改変.

図5-20 パートナーとしての地域のモデル

　地域診断では，まず対象となる地域や集団を選定する。次に，対象となる地域や対象に関する情報を系統立てて収集する。主な方法として，統計資料の分析，地域を実際に見てまわる，地域の鍵となる人（キーパーソン）から話を聞く，の3つの方法がある。その後，資料を整理し，地域の健康の特徴を抽出すると同時に，どうしてそのような状態が起こっているのか，背景や要因を明らかにする。

　これらの結果から，地域の健康を向上するために取り組むべき課題を抽出したうえで，健康の維持・改善のための活動を計画する。実施を検討する際に考慮に入れる点として，

「地域住民が関心をもっているか」「予防の視点から何をすればよいのか」「実施すると効果が大きいか」などがポイントとなる。実施後は，評価と再アセスメントを行う。

地域の看護活動に携わる者として，地域診断の技術はぜひ理解しておきたい。

2. 地区活動

1 地区活動の定義

保健師が行う公衆衛生看護活動を地区活動という。「地域社会の生活集団を対象として保健婦活動を行う場合に，保健婦は行政区画などで区分された一定区域を受け持ち地区として定め，そこに住んでいるすべての住民の健康生活の向上について，責任をもって援助活動を展開する。そして，この受け持ち地区に対する活動を『地区活動』とよんでいる。わが国においては，保健婦固有の活動とはこの地区活動に象徴されるものであって，これを除外しては，保健婦の社会的存在価値はないと言っても過言ではない」[57]。地区活動の対象は，地域に住む人々であり，その生活集団の健康水準の向上のために予防的活動を展開している。

活動内容は，家庭訪問，健康教育，健康相談，健康診査，地域組織活動，会議などの調整であり，それらの活動の1つだけを行うのではなく，すべての活動を状況に応じて相互補完的に関連づけて行う。そうすることで，地域の社会資源とネットワークを結び，ヘルスシステムを意図的につくることになる。その基盤となっているのは地区診断＊であり，地区診断で得た結果を根拠に活動を行い，そこから得た情報をさらに積み上げ，それに応じて活動を刷新していく。

2 地区活動の特徴

❶地区活動計画

これらの6つの活動を関連づけて行うためには，総合的な活動プログラムが必要であり，それを地区活動計画という。地区活動計画とは，単年度の保健師の活動計画である。保健師が行う地区活動は，市町村の保健師と保健所の保健師が同時に行う場合や，多職種と協働して行う場合がある。そのため，計画的な実施が必要となる。

計画の内容には，①活動にかかわるマンパワーの人数，②活動展開に必要な地域の社会資源，③活動のための予算が示される。そして計画の決定は，住民や関係職種，関係機関との話し合い，連携，調整により行われる。公衆衛生看護活動においては，同じ条件の自治体はないため，その自治体独自の方法を住民の合意を得て決定する。

＊ **地区と地域の違い**：地区診断のことを地域診断ということもある。地区とは district であり，行政区としての最小の区域をいう。地域とは region であり，地区より広い範囲を意味する。保健師は地域のなかの地区を「受け持ち地区」として担当して活動しており，それを地区担当制という。

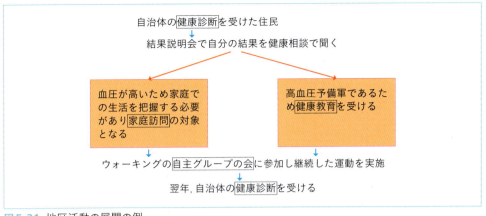

図5-21 地区活動の展開の例

❷地区分担と業務分担

保健師は，地区分担と業務分担の方法で，地区管理を重層的に行っている。地域保健法制定以降，業務分担を実施する自治体が増えたが，2013（平成25）年の地域における保健師の保健活動に関する指針[58]のなかで地区分担の重要性が示されたことで，PDCAサイクル（plan-do-check-act cycle）による地区分担の見直しが大きな課題となっている。

❸社会資源

保健師が地区活動を行うことにより，地域で必要とされる社会資源を創出することができることも大きな特徴である。地域に応じた活動を展開し，そこで必要とされる社会資源を予測し事業化し，それを施策として位置づけることで新たな社会資源となる。

このように，保健師自身がヘルスケアの担い手でありながらも新たな資源をつくっている。

3 地区活動の展開

地区活動の展開の例を図5-21に示す。保健師は，健康診断を受けた住民の結果に応じた健康づくりができるように，地域のなかで社会資源をつくり，地域のヘルスケアシステムを構築していることがわかる。もちろん，これは一例であり，地区活動の方法は住民の個別性と自治体の力量に合わせて展開されるため，千差万別である。

3. 健康施策と事業

1 政策とは

政策は，中央の省庁がつくり自治体に発表するという一方通行のものではなく，住民自らがつくり，それが全国に共通するシステムとなって制度となるものである。政策は政府の活動だけでなく，自治体や民間組織，団体の活動に関することを意味しており，組織の方向性を示す理念であるともいわれる[59]。

実務の現場では,一般に政策はそれを実現する「施策」とその具体的活動として「事業」に分けられる。つまり,政策,施策,事業は整合性があり連動している一連のプロセスである。

2 政策の評価

また,政策にもライフサイクルがあり,PDCA サイクルに基づいて展開されている(図5-22)[60]。政策の評価については,施策実現のために行われる各事業を PDCA サイクルに基づいて評価し,それらを総合して政策の評価につなげている。そのため,政策を具現化した事業の評価が重要となる。すなわち,評価と表裏一体の事業目標が明確に示されていることが必須である。

3 事業の評価

各自治体で実施する事業の評価については,住民の生の声や直接の行動,指標となっている事柄があるため,両面から把握することが重要である。

2013(平成25)年の日本再興戦略[61]において,すべての健康保険組合に対し,レセプト

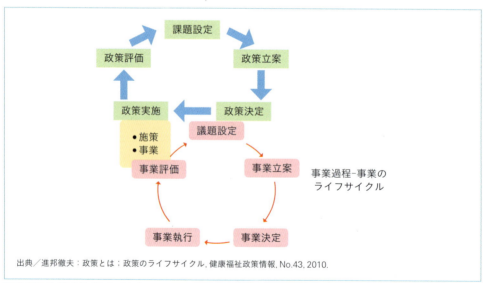

出典／進邦徹夫：政策とは：政策のライフサイクル,健康福祉政策情報,No.43, 2010.

図5-22 政策のライフサイクル

表5-11 活動目標に用いる指標

❶対象集団の健康水準(健康診査等における疾病・異常の出現率,壮年期の死亡率,低出生体重児の出現率)
❷住民の健康意識や保健行動(健康診査等の受診率,各種保健事業への参加率,健康への関心・日常生活における保健行動の改善状況など)
❸地域活動の基盤となる条件(住民組織や団体の健康への関心,保健師と住民の関係性の深まり,関係職種との協力関係,共同活動,地区組織や地域ケアシステムの構築状況など)

出典／宮内清子編著：保健師の基軸をつくる公衆衛生看護キーワード・ナビ,インターメディカル,2013,p.87.

などのデータを分析し，それに基づく加入者の健康保持・増進のための事業計画としてデータヘルス計画が示された。これによって，自治体ごとの評価に健診結果を幅広く活用できることになった。2016（平成28）年には，さらにその質を高めるための改訂が行われた。地域の健康度を測定するために様々な指標を駆使して地域を評価し，その改善に取り組んでいる（表5-11）。

D 看護の役割とその実際

1. 母子保健活動

1 自治体における母子保健活動の概要

わが国の母子保健にかかわる活動は，思春期から妊娠，出産，乳幼児期をとおして，一貫した体系のもとに進められている（図5-23）。

母子保健活動は，地域保健法の制定後，主に市町村で行われることとなった。市町村に

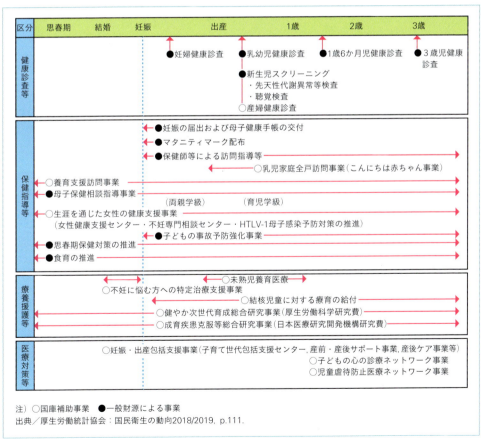

図5-23　母子保健対策の体系

Ⅲ　地域のヘルスプロモーション

表5-12 妊産婦・乳幼児保健指導の年次推移

	被指導実人員（人）				
	2012年度	2013年度	2014年度	2015年度	2016年度
妊　婦	696729	703418	719011	736388	800878
産　婦	249473	248788	253519	259315	258276
乳　児	760875	757205	738011	749141	736461
幼　児	895128	884771	871288	899795	873432

出典／厚生労働統計協会：国民衛生の動向 2018/2019, p.33.

表5-13 妊産婦・乳幼児訪問指導の年次推移

	被指導実人員（人）				
	2012年度	2013年度	2014年度	2015年度	2016年度
妊　婦	24171	24812	25139	27242	33038
産　婦	678174	715720	706359	738063	736087
新生児	239567	253690	243954	257914	244852
未熟児	59953	56679	54277	53279	51110
乳　児	539693	566624	562942	586257	598770
幼　児	165967	166729	166541	163719	157198

出典／厚生労働統計協会：国民衛生の動向 2018/2019, p.33.

おける妊産婦・乳幼児保健指導の年次推移は表5-12に示すとおり，少子化が進むなか微増している。あわせて，個別性に応じて実施できるきめ細やかな訪問指導としては，妊婦や産婦への支援が微増している（表5-13）。

2　子育て世代包括支援センター

2015（平成27）年，妊娠期から子育て期まで安心して育児が行えるよう，切れ目のないきめ細やかな支援体制を目指して，子育て世代包括支援センターの設置が開始された（図5-24）。同センターは「少子化社会対策大綱」（平成27年閣議決定）および「まち・ひと・しごと創成総合戦略（2015年改訂版）」（平成27年閣議決定）において，おおむね2020年を目指して全国展開をしている。

設置根拠法は母子保健法であり，2017（平成29）年の改正により市町村は母子健康包括支援センター（法律上の名称）の設置に努めることとなった[62]。大きくは母子保健支援と子育て支援に分かれ，必須の業務として以下の4点がある。

①妊産婦および乳幼児の実情を把握する。
②妊娠・出産・子育てに関する各種の相談に応じ，必要な情報提供・助言・保健指導を行う。
③支援プランを策定する。
④保健医療または福祉の関係機関との連絡調整を行う。

また，地域の実情に応じた母子保健事業や子育て支援事業の展開なども求められている。これらの実施により，きめ細やかな育児・子育て支援が期待できる。

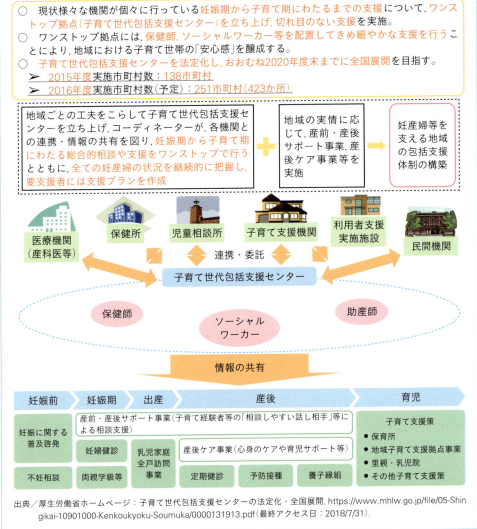

図5-24 子育て世代包括支援センターの法定化・全国展開

3 児童虐待発生予防への取り組み

　児童虐待の発生は，妊娠時から課題がある妊婦に多い傾向があることが指摘されている（表5-14）。支援を要する妊婦と虐待による死亡事例では，0歳児が65.3％を占めており増加傾向である。そのうち，母子健康手帳の未発行は30.6％，妊婦健診の未受診者は46.9％であり[63]，このことからも妊娠期からの妊婦への早期の支援の重要性がわかる（児童虐待については，第5章-Ⅱ-B, p.261も参照）。

　2016（平成28）年に公布された児童福祉法等の一部を改正する法律では，以下の3点があげられ[64]，未然に児童虐待を防ぐことを目指している。

①産前・産後サポート事業および産後ケア

表5-14 支援を要する妊婦と虐待による死亡事例

区分	0歳児	0か月	母子健康手帳の未発行	妊婦健診の未受診
虐待による死亡事例における割合	65.3%	50.0%	30.6%	46.9%

出典／厚生労働省ホームページ：子ども虐待による死亡事例等の検証結果等について（第14次報告），https://www.mhlw.go.jp/stf/seisakunitsuite/bunya/0000173329_00001.html（最終アクセス日：2018/10/23）.

②産婦健康診査事業
③乳幼児健康診査の未受診者の受診勧奨

4 具体的活動例

わが国の母子保健は，主に母子保健法，児童福祉法に則り，乳幼児健康診査や育児相談を体系的に行っている。また，1942（昭和17）年から始まった妊産婦手帳は現在の母子健康手帳となり，母子の健康状態を継続して記録に残すシステムとして質の担保の一翼を担っている。

2. 災害時の復興支援

1 事例紹介

A市は，面積70km^2，海には面していないが，湖と川に囲まれた平坦な地形である。主な産業は農業と観光業である。隣市には工業地帯があるため，工場に勤務している従業員とその家族のベッドタウンとなっている。

人口は5万人で男女比はほぼ1：1である。年齢別人口割合は年少人口13%，生産年齢人口64%，老年人口23%である。市の保健師は10名である。

以下，A市で起こった震災の事例を紹介する。

2 災害発生状況

❶災害発生時（発災当日）

20XX年3月11日14時46分，A市は地震によって震度6弱の揺れを観測した。A市のあちこちで住宅の傾き，道路の隆起，上下水道管の破裂が起こった。同時に市内全域でライフライン（ガス，電気，上下水道）がすべて止まった。

15時にA市役所に災害対策本部が設置された。同時に，市内にある全小中学校10か所に避難所が開設された。ある中学校では，柔道用の畳を敷き，非常用に保管していた毛布を配布して対応した。また，仮設トイレが設置された。避難所には大勢の住民が自主避難してきており，全避難所合計で2300人となった。

保健師は，全員が災害対策本部に集合した後，2名ずつ組になって，市内2か所の避難所に配属された。保健師は避難所に泊まり込み，動揺している避難者の話を聞いたり，食

事の支給，トイレ掃除などを行った。

❷ 活動体制確立期（発災後2～3日）

災害対策本部では，市内全区の町内会長，民生委員などを対象に，被害状況報告会を開催した。この会は計6回実施された。

ライフラインは電気が一部復旧した。水は，自衛隊が避難所および市内に設置された4か所の給水場所にて配給を行った。水道やガスの復旧は未定であり，避難所の運営もいつまで続くのかわからない状況であった。

住民の多くは昼間，自宅に戻り片づけをし，夜は避難所で過ごした。

日常生活は少しずつ戻り，4日目には医療機関が診療を再開した。

避難所は発災3日目に5施設が閉鎖され，5施設となった。市職員が避難所対応を行うことが決まり，保健師は，午前と午後に1回ずつ避難所の巡回を実施することとなった。この時期に，避難していた独居高齢者が転倒し病院に搬送されたり，インフルエンザ患者3名が発生し，隔離するなどがあった。

❸ 活動期（発災後4日～1か月）

市はホームページに加えて，Twitter を活用した地震関連情報の提供を開始し，情報の周知に努めた。

ライフラインは4日目にガス，7日目に電気が開通したが，上下水道は復旧に至らなかった。電気が復旧した時点で，避難していた大半の住民は自宅に戻った。

保健師は4日目に全員でミーティングを行い，今後の活動方針を決定した。活動の一つとして，今後，避難所にいる住民と自宅に戻った住民の健康状態を把握するために健康調査を実施することとした。健康調査を実施したことで，高血圧や糖尿病をもつ住民を把握することができた。また，5日目から他県の保健師が各避難所に配置された。保健師は避難所の日課表を作成し，換気，ラジオ体操，掃除などを避難者の生活に組み入れた。

発災直後は緊張状態にあった住民も，避難所の生活に慣れてきた。住民の訴えは，気分が悪い，血圧を測ってほしいなどが多かった。また，かぜをひく住民が増えてきた。避難所で支給される食事は菓子パンやインスタント食品が多く，食生活については課題が残っていた。

精神的に不安定な子どもの避難者のため，保健所に心のケアをするチームの派遣を依頼した。その後，県から臨床心理士が派遣されて対応にあたった。

5つの避難所は運営を続けていたが，新学期を迎えるため，発災24日目の4月4日に保健センター1か所に集約された。この1か所の避難所にいる避難者は，独居高齢者，精神疾患をもつ住民，経済的に困難を抱えているなど何らかの生活上の支援が必要な住民が中心であった。

同時期に，通常の市保健センター業務も再開された。保健師は，育児相談時には，地震による影響を必ず尋ねることにし，成人や高齢者を対象とした健康相談時も発災前後で住民の生活がどのように変わったかについて話を聞くよう心がけた。

❹ 復興期（発災 1 か月以降）

　発災 44 日目の 4 月 24 日に市内全域で上下水道が復旧した。同時に保健センターで運営した避難所を閉鎖した。最後まで残っていた要援護者については，関係機関と連携し，家族や市職員が付き添って新たな生活場所へ移動した。

　市内のほぼ全域で通常の生活が送れるようになったが，道路の隆起などの補修工事は不十分で，通行に気をつけなければならない地域もあった。市内のすべての道路が以前の状況に戻るのには 1 年以上の期間がかかった。

　住民の健康状態としては，避難所で脂質，糖質，塩分が多い食事に慣れてしまった住民の血糖値の上昇や，貧血が増えるなどが生じた。また，道路の陥没のため，外出やウォーキングができなくなり，運動習慣がなくなった住民が目立った。

❺ 災害対応が終わって

　A 市は，震災以前は災害が少ない地域と判断されていた。市役所に災害マニュアルは存在したが，震災後新たに修正を加えることとなった。

（1）災害時要援護者の事前把握

　特に人工呼吸器を装着している住民と，透析治療を行っている住民は事前に把握することとした。

（2）避難所内での要援護者の観察

　避難所内で高齢者が転倒した理由の一つに，避難所の健康管理をするスタッフや地域の町内会役員などで，見守りの必要な人の情報が共有されていないことがあげられた。新たな避難所運営マニュアルでは，要援護者のリスト化や申し送りの文章化が加えられた。

（3）震災をきっかけに悪化した住民の生活習慣

　避難所生活をきっかけに，菓子パンやインスタント食品を頻繁に食べる習慣がついたり，道路の陥没のためウォーキングの習慣がなくなった住民がいた。震災後に受けた特定健康診査の結果では，震災の前年度よりも血糖値の上昇，貧血，体重増加者が増えていた。今後は，食習慣や運動習慣を震災前の状態に戻すことを，保健活動に反映していく必要がある。また，震災発生時にも避難生活のなかで栄養士がアドバイスを行うなど，住民の健康状態を維持・向上する工夫を実施していくことが検討されている。

国家試験問題

1 更年期障害の女性にみられる特徴的な症状はどれか。 (105回 PM55)

1. 異常発汗
2. 低血圧
3. 妄想
4. 便秘

2 配偶者暴力相談支援センターの機能はどれか。 (106回 PM30)

1. 一時保護
2. 就労の仲介
3. 外傷の治療
4. 生活資金の給付

3 心的外傷後ストレス障害（PTSD）で正しいのはどれか。 (100回 PM16)

1. 数日間で症状は消失する。
2. 特定の性格を持った人に起こる。
3. 日常のささいな出来事が原因となる。
4. 原因になった出来事の記憶が繰り返しよみがえる。

4 市町村保健センターの業務はどれか。 (103回 AM8)

1. 廃棄物の処理
2. 人口動態統計調査
3. 看護師免許申請の受理
4. 地域住民の健康づくり

▶答えは巻末

文献

1) World Health Organization ホームページ：Reproductive health, http://www.wpro.who.int/topics/reproductive_health/en/（最終アクセス日：2018/8/15）
2) 大平光子, 他：母性看護学の基盤となる理論と概念〈齋藤いずみ, 他編, 母性看護学Ⅰ　概論・ライフサイクル, 改訂第2版, 南江堂, 2018, p.19-20.〉.
3) 村松安子：エンパワーメント, 井上輝子, 他編：岩波女性学事典, 岩波書店, 2002, p.47-48.
4) 性差医療情報ネットワーク：女性外来マップ, http://www.nahw.or.jp/hospital-info（最終アクセス日：2018/8/15）
5) JOICFP（ジョイセフ）：IPPF セクシュアル/リプロダクティブ・ヘルス用語検索サイト, http://www.joicfp.or.jp/cgi-bin/word/word.cgi?enw=75（最終アクセス日：2018/10/24）
6) 日本産科婦人科学会編：産科婦人科用語集・用語解説集, 改訂第3版, 日本産科婦人科学会, 2013.
7) 厚生労働省：平成27年人口動態統計月報年計（概数）の概況, https://www.mhlw.go.jp/toukei/saikin/hw/jinkou/geppo/nengai15/dl/gaikyou27.pdf（最終アクセス日：2018/8/15）
8) 厚生労働省ホームページ：平成28年度衛生行政報告例の概要, http://www.mhlw.go.jp/toukei/saikin/hw/eisei_houkoku/16/（最終アクセス日：2018/8/15）
9) 厚生労働省：平成11～12年度たばこ煙の成分分析について（概要）, https://www.mhlw.go.jp/topics/tobacco/houkoku/seibun.html（最終アクセス日：2018/9/18）
10) 厚生労働省：喫煙と健康；喫煙の健康影響に関する検討会報告書（平成28年8月）, 2016, https://www.mhlw.go.jp/file/05-Shingikai-10901000-Kenkoukyoku-Soumuka/0000172687.pdf（最終アクセス日：2018/9/18）
11) 日本禁煙学会編：禁煙学, 改訂3版, 南山堂, 2014.

12）黒田優佳子：不妊治療最前線；男性不妊の闇に挑む，文芸社，2006.
13）日本受精着床学会・倫理委員会：非配偶者間の生殖補助医療に関する不妊患者の意識調査，日本受精着床学会雑誌，21（1）：6-14，2004.
14）厚生労働省：性感染症に関する特定感染症予防指針，2018，https://www.mhlw.go.jp/file/06-Seisakujouhou-10900000-Kenkoukyoku/0000186685.pdf（最終アクセス日：2018/8/15）
15）厚生労働省：後天性免疫不全症候群に関する特定感染症予防指針，2018，https://www.mhlw.go.jp/file/06-Seisakujouhou-10900000-Kenkoukyoku/0000186686.pdf（最終アクセス日：2018/8/15）
16）国立感染症研究所ホームページ：性器クラミジア感染症とは，https://www.niid.go.jp/niid/ja/diseases/sa/chlamydia-std/392-encyclopedia/423-chlamydia-std-intro.html（最終アクセス日：2018/8/15）
17）吉沢豊予子，鈴木幸子編著：女性看護学，メヂカルフレンド社，2008.
18）厚生労働省：後天性免疫不全症候群に関する特定感染症予防指針，平成30年1月18日，厚生労働省告示第九号，https://www.mhlw.go.jp/file/06-Seisakujouhou-10900000-Kenkoukyoku/0000186686.pdf（最終アクセス日：2018/8/15）
19）厚生労働省ホームページ：平成28年国民健康・栄養調査の結果の概要，https://www.mhlw.go.jp/file/04-Houdouhappyou-10904750-Kenkoukyoku-Gantaisakukenkouzoushinka/kekkagaiyou_7.pdf（最終アクセス日：2018/8/15）
20）増本由美，他：新しい妊娠糖尿病診断基準採用による妊娠糖尿病の頻度と周産期予後への影響，糖尿病と妊娠，10（1）：88-91，2010.
21）厚生労働省：健やか親子21（第2次），https://www.mhlw.go.jp/file/06-Seisakujouhou-11900000-Koyoukintoujidoukateikyoku/0000067539.pdf（最終アクセス日：2018/8/15）
22）内閣府男女共同参画局ホームページ：国連における女性に対する暴力の概念，http://www.gender.go.jp/kaigi/senmon/cyukan/2.html（最終アクセス日：2018/8/15）
23）United Nations：Handbook and Supplement for legislation on violence against women，http://www.un.org/womenwatch/daw/vaw/v-handbook.htm（最終アクセス日：2018/8/15）
24）World Health Organization：World report on violence and health, chapter 6 sexual violence, 2002.
25）Breiding, M. J., et al.：Prevalence and characteristics of sexual violence, stalking, and intimate partner violence victimization--national intimate partner and sexual violence survey, United States, 2011, Morbidity and Mortality Weekly Report（MMWR），63（8）：1-18，2014.
26）内閣府男女共同参画局：男女間における暴力に関する調査報告書，平成29年度調査，http://www.gender.go.jp/policy/no_violence/e-vaw/chousa/pdf/h29danjokan-12.pdf（最終アクセス日：2018/8/15）
27）法務省法務総合研究所編：平成29年版犯罪白書，http://hakusyo1.moj.go.jp/jp/64/nfm/mokuji.html（最終アクセス日：2018/8/15）
28）内閣府男女共同参画局ホームページ：配偶者からの暴力の被害者の自立支援等に関する調査結果，2007，http://www.gender.go.jp/policy/no_violence/e-vaw/chousa/ziritusien1904kekka.html（最終アクセス日：2018/8/15）
29）天童睦子：女性・人権・生きること；過去を知り未来をひらく，学文社，2017.
30）WHO：Promoting Mental Health：concepts, emerging evidence, practice, 2004, http://www.who.int/mental_health/evidence/en/promoting_mhh.pdf（最終アクセス日：2018/7/31）
31）厚生労働省ホームページ：休養・こころの健康，https://www.mhlw.go.jp/www1/topics/kenko21_11/b3.html（最終アクセス日：2018/7/31）
32）内閣府：平成29年度青少年のインターネット利用環境実態調査，調査結果（速報），2018，http://www8.cao.go.jp/youth/youth-harm/chousa/h29/net-jittai/pdf/sokuhou.pdf（最終アクセス日：2018/7/31）
33）厚生労働省ホームページ：平成29年「労働安全衛生調査（実態調査）」の概況，https://www.mhlw.go.jp/toukei/list/dl/h29-46-50_gaikyo.pdf（最終アクセス日：2018/10/16）
34）厚生労働省ホームページ：自殺者数の推移，https://www.mhlw.go.jp/wp/hakusyo/jisatsu/16/dl/1-01.pdf（最終アクセス日：2018/7/31）
35）警察庁生活安全局生活安全企画課：「平成29年中における自殺の状況」，https://www.npa.go.jp/safetylife/seianki/jisatsu/H29/H29_jisatunojoukyou_01.pdf（最終アクセス日：2018/10/16）
36）厚生労働省ホームページ：職場のパワーハラスメントについて，https://www.mhlw.go.jp/stf/seisakunitsuite/bunya/0000126546.html（最終アクセス日：2018/7/31）
37）厚生労働省ホームページ：平成29年度「過労死等の労災補償状況」を公表します，別添資料2精神障害に関する事案の労災補償状況，https://www.mhlw.go.jp/content/11402000/H29_no2.pdf（最終アクセス日：2018/10/16）
38）日本看護協会政策企画部編：2011年病院看護実態調査，日本看護協会調査研究報告，No.85，2012，https://www.nurse.or.jp/home/publication/research/pdf/85.pdf（最終アクセス日：2018/4/16）
39）日本看護協会：News Release「2017年病院看護実態調査」結果報告，http://www.nurse.or.jp/up_pdf/20180502103904_f.pdf（最終アクセス日：2018/4/16）
40）厚生労働省：2004年新卒看護職員の早期離職等実態調査，資料2，新人看護職員研修の現状について，http://www.mhlw.go.jp/shingi/2009/04/dl/s0430-7b.pdf（最終アクセス日：2018/4/16）
41）塚本尚子，野村明美：組織風土が看護師のストレッサー，バーンアウト，離職意図に与える影響の分析，日本看護研究学会雑誌，30（2）：55-64，2007.
42）北岡（東口）和代：精神科勤務の看護者のバーンアウトと医療事故の因果関係についての検討，日本看護科学会誌，25（3）：31-40，2005.
43）Aiken, L. H., et al.：Hospital nurse staffing and patient mortality, nurse burnout, and job dissatisfaction, JAMA, 288（16）：1987-1993, 2002.
44）厚生労働省ホームページ：自殺の統計；各年の状況，平成29年中における自殺の状況，https://www.mhlw.go.jp/stf/seisakunitsuite/bunya/hukushi_kaigo/shougaishahukushi/jisatsu/jisatsu_year.html（最終アクセス日：2018/7/31）
45）健やか親子21（第2次）ホームページ：体罰によらない育児を推進するための啓発資料「子どもを健やかに育むために；愛の鞭ゼロ作戦」，http://sukoyaka21.jp/wp/wp-content/uploads/2016/08/ainomuchizero_pdf.pdf（最終アクセス日：2018/7/31）

46) 日本トラウマティック・ストレス学会：PTSDの薬物療法ガイドライン；プライマリケア医のために，2013，http://www.jstss.org/wp/wp-content/uploads/2013/09/JSTSS-PTSD薬物療法ガイドライン第1版.pdf（最終アクセス日：2018/7/31）
47) 厚生労働省ホームページ：平成27年国民健康・栄養調査報告，http://www.mhlw.go.jp/bunya/kenkou/eiyou/h27-houkoku.html（最終アクセス日：2018/4/27）
48) 厚生労働省ホームページ：健康づくりのための睡眠指針検討会報告書，2003，http://www.mhlw.go.jp/shingi/2003/03/s0331-3.html（最終アクセス日：2018/4/26）
49) American Psychiatric Association，高橋三郎，他監訳：DSM-5精神疾患の診断・統計マニュアル，医学書院，2014，p.356.
50) 厚生労働省健康局：健康づくりのための睡眠指針2014，http://www.mhlw.go.jp/file/06-Seisakujouhou-10900000-Kenkoukyoku/0000047221.pdf（最終アクセス日：2018/4/26）
51) 厚生労働省ホームページ：ハローワークを通じた障害者の就職件数が9年連続で増加；平成29年度障害者の職業紹介状況等，2018，https://www.mhlw.go.jp/file/04-Houdouhappyou-11704000-Shokugyouanteikyokukoureishougaikoyoutaisakubu-shougaishakoyoutaisakuka/0000208520.pdf（最終アクセス日：2018/6/29）
52) 内閣府ホームページ：若者の意識に関する調査（ひきこもりに関する実態調査），2010，http://www8.cao.go.jp/youth/kenkyu/hikikomori/pdf_gaiyo_index.html（最終アクセス日：2018/7/31）
53) 内閣府ホームページ：若者の生活に関する調査報告書，2016，http://www8.cao.go.jp/youth/kenkyu/hikikomori/h27/pdf-index.html（最終アクセス日：2018/7/31）
54) 茨城県ホームページ：ヘルスロードについて，http://www.pref.ibaraki.jp/hokenfukushi/yobo/zukuri/herusuro-donituite.html#herusuro-dotoha（最終アクセス日：2018/7/31）
55) 石川正一，石川左門：めぐり逢うべき誰かのために；明日なき生命の詩，立風書房，1982.
56) 日本公衆衛生看護学会ホームページ：用語の定義，https://japhn.jp/wp/wp-content/uploads/2017/04/def_phn_ja_en.pdf（最終アクセス日：2018/7/31）
57) 平山朝子，他編：公衆衛生学総論1〈公衆衛生看護学大系第1巻〉，第2版，日本看護協会出版会，1995，p.115.
58) 厚生労働省健康局長通知，地域における保健師の保健活動に関する指針，2013，http://www.nacphn.jp/topics/pdf/2013_shishin.pdf（最終アクセス日：2018/7/31）
59) 宮川公男：政策科学入門，第2版，東洋経済新報社，2002，p.90-91.
60) 進邦徹夫：政策とは；政策のライフサイクル，健康福祉政策情報，No. 43，2010.
61) 日本再興戦略；JAPAN is BACK，2013，https://www.kantei.go.jp/jp/singi/keizaisaisei/pdf/saikou_jpn.pdf（最終アクセス日：2018/7/31）
62) 厚生労働省ホームページ：子育て世代包括支援センター業務ガイドライン，2017，https://www.mhlw.go.jp/file/06-Seisakujouhou-11900000-Koyoukintoujidoukateikyoku/kosodatesedaigaidorain.pdf（最終アクセス日：2018/7/31）
63) 厚生労働省ホームページ：子ども虐待による死亡事例等の検証結果等について（第14次報告），https://www.mhlw.go.jp/stf/seisakunitsuite/bunya/0000173329_00001.html（最終アクセス日：2018/10/23）
64) 厚生労働省ホームページ：児童福祉法等の一部を改正する法律（平成28年法律第63号）の円滑な施行に向けて，https://www.mhlw.go.jp/file/06-Seisakujouhou-11900000-Koyoukintoujidoukateikyoku/0000174770.pdf（最終アクセス日：2018/7/31）

参考文献

・Young, L. E., Hayes, V.編，高野順子，北山秋雄監訳：ヘルスプロモーション実践の変革；新たな看護実践に挑む，日本看護協会出版会，2008.
・Glanz, K.，他編，木原雅子，他訳：健康行動学；その理論，研究，実践の最新動向，メディカル・サイエンス・インターナショナル，2018.
・井上輝子，他編：岩波女性学事典，岩波書店，2002.
・アジア女性資料センター：女たちの21世紀，No.25，特集：リプロダクティブ・ヘルス/ライツ，2001.
・日本女性医学学会編：女性医学ガイドブック，更年期医療編，2014年度版，金原出版，2014.
・友池仁暢監訳，循環器病研究振興財団「女性の健康と更年期」翻訳委員会訳：女性の健康と更年期：包括的アプローチーNIH2002国際方針声明書より，学研プラス，2003.
・日本性科学会編：セックス・セラピー入門；性機能不全のカウンセリングから治療まで，金原出版，2018.
・日本産科婦人科学会，日本産婦人科医会：産婦人科診療ガイドライン；婦人科外来編2017，http://www.jsog.or.jp/activity/pdf/gl_fujinka_2017.pdf（最終アクセス日：2018/8/15）
・日本産婦人科医会：妊産婦メンタルヘルスケアマニュアル；産後ケアへの切れ目のない支援に向けて，2017，http://www.jaog.or.jp/wp/wp-content/uploads/2017/06/jaogmental_L_0001.pdf（最終アクセス日：2018/8/15）
・日本産科婦人科学会ホームページ：不妊定義の変更について，http://www.jsog.or.jp/news/html/announce_20150902.html（最終アクセス日：2018/8/15）
・女性の安全と健康のための支援教育センター：性暴力被害者支援DVD.
・女性の安全と健康のための支援教育センター：DV被害者支援DVD.
・福井トシ子編著：textbook 妊娠と糖尿病のケア学；基礎知識・ケアの実際・チーム医療，メディカ出版，2012.
・Anderson, E. T., McFarlane, J.編，金川克子，早川和生監訳：コミュニティアズパートナー；地域看護学の理論と実際，第2版，医学書院，2007.
・金川克子，田村悦子編：地域看護診断，第2版，東京大学出版会，2011.
・Neuman, B.著，野口多恵子，他訳：ベティ・ニューマン看護論，医学書院，1999.
・平野かよ子編：最新保健学講座5 公衆衛生看護管理論，メヂカルフレンド社，p.10.

国家試験問題 解答・解説

1章 1　解答 3

× 1：プライマリーヘルスケアとヘルスプロモーションは WHO が推奨する 21 世紀の健康戦略であり，いわば車の両輪であって，相反するものではない。
× 2：専門職による健康教育が主軸ではなく，人々を中心としたすべての人による総合的な健康づくりの活動である。
○ 3：「ヘルスプロモーションとは，人々が自らの健康とその決定要因をコントロールし，改善することができるようにするプロセスである」と定義されている（バンコク憲章：2005 年）。
× 4：ヘルスプロモーションは，1 次予防から 2 次予防そして 3 次予防までも含む幅広い体制づくりを目指している。

1章 2　解答 1

健康の定義は，1946 年世界中の健康の専門家がニューヨークに集まってつくられたものであり，世界の人々の恒久的な健康を願ってつくられた理想的な定義である。

○ 1：健康は，万人の有する基本的な権利である。
× 2：健康と不健康は，コインの表裏のように連続している。
× 3：健康は，身体的健康のみならず，精神的，社会的，スピリチュアル的なものまで含んでいる。
× 4：健康とは，単に病気や虚弱でないことではなく，身体的，精神的，社会的に well-being な状態のことである。

1章 3　解答 1

○ 1：WHO 憲章――健康の定義
× 2：アルマ・アタ宣言――プライマリヘルスケア
× 3：ヘルシンキ宣言――医学研究の倫理 (Health in All Policies)
× 4：オタワ憲章――ヘルスプロモーション

1章 4　解答 1, 4

○ 1：実施主体は「高齢者の医療の確保に関する法律」により医療保険者と規定されている。
× 2：メタボリックシンドロームに着目した制度である。がんのスクリーニングではない。
× 3：対象者は 40 〜 74 歳までの医療保険加入者である。35 歳からではない。
○ 4：検査項目に腹囲，BMI，血圧，血糖，脂質（中性脂肪と HDL コレステロール）などが入っている。
× 5：特定健康診査の結果により階層化し，うち積極的支援，動機づけ支援の対象者に対して特定保健指導を実施する。特定健康診査受診者全員ではない。

2章 1　解答 1

○ 1：成人の学習は，生きてきたこれまでの様々な経験が学習の資源となる。
× 2：子どもの学習の動機づけは褒美や罰などによる外的動機づけであるが，成人の学習は自ら興味や関心を抱くなどの内的動機づけにより促進される。
× 3：目指す課題に対して自らその達成度を評価し，新たな課題を設定し目指していくプロセスが成人の学習であり，他者からの評価はあくまでも参考としてとらえられる。
× 4：子どもの学習は教える側の一方的な講義形式により知識や技術を蓄積する学習であるが，成人の学習は，自分が直面している課題に取り組む課題中心の学習である。

2章 2　解答 4

× 1：自己管理の目標は達成可能な目標を立てる（ステップバイステップ法）。成功体験を積み重ねること（遂行行動の達成）が自己効力感を高めることにつながる。
× 2：本人にとって必要な知識を見極めて，必要な時期に提供することが重要である。
× 3：不適切な点をそのたびに指摘されることは，やっていることが認められないと感じて意欲の低下につながる。一方的に指摘するのでは

なく，本人の思いや状況を確認しながら良い点を伸ばす視点が自己効力感を高めることにつながる（言語的説得）。
○**4**：たとえ少しでも改善できた点を見つけ，がんばりを認めたり，褒めることは自己効力感を高めることにつながる（言語的説得）。
×**5**：対象者が自己管理できない理由を話したときは，対象者の思いを傾聴し共感的態度で接し，対象者と共にどうすればよいかを考える。

2章　3　　　　　　　　　　　　解答 **4**

×**1**：防衛（御）的退行は第2段階で，危機に対し自らを守る時期。危機や脅威を感じさせる状況に直接的・現実的に直面するにはあまりに恐ろしく，現実逃避，否認，抑圧のような対処機制を用いて自己の存在を維持しようとする。
×**2**：衝撃は第1段階で，最初の心理的ショックの時期。危険や脅威のために自己の存在が脅かされたときに感じる心理的衝撃。強烈な不安，パニック，無力感を示し，思考が混乱して計画や判断，理解することができなくなる。
×**3**：適応は第4段階で，建設的な方法で積極的に状況に対処する時期。適応は危機の望ましい成果であり，新しい自己イメージや価値観を築いていく過程である。
○**4**：承認は第3段階で，危機の現実に直面する時期。現実に直面し，現実を吟味し始め，もはや変化に抵抗できないことを悟り，自己イメージの喪失を体験する。

2章　4　　　　　　　　　　　　解答 **1**

×**1**：モラトリアムが登場するのは学童期（6〜12歳）でなく，青年期（思春期〜青春期）である。エリクソンは，モラトリアムを「人が一人前の大人として社会に出て行くために必要な準備期間」と位置づけている。
○**2，3，4**：いずれも適切な組合わせである。

3章　1　　　　　　　　　　　　解答 **1**

この問題の計算結果は $85 \div (1.6 \times 1.6) = 33.2$ であり，肥満の状態だと考えられる。

○**1**
×**2，3，4**：BMIは，身長と体重の値を用いて肥満度を表す方法であり，体重(kg)÷身長$(m)^2$＝体重÷（身長×身長）で表される。

3章　2　　　　　　　　　　　　解答 **2**

×**1**：6〜7歳の女性の，身体活動レベルⅡの推定エネルギー必要量は1450kcal/日となる。
○**2**：70歳以上の男性の，身体活動レベルⅠの推定エネルギー必要量は1850kcalである。
×**3**：70歳以上の女性の，身体活動レベルⅢの推定エネルギー必要量は2000kcal/日となる。
×**4**：70歳以上の男性の，身体活動レベルⅡの推定エネルギー必要量は2200kcal/日となる。
×**5**：70歳以上の男性の，身体活動レベルⅢの推定エネルギー必要量は2500kcal/日となる。

3章　3　　　　　　　　　　　　解答 **1**

○**1**：サーカディアンリズムを整えるためには，毎朝同じ時刻に起床し，光を浴びて生体時計をリセットすることが大切である。
×**2**：日中にカーテンを閉めておくと時間の感覚が狂いやすい。就寝時はカーテンを閉め，暗い部屋で就寝するほうがよい。
×**3**：2〜3時間の昼寝は，夜の入眠に影響する。
×**4**：コーヒーにはカフェインが含まれているため，就寝前にコーヒーや緑茶を摂取すると入眠を妨げる。

4章　1　　　　　　　　　　　解答 **1，2**

改訂版デンバー式発達スクリーニング検査は，DENVERⅡ（デンバー発達判定法）という名称で用いられている。

○**1**：個人—社会，微細運動—適応，言語，粗大運動の4領域に関して判定を行う。
○**2**：適応年齢は6歳までである。

×3：判定結果は，数値ではなく，「正常」「疑い」「判定不能」のいずれかである。
×4：この判定法は，知能指数などの知的能力を測定する検査ではなく，また発達障害を診断するものでもない。発達の遅れの可能性を判定し，適切に対応するための方法である。
×5：各領域には，各24〜37個の検査項目がある。検査では，子どもの年齢線の完全に左にある項目のうち少なくとも3つ，さらに年齢線と交差する項目を実施する。

4章 2 解答 3

×1：がん対策基本法に基づいて策定されたがん対策推進基本計画の「がん予防」のなかに受動喫煙対策の徹底について明記されている。
×2：がん対策推進基本計画の目標の1つである。
○3：がん対策基本法には，都道府県がん対策推進計画の策定が定められている（第11条）。
×4：がん対策推進基本計画にある重点的に取り組む課題の一つである。

4章 3 解答 2

×1：髄膜炎は，髄膜に炎症が生じる疾患で，主にウイルスや細菌の感染が原因で発症する。
○2：虚血性心疾患は，動脈硬化などで冠動脈が狭窄または閉塞し心筋が虚血する疾患であり，生活習慣病の一つである。
×3：関節リウマチは，主に関節の内側にある滑膜に炎症が起こる全身性の炎症性自己免疫疾患である。
×4：アルツハイマー病は不可逆的で進行性の脳の変性疾患であり，遺伝や環境，生活習慣など複数の因子が絡み合って発症するといわれているが，原因は完全には解明されていない。

4章 4 解答 1, 5

○1, 5：2001年にWHOによって採択された国際生活機能分類（ICF）の生活機能の構成要素は「心身機能・身体構造」「活動」「参加」の3つを包含する。

×2：休息はICFの構成要素に含まれない。
×3：社会的不利は1980年にWHOが発表した国際障害分類（ICIDH）に含まれる。ICIDHでは，障害を①機能・形態障害，②能力障害，③社会的不利の3つの構造からとらえている。
×4：生活関連動作は，洗濯・掃除・炊事などの家事動作，買い物，金銭管理，公共交通機関の利用など生活を営むのに重要な応用動作であり，ICFの構成要素に含まれない。

5章 1 解答 1

○1：更年期女性の特徴的な症状の一つ。臨床上はホットフラッシュ（ほてり）を伴うことが多い。甲状腺疾患との鑑別も重要である。
×2：閉経によりエストロゲンが減少することで血管の柔軟性が低下し，高血圧を引き起こしやすい。
×3：更年期に多い心理・精神症状は，抑うつや不安感である。
×4：更年期障害の女性の特徴的な症状とはいえない。

5章 2 解答 1

配偶者暴力相談支援センターは，配偶者からの暴力の防止および被害者の保護を図るため，各都道府県が設置している。具体的な支援内容は，①相談や相談機関の紹介，②カウンセリング，③被害者および同伴者の緊急時における安全の確保および一時保護，④自立して生活することを促進するための情報提供その他の援助，⑤被害者を居住させ保護する施設の利用についての情報提供その他の援助，⑥保護命令制度の利用についての情報提供その他の援助である。都道府県によっては婦人相談所のほかに女性センター，福祉事務所などが配偶者暴力相談支援センターに指定されている。

○1：上記③のとおりである。
×2：就労の仲介を行うのは，公共職業安定所（ハローワーク）である。
×3：外傷の治療を行うのは，病院などの医療機関である。

×4：生活資金（生活福祉資金：総合支援資金，福祉資金・教育支援資金・不動産担保型生活資金）の実施主体は，都道府県社会福祉協議会である。

5章 3　　　解答 4

心的外傷後ストレス障害（PTSD）は，A：実際に危うく死ぬ，重傷を負う，性的暴行などの重大な出来事への曝露が前提となる。そのうえで，B：侵入症状（悪夢，フラッシュバックなど），C：心的外傷的出来事に関連する事柄の持続的回避（回避行動），D：心的外傷的出来事に関連したネガティブな考え方の出現，気分の落ち込み，E：心的外傷的出来事に関連した覚醒度と反応性の著しい変化（イライラ，集中困難，睡眠障害，過度の警戒心など）が起こるほか解離症状を伴う場合がある（離人感，現実感の消失）。これらが心的外傷後3日～1か月以内に起こる場合は急性ストレス障害（ASD），心的外傷後1か月以上続く場合は心的外傷後ストレス障害（PTSD）と診断される。

×1：数日間で症状が消失するのは，急性ストレス障害（ASD）である。
×2：特定の性格ではなく，外傷的出来事への曝露が前提となる。
×3：日常の些細な出来事ではなく，重大な外傷的出来事への曝露が前提となる。
○4：悪夢やフラッシュバックなどの侵入症状が繰り返しよみがえる。

5章 4　　　解答 4

×1：廃棄物の処理は，地域保健法第6条の4で保健所での事業と規定されている。
×2：人口動態統計調査は，地域保健法第6条の2で保健所での事業と規定されている。
×3：看護師免許申請の受理は，保健師助産師看護師法第5条で厚生労働大臣の免許を受けると規定されている。
○4：地域住民の健康づくりは，地域保健法に基づく地域保健対策の推進に関する基本的な指針の第2の2に市町村保健センターの役割として規定されている。

索引

欧文

AIDS…244, 248
ASD…277
BMI…132
CBT…272
CCHL尺度…115
DEWKs…238
DINKs…238
DV…253
DV防止法…251
FCCHL尺度…115
GDM…250
GP…64
HIV感染症…248
HPH…52
HPV…240
HPV感染…240
HRT…243
ICF…211
ICT…116, 262
IT…89
J-HPH…53
JICA…291
KHJ全国ひきこもり家族会連合会…287
LGBT…27
MDGs…17
METs…135
NABA…280
NCDs…17, 197
NHS…64
PHC…12
PMS…240
PTSD…276
QUPiO…89
SANE…257
SDGs…10
SDH…2, 9
SSRI…271
SST…194, 284
STD…244
STI…244
UHC…14
well-being…30
WHO…14
WHO FCTC…17
WHO協力センター…15
WHO健康開発総合研究センター…15
WHO憲章…2, 12
WHO神戸センター…15

和文

あ
アイデンティティ…180
アガペー…9
悪性新生物…200
アクティブエイジング…211
アクティベーション…194
アナフィラキシーショック…176
アブセンティーズム…48
アルコール…134
アルコール依存症…276
アルマ・アタ宣言…12, 24
アレルギー…176
アレルギー性疾患…176
アンドラゴジー…77

い
生きがい…197
育児不安…261
意思決定…115
いじめ…263
萎縮性腟炎…242
依存症…262, 274
1次予防…200
一般健康教育…82
イネーブラー…275
インクルーシブ教育…263
飲酒…134, 189
インフォーマルサポート…111

う
ウォーキングミーティング…184
う歯…171
うつ病…264, 269
運動…134
運動指導士…137
運動習慣者…134
運動量の基準…135

え
永久歯…171
エイジズム…94
エイジレスライフ…211
エイジングパラドックス…212
エリクソン…90, 179
嚥下運動…168
嚥下反射…168
エンド・オブ・ライフケア…221
エンパワメント…110, 234

お
黄体ホルモン…241
オーラルフレイル…152
オタワ憲章…2, 25
オレンジプラン…214

か
介護保険法…213
介護予防…213, 216
介護予防・日常生活支援総合事業…216
概日リズム…138
解離…277
カイロ会議…232
学童期…92
家族…53
家族機能…55
家族の健康…54
家族の発達課題…57
家族のレジリエンス…57
学校保健…39
学校保健安全法…39
学校保健委員会…41
学校保健活動…39
過眠障害…282
空の巣症候群…181
過労死…204, 273
がん…200
がん検診…200
看護覚え書…50, 67
看護師…68
看護師の特定行為…69
看護の定義…66
がんサバイバー…202
がんサバイバーシップ…202
がん相談支援センター…202

がん対策基本法…200
がん対策推進基本計画…200

き

気管支喘息…176
危機…103
危機介入…106
危機モデル…104
危機理論…103
喫煙…134, 190
喫煙者個別健康教育…84
喫煙率…22
機能的ヘルスリテラシー…114
虐待…261
急性ストレス障害…277
吸啜反射…167, 168
共依存…275
教師保健部…42
業務上疾病…203
業務上負傷…203

く

偶発的危機…104
薬健康教育…82

け

計画的行動理論…99, 123
ケイパビリティ…4
ゲーム障害…263
月経異常…236
月経困難症…236
月経前症候群…240
結晶性知能…180
健康インパクト評価…10
健康運動実践指導者…137
健康格差…25
健康学習…76
健康教育…80, 234
健康教育の目標…80
健康経営…48
健康経営優良法人…48
健康行動…95
健康寿命…210, 243
健康診断…40, 45
健康信念モデル…95
健康推進員…287
健康生成論…6
健康増進事業…82
健康増進施設…137

健康増進法…20, 30, 82
健康相談…40
健康づくりのための運動基準2006
　…135
健康づくりのための身体活動基準
　2013…135
健康づくりのための睡眠指針2014
　…140
健康な地域づくり…287
健康日本21…18, 137, 188
健康の社会的決定要因…2, 9
健康の定義…2, 6, 12
健康のルネサンス…2
健康保険組合…291
原発性無月経…236

こ

抗うつ薬…271
後期高齢者支援金…199
口腔機能向上…155
口腔機能向上プログラム…155
口腔機能低下症…153
高血圧個別健康教育…84
公衆衛生看護…288
後天性免疫不全症候群…244
行動変容…97
行動変容のプロセス…98
更年期…241
更年期障害…242
幸福…7
高齢者生きがい活動促進事業
　…216
高齢者医療確保法…213
高齢者虐待…220
高齢者虐待防止法…214
高齢者の健康…210
向老期…181
コーアクティブコーチング…121
コーチング…121
コーピング…107, 194
国際HPHネットワーク…52
国際協力機構…291
国際人口開発会議…232
国際生活機能分類…211
こころのABC活動…195
心の健康…258
個人精神療法…275
子育て世代包括支援センター
　…249, 290, 298

骨粗鬆症…243
骨盤底筋体操…146
こども食堂…292
個別健康教育…83
コミュニティ…59
コミュニティアズパートナーモデル
　…292
コミュニティオーガニゼーション
　…288
コミュニティヘルス…59
コンセプション…240

さ

サーカディアンリズム…138
在留外国人…23
作業関連疾患…204
作業療法…275
サクセスフルエイジング…211
サルコペニア…220
産業保健総合支援センター…203
三大幸福論…8
サンドイッチ世代…181

し

ジェロゴジー…78
ジェンダー…232
歯科口腔保健…151
歯科口腔保健法…153
自我同一性…180
子宮頸がん…240
子宮頸管炎…247
子宮体がん…240
子宮内膜がん…240
嗜好品…189
自己効力感…100, 194
自己放任…220
自己誘発性嘔吐…279
自殺…204, 272
自殺総合対策推進センター…264
自殺総合対策大綱…204
自殺対策基本法…204, 264
脂質異常症個別健康教育…84
歯周疾患健康教育…82
歯周病…155
思春期…235
持続可能な開発目標…10
市町村保健センター…290
実践的知能…180
児童委員…266

児童虐待…57, 299
児童保健委員会…41
社会的危機…104
社会的健康…258
社会的サポート…61
社会文化的モデル…120
周産期…249
集団健康教育…82
集団精神療法…275
就労準備支援事業…286
主観的健康観…5
受動喫煙…22, 134, 192
趣味…196
状況的危機…103
情緒的健康…258
情動焦点型コーピング…108
小児アレルギーエデュケーター…177
小児うつ…263
小児の健康…162
情報技術…89
情報通信技術…116, 262
食育基本法…133
食育推進基本計画…133
食塩摂取量…131
職業性疾病…203
職業性ストレスモデル…193
職業病…203
食事…130
食事バランスガイド…133
食習慣…130
食生活…130
食中毒…132
職場適応援助者…285
職場のパワーハラスメント…265
職場のメンタルヘルス…264
職場復帰…265, 284
職場復帰支援…284
食品衛生法…132
助産師…69
女性に対する暴力…251
女性のエンパワメント…234
女性の健康…232
ジョブコーチ…285
シルバーリハビリ体操…224
歯列矯正…172
新オレンジプラン…214
神経性大食症…279
神経性無食欲症…279

人工妊娠中絶…236
身体活動…135
身体活動量…135
心的外傷…277
心的外傷後ストレス障害…252, 276
深部体温…143

す

推定エネルギー必要量…131
睡眠…138, 185
睡眠時無呼吸症候群…282
睡眠習慣…142
睡眠12箇条…140
睡眠障害…281
睡眠-覚醒障害群…280
健やか親子21…235, 250
スタンディングミーティング…184
ステップファミリー…54, 260
ストレス…103, 107
ストレス関連疾患…206
ストレスチェック…47, 264
ストレス反応…194
ストレスマネジメント…194
ストレッサー…107, 194
ストレングス…109
ストレングスモデル…109
スピリチュアルヘルス…6

せ

生活活動…135
生活技能訓練…194, 284
生活時間活動分類…206
生活習慣病…19, 181, 197, 218
性感染症…244
性感染症に関する特定感染症予防指針…244
性器クラミジア感染症…247
性器ヘルペスウイルス感染症…247
清潔…148
清潔行動…150
性差医療…234
政策…295
青少年インターネット環境整備法…262
生殖性…180
成人…179
成人期…179
成人後期…93

成人前期…92, 180
成人中期…180
精神の健康…258
成人の健康…179
精神分析的精神療法…271
精神保健福祉センター…266
精神保健福祉法…266
精神療法…271
性成熟期…238
性的マイノリティ…27
性と生殖に関する健康/権利…232
青年期…92
成年後見制度…214
性の健康…233
生物医学的モデル…119
生物心理社会的モデル…120
生物時計…143
性暴力…252
性暴力被害者支援看護職…257
世界保健機関…14
世界保健デー…14
セカンドレイプ…257
セクシュアリティ…243
セクシュアルハラスメント…265
摂食障害…278
摂食障害治療支援センター…280
セルフケア…166
セルフネグレクト…220
セルフモニタリング…194
尖圭コンジローマ…247
喘息…176

そ

総合事業…216
相互作用的ヘルスリテラシー…114
相対的健康…6
ソーシャルキャピタル…27, 61
ソーシャルサポート…61, 111
ソーシャルネットワーク…111
ソーシャルマーケティング…123
続発性無月経…236
組織コミュニケーション…118
咀嚼運動…168

た

ダイエット…182, 279
対人コミュニケーション…118
第2次性徴…235
タスポ…192

たばこ…134
たばこ規制枠組条約…190
たばこの規制に関する世界保健機関枠組条約…17
探索反射…168

ち

地域看護…292
地域産業保健センター…291
地域診断…292, 294
地域包括ケアシステム…213
地域包括支援センター…290
地区活動…294
地区活動計画…294
地区診断…294
知的健康…258
遅発性無月経…236
中年の危機…181
長時間労働…204
腸内細菌…147

て

ティーチング…121
低栄養…220
定期接種…173
データヘルス計画…48
デートDV…253
適応障害…278
適正飲酒量…190
デンバーⅡ…165

と

トイレットトレーニング…170
糖尿病…132
糖尿病個別健康教育…84
糖尿病腎症…132
糖尿病網膜症…132
特定健康診査…20, 198
特定妊婦…249
特定保健指導…20, 198
都道府県産業保健総合支援センター…291
ドメスティックバイオレンス…253
トラウマ…277

な

ナイチンゲール…67
ナッジ…102
7つの幸福要因…8

ナルコレプシー…282

に

二次加害…257
2次予防…200
ニッポン一億総活躍プラン…155
日本アノレキシア・ブリミア協会…280
日本HPHネットワーク…53
日本人の食事摂取基準…130
日本WHO協会…16
日本フォレンジック看護学会…257
乳歯…171
乳児期…90
乳幼児身体発育曲線…164
入浴…149
任意後見…214
任意接種…173
妊娠糖尿病…250
認知行動療法…272, 284
認知症…221
認知症高齢者…58
認認介護…58, 221

ね

ネウボラ…65

の

望まない妊娠…236
ノロウイルス…150
ノンレム睡眠…138

は

バーンアウト…269
配偶者暴力相談支援センター…253
排泄…143
排泄行動…144
排泄習慣…146
排泄障害…146
排泄物…143
梅毒…248
ハイリスクアプローチ…85
ハヴィガースト…195
歯・口腔の健康…188
働き方改革実行計画…45
8050問題…263
8020運動…151
発達課題…90

発達的危機…103
ハラスメント…265
バリアフリー・ユニバーサルデザイン推進要綱…215
バンコク憲章…2, 28
汎適応症候群…107

ひ

非感染性疾患…17, 197
ひきこもり…263
ひきこもりサポーター…286
ひきこもり地域支援センター…286
ヒトパピローマウイルス…240
批判的ヘルスリテラシー…114
肥満…132, 174
百寿者…210
病態別健康教育…82
ピンクリボンフェスティバル…122

ふ

フェミニズム…232
フォーマルサポート…111
副流煙…239
フッ化物応用…151
物質関連障害および嗜癖性障害群…274
不登校…263
不妊（症）…241
不眠症…281
不眠障害…281
プライマリヘルスケア…12, 24
プリシード・プロシードモデル…78
フレイル…219
プレコンセプションケア…240
プレゼンティーズム…48
プロゲステロン…241

へ

ペダゴジー…77
ペットとの交流…197
ヘルシーピープル2010…117
ヘルス・フォー・オール…24
ヘルスキャンペーン…122
ヘルスケア・コミッティー…89
ヘルスコミュニケーション…117
ヘルスビリーフモデル…95
ヘルスプロモーション…2, 25
ヘルスプロモーション活動…68
ヘルスプロモーションの対象…33

ヘルスプロモーションの場…36
ヘルスプロモーションのプロセス戦略…29
ヘルスリテラシー…113
変化のステージモデル…97

ほ

包括的なヘルスサービス…33
飽食…169
法定後見…214
保健管理…39
保健教育…41
保健師…69, 288
保健師助産師看護師法…68
保健室…42
保健指導…41
保健所…266, 289
母子保健対策…297
捕捉反射…168
哺乳反射…168
ポピュレーションアプローチ…85
ポリファーマシー…221
ホルモン補充療法…243

ま

マタニティーハラスメント…265
慢性閉塞性肺疾患健康教育…82

み

未成年者飲酒禁止法…189
ミレニアム開発目標…17
民生委員…266

め

メタボリックシンドローム…20, 197
メッツ…135
メラトニン…141
メランコリー親和型性格…269
メンタルヘルス…258

も

モールウォーキング…184
モラトリアム…92
問題焦点型コーピング…107
モントリオール…233

や

やせ…132
夜尿症…170

ゆ

ユニバーサル・ヘルス・カバレッジ…14
ユニバーサルデザイン政策大綱…145

よ

養育拒否…261
養護教諭…42
幼児期…91
抑うつ障害群…269
予防接種…172

ら

ライフコース…17
ライフサイクル…17, 90
ライフステージ…17

り

リアリティショック…180, 268
リカバリー…109
リスクマネジメント…48
リプロダクティブ・ヘルス…232
リプロダクティブ・ヘルス/ライツ…232
リプロダクティブ・ライツ…233
流動性知能…180
リラクセーション…194
リワーク…284
臨界期…164
淋菌感染症…247

れ

霊的健康…6
レジリエンス…108
レディネス…78
レム睡眠…138

ろ

老人福祉法…213
老人保健法…213
労働安全衛生法…43
労働衛生管理…43, 193
労働災害…203
労働者災害補償保険法…274
労働者の心の健康の保持増進のための指針…46
老年期…94
老年的超越…212
老老介護…221
ロコモティブシンドローム…220
ロコモティブシンドローム健康教育…82

わ

ワーク・ライフ・バランス…45

新体系看護学全書

別巻
ヘルスプロモーション

2018年11月30日　第1版第1刷発行　　　　　定価（本体2,500円＋税）
2025年 2月10日　第1版第7刷発行

編　集｜市村　久美子・島内　憲夫Ⓒ　　　　　　〈検印省略〉
発行者｜亀井　淳
発行所｜株式会社メヂカルフレンド社

https://www.medical-friend.jp
〒102-0073　東京都千代田区九段北3丁目2番4号　麹町郵便局私書箱48号
電話　（03）3264-6611　振替　00100-0-114708

Printed in Japan　落丁・乱丁本はお取り替えいたします
ブックデザイン｜松田行正（株式会社マツダオフィス）
印刷｜奥村印刷（株）　製本｜（有）井上製本所
ISBN 978-4-8392-3354-9　C3347　　　　　　　　　　　　　000666-050

● 本書に掲載する著作物の著作権の一切〔複製権・上映権・翻訳権・譲渡権・公衆送信権（送信可能化権を含む）など〕は，すべて株式会社メヂカルフレンド社に帰属します。
● 本書および掲載する著作物の一部あるいは全部を無断で転載したり，インターネットなどへ掲載したりすることは，株式会社メヂカルフレンド社の上記著作権を侵害することになりますので，行わないようお願いいたします。
● また，本書を無断で複製する行為（コピー，スキャン，デジタルデータ化など）および公衆送信する行為（ホームページの掲載やSNSへの投稿など）も，著作権を侵害する行為となります。
● 学校教育上においても，著作権者である弊社の許可なく著作権法第35条（学校その他の教育機関における複製等）で必要と認められる範囲を超えた複製や公衆送信は，著作権法に違反することになりますので，行わないようお願いいたします。
● 複写される場合はそのつど事前に弊社（編集部直通TEL03-3264-6615）の許諾を得てください。

新体系看護学全書

専門基礎分野

人体の構造と機能❶ 解剖生理学
人体の構造と機能❷ 栄養生化学
人体の構造と機能❸ 形態機能学
疾病の成り立ちと回復の促進❶ 病理学
疾病の成り立ちと回復の促進❷ 感染制御学／微生物学
疾病の成り立ちと回復の促進❸ 薬理学
疾病の成り立ちと回復の促進❹ 疾病と治療1 呼吸器
疾病の成り立ちと回復の促進❺ 疾病と治療2 循環器
疾病の成り立ちと回復の促進❻ 疾病と治療3 消化器
疾病の成り立ちと回復の促進❼ 疾病と治療4 脳・神経
疾病の成り立ちと回復の促進❽ 疾病と治療5 血液・造血器
疾病の成り立ちと回復の促進❾ 疾病と治療6
内分泌／栄養・代謝
疾病の成り立ちと回復の促進❿ 疾病と治療7
感染症／アレルギー・免疫／膠原病
疾病の成り立ちと回復の促進⓫ 疾病と治療8 運動器
疾病の成り立ちと回復の促進⓬ 疾病と治療9
腎・泌尿器／女性生殖器
疾病の成り立ちと回復の促進⓭ 疾病と治療10
皮膚／眼／耳鼻咽喉／歯・口腔
健康支援と社会保障制度❶ 医療学総論
健康支援と社会保障制度❷ 公衆衛生学
健康支援と社会保障制度❸ 社会福祉
健康支援と社会保障制度❹ 関係法規

専門分野

基礎看護学❶ 看護学概論
基礎看護学❷ 基礎看護技術Ⅰ
基礎看護学❸ 基礎看護技術Ⅱ
基礎看護学❹ 臨床看護総論
地域・在宅看護論 地域・在宅看護論
成人看護学❶ 成人看護学概論／成人保健
成人看護学❷ 呼吸器
成人看護学❸ 循環器
成人看護学❹ 血液・造血器
成人看護学❺ 消化器
成人看護学❻ 脳・神経
成人看護学❼ 腎・泌尿器
成人看護学❽ 内分泌／栄養・代謝
成人看護学❾ 感染症／アレルギー・免疫／膠原病
成人看護学❿ 女性生殖器
成人看護学⓫ 運動器
成人看護学⓬ 皮膚／眼
成人看護学⓭ 耳鼻咽喉／歯・口腔
経過別成人看護学❶ 急性期看護：クリティカルケア
経過別成人看護学❷ 周手術期看護
経過別成人看護学❸ 慢性期看護
経過別成人看護学❹ 終末期看護：エンド・オブ・ライフ・ケア
老年看護学❶ 老年看護学概論／老年保健
老年看護学❷ 健康障害をもつ高齢者の看護
小児看護学❶ 小児看護学概論／小児保健
小児看護学❷ 健康障害をもつ小児の看護
母性看護学❶
母性看護学概論／ウィメンズヘルスと看護
母性看護学❷
マタニティサイクルにおける母子の健康と看護
精神看護学❶ 精神看護学概論／精神保健
精神看護学❷ 精神障害をもつ人の看護
看護の統合と実践❶ 看護実践マネジメント／医療安全
看護の統合と実践❷ 災害看護学
看護の統合と実践❸ 国際看護学

別巻

臨床外科看護学Ⅰ
臨床外科看護学Ⅱ
放射線診療と看護
臨床検査
生と死の看護論
リハビリテーション看護
病態と診療の基礎
治療法概説
看護管理／看護研究／看護制度
看護技術の患者への適用
ヘルスプロモーション
現代医療論
機能障害からみた成人看護学❶
呼吸機能障害／循環機能障害
機能障害からみた成人看護学❷
消化・吸収機能障害／栄養代謝機能障害
機能障害からみた成人看護学❸
内部環境調節機能障害／身体防御機能障害
機能障害からみた成人看護学❹
脳・神経機能障害／感覚機能障害
機能障害からみた成人看護学❺
運動機能障害／性・生殖機能障害

基礎分野

基礎科目 物理学
基礎科目 生物学
基礎科目 社会学
基礎科目 心理学
基礎科目 教育学